KARLHEINZ RICHTER

DIE ZENTRALE LUNGENSCHLAGADER IM RÖNTGENBILD

DIE
ZENTRALE LUNGENSCHLAGADER
IM RÖNTGENBILD

Von

KARLHEINZ RICHTER

Dozent Dr. med. habil.

Oberarzt und Leiter der Röntgenabteilungen der
I. Medizinischen Universitätsklinik und Poliklinik
der Charité, Berlin

Mit 83 Abbildungen in 204 Einzeldarstellungen
und 8 Tabellen

AKADEMIE-VERLAG · BERLIN

1963

Erschienen im Akademie-Verlag GmbH, Berlin W 8, Leipziger Straße 3—4

Lizenznummer: 202 · 100/409/63
Gesamtherstellung: Druckhaus „Maxim Gorki", Altenburg
Bestellnummer: 5495 · ES 17 C 2, 17 D

INHALT

Geleitwort 7

Vorwort 9

A. Einleitung 11

B. Topographisch-anatomische Vorbemerkungen 13

C. Grundlagen der röntgenologischen Darstellung des Truncus pulmonalis 16

D. Pathologische Veränderungen der Truncus pulmonalis 33

I. Die Ektasien und Aneurysmen des Truncus pulmonalis 33

a) Die Erweiterungen des Truncus pulmonalis bei Druckbelastung 35

b) Die Erweiterungen des Truncus pulmonalis bei Volumenbelastung und kombinierter Druck-Volumenbelastung 53

c) Die Erweiterungen des Truncus pulmonalis bei Pulmonalstenosen 84

d) Die Erweiterungen des Truncus pulmonalis bei Wandveränderungen der Arterie 93

e) Vorgetäuschte Erweiterungen des Truncus pulmonalis 105

II. Die Hypoplasien und Aplasien des Truncus pulmonalis 120

III. Die Lageanomalien des Truncus pulmonalis 126

E. Zusammenfassung 144

Literaturverzeichnis 147

Sachverzeichnis 151

GELEITWORT

Herr Doz. Dr. med. habil. K. RICHTER gibt in der vorliegenden Monographie eine umfassende Darstellung der normalen und pathologischen zentralen Lungenschlagader mit einfachen radiologischen Methoden. Dieses Bemühen erscheint mir vor allem deshalb wichtig, weil über die pathologischen Veränderungen dieses Gefäßabschnittes trotz ihrer klinischen Bedeutung bisher nur lückenhafte und unzureichende Veröffentlichungen auf dem Gebiete der konventionellen Röntgendiagnostik bekannt sind. Der didaktische Aufbau und die sorgfältig ausgewählten Röntgenbilder geben auch dem Nichtröntgenologen einen ausgezeichneten Einblick. Der größte Teil der Arbeit beschäftigt sich entsprechend der diagnostischen Bedeutung und Häufigkeit mit den Erweiterungen der zentralen Lungenschlagader. Dabei wird eine moderne Einteilung nach pathophysiologischen Gesichtspunkten vorgenommen. Hier ergeben sich viele Möglichkeiten und Anregungen, den Fragen über Funktion und Struktur in klinischer Gemeinschaftsarbeit weiter nachzugehen.

Ich wünsche dieser Monographie aus der Feder eines Röntgenologen, der zugleich auch Kliniker ist, weite Verbreitung und Anerkennung.

Prof. Dr. F. H. SCHULZ
Direktor der I. Medizinischen Universitätsklinik
der Charité, Berlin

Berlin, im September 1962

VORWORT

Die zentrale Lungenschlagader und ihre Hauptäste zeigen bei zahlreichen Erkrankungen des Herzens und der Lunge charakteristische Veränderungen. Die röntgenmorphologische Darstellung der Pulmonalarterie und die exakte Registrierung ihrer Pulsationen sind deshalb oftmals der Schlüssel für die richtige Diagnose. Bisher galt allgemein das Vorspringen des Pulmonalisbogens an der Herzsilhouette als repräsentativ für die pathologischen Umwandlungen der Schlagader. Inzwischen wurde diese Ansicht durch die Ergebnisse der Herzkatheterung und Angiokardiographie jedoch weitgehend korrigiert, so daß es wünschenswert erscheint, die neuen Erkenntnisse auch für die nicht eingreifende (konventionelle) radiologische Untersuchungsmethodik nutzbar zu machen. In diesem Bemühen haben wir die hauptsächlich am Krankengut der I. Med. Universitätsklinik der Berliner Charité gesammelten Erfahrungen übersichtlich zusammengestellt. Für die Unterstützung dieser Arbeit bin ich meinem verehrten Chef, Herrn Prof. Dr. F. H. Schulz, Direktor der I. Med. Universitätsklinik der Charité, besonderen Dank schuldig.

Die Auswertung des Materials basiert auf der langjährigen Zusammenarbeit mit der unter Leitung von Herrn Doz. Dr. W. Geissler stehenden kardiologischen Arbeitsgemeinschaft der Klinik. Die Angiokardiographien erfolgten im Röntgendiagnostischen Institut der Charité (Direktor: Prof. Dr. G. Liess) durch Herrn Doz. Dr. W. Porstmann, dem ich für die freundliche Überlassung der Abb. 4, 6, 48c, 48d, 68g und 68h zu Dank verpflichtet bin. Eine Reihe kongenitaler Herz- und Gefäßmißbildungen wurde gemeinsam mit der Universitäts-Kinderklinik der Charité (Direktor: Prof. Dr. J. Dieckhoff) geklärt, mit deren kardiologischer Abteilung (Leiter: Oberarzt Dr. G. Burgemeister) uns eine enge Zusammenarbeit verbindet. Das Transversaltomogramm der Abb. 20 überließ uns dankenswerterweise Herr Oberarzt Dr. G. Thomas vom Röntgendiagnostischen Institut der Charité.

Ein besonderes Anliegen ist es uns, dem Akademie-Verlag für die großzügige Ausstattung des Buches zu danken.

K. Richter

Berlin, im September 1962

A. Einleitung

Die heutige präoperative Herzdiagnostik fordert von der Röntgenbildanalyse nicht nur einfache Deskription der Abweichungen vom Normalen, sondern auch detaillierte Hinweise auf Art, Schweregrad und Komplikationen des vorliegenden Herz- oder Gefäßfehlers. Die Röntgendiagnostik kann dieser Aufgabe nur gerecht werden, wenn sie sich die Kenntnisse der Pathophysiologie des Herzens und Lungenkreislaufes, die im letzten Jahrzehnt durch den Herzkatheter und die Angiokardiographie außerordentlich erweitert wurden, nutzbar macht. In der Literatur gab es bereits zahlreiche Bemühungen mit diesem Ziel der Ausrichtung und Verfeinerung der konventionellen Röntgendiagnostik nach hämodynamischen Gesichtspunkten. Die Ergebnisse der einzelnen Untersucher enthalten jedoch viele Widersprüche. Die wesentliche Ursache hierfür liegt nach unseren Erfahrungen in der zu wenig gezielten und ungenügend differenzierten Untersuchungsmethodik. Während unserer sechsjährigen Beobachtungen an dem kardiologischen Krankengut der I. Medizinischen Universitätsklinik der Charité hat es sich als zweckmäßig erwiesen, nach einem festgelegten Untersuchungsplan vorzugehen, der vor Anwendung der eingreifenden Verfahren, wie Herzkatheter und Angiokardiographie, die einfachen röntgenologischen Methöden je nach ihrem Aussagewert einbezieht.

Für die Beurteilung der Lungenstrombahn zeigte sich vor allem die Tomographie in Ergänzung zum Übersichtsbild und Kymogramm als besonders geeignet. Im Schrifttum der letzten Jahre sind dementsprechend auch zahlreiche Arbeiten über das Schichtbild normaler und pathologischer Lungengefäße zu finden. Es ist aber auffällig, daß diese Publikationen fast ausschließlich die intrapulmonalen Gefäße berücksichtigen, während der im Mediastinum gelegene Anfangsteil der Lungenschlagader, dem die wichtige Funktion eines zentralen arteriellen Windkessels zukommt, kaum Erwähnung findet. Nach unseren Untersuchungen läßt sich aber auch der Anfangsteil der Pulmonalarterie, der Truncus pulmonalis, und dessen Aufteilung in die linke und rechte Arteria pulmonalis im Tomogramm gut darstellen. Diese Tatsache ist so wenig bekannt, daß sie selbst in grundlegenden Übersichten und in den Lehr- und Handbüchern außer acht gelassen wird. Vom pathologisch-anatomischen Präparat und aus dem Angiokardiogramm wissen wir, daß bei zahlreichen Herz- und Gefäßfehlern gerade am zentralen Teil der Lungenschlagader schwere pathologische Veränderungen auftreten, die für bestimmte Vitien charakteristisch sein können. Eine exakte Darstellung des Truncus pulmonalis führt deshalb auch zu einem besseren Gesamturteil. Außerdem lassen sich verschiedene angeborene Herzfehler, deren Diagnose bisher dem Angiokardiogramm vorbehalten war, mit unserer Methodik bereits im Nativbild erkennen. Diese neuen diagnostischen Ergebnisse und die sich im Schrifttum widerspiegelnde allgemeine Unsicherheit in der röntgenologischen Beurteilung der zentralen Pulmonalarterie veranlaßten uns zu der vorliegenden Arbeit.

Um unsere Untersuchungen auf eine breite Grundlage zu stellen, die auch eine statistische Auswertung möglich macht, faßten wir die Ergebnisse von insgesamt 1500 tomographischen Studien des Truncus pulmonalis an Gesunden und Patienten mit Herz- und Lungenkrankheiten zusammen. Im einzelnen standen für die Auswertung in allen Fällen neben den Serientomogrammen dorsoventrale Übersichtsbilder und linke Seitenaufnahmen sowie in den meisten Fällen auch Hartstrahlbilder mit Oesophaguskontrastdarstellung und Kymogramme zur Verfügung. Bei 380 Kranken nahmen wir ergänzende elektrokymographische Untersuchungen vor. Die Befunde konnten bei zahlreichen Patienten mit erworbenen und angeborenen Vitien durch Herzkatheterung, zum Teil auch durch eine Angiokardiographie kontrolliert werden. Bei einem großen Teil der Mitralstenosen und einer Anzahl kongenitaler Herzfehler erlaubte außerdem die direkte Inspektion der Pulmonalarterie während der Operation eine vergleichende Beurteilung, und schließlich konnten manche Befunde autoptisch gesichert werden. Neben den tomographischen Studien, die eine Bereicherung der diagnostischen Möglichkeiten im sogenannten Nativbild zum Ziel hatten, prüften wir auch bereits bekannte Kriterien im Summationsbild, Kymogramm und Elektrokymogramm auf ihre Zuverlässigkeit und ihren Aussagewert. Damit soll eine auffallende Lücke in der Röntgendiagnostik der arteriellen Lungenstrombahn geschlossen werden.

B. Topographisch-anatomische Vorbemerkungen

Der Anfangsteil der Pulmonalarterie, der nach funktionellen Gesichtspunkten auch als zentraler Windkessel der Lungenschlagader bezeichnet wird, stellt ein anatomisch gut abgrenzbares gabelförmiges Arterienstück dar, das aus dem Hauptstamm (Truncus pulmonalis[1]) und zwei Hauptästen (Aa. pulmonales[1]) besteht und im Mediastinum zwischen die rechte Herzkammer und die intrapulmonalen Arterienaufzweigungen eingeschaltet ist. Für die röntgenologische Beurteilung dieses Pulmonalisabschnittes sind folgende topographische Einzelheiten wesentlich:

Die Ausströmungskanäle der beiden Kammern, die arteriellen Coni, steigen in entgegengesetzten Richtungen nach cranial empor und umgreifen sich dabei in leicht schraubigem Verlauf. Dieser rechtsläufige Drall wird durch die an die Coni anschließenden Schlagadern fortgesetzt. Der ventral gelegene Conus der rechten Kammer (Conus pulmonalis) und der ihn fortsetzende Truncus pulmonalis steigen nach links und etwas nach dorsal auf, während der Conus der linken Kammer und die Aorta ascendens umgekehrt nach rechts emporstreben. Die arteriellen Ostien liegen dadurch in ventrodorsaler Richtung nahezu übereinander. Ihre Ebenen sind aus der Ventilebene des Herzens etwas herausgedreht, da sie senkrecht zur Ausströmungsrichtung des Blutes stehen. Die Ebene des Pulmonalisostiums wendet sich etwas nach cranial links und dorsal, die des Aortenostiums umgekehrt leicht nach cranial rechts und dorsal. Die Klappen der arteriellen Ostien, die Vela semilunaria, sind wie folgt postiert: Das Pulmonalisostium besitzt ein linkes, rechtes und dorsales Velum, das Aortenostium ein linkes, ventrales und rechtes. Die Kommissuren zwischen hinterem und rechtem Velum der Pulmonalis und zwischen linkem und ventralem Velum der Aorta stoßen aneinander, so daß die beiden Klappenpaare unmittelbar benachbart sind.

Die vor den Vorhöfen aufsteigenden Schlagadern, der ventral gelegene Truncus pulmonalis (Trunc. pulm.) und die zum Teil hinter ihm verborgene Aorta ascendens betten sich in die Schlagaderfurche der Vorhöfe ein und werden von den Herzohren der Vorhöfe seitlich umfaßt. Beide Herzohren reichen mit der Spitze gerade bis an die Wurzel des Trunc. pulm. heran. Diese wird außerdem durch die beiden Coronararterien begrenzt. Der Trunc. pulm. zeigt an seinem Ursprung eine geringe zwiebelartige Auftreibung mit drei Wülsten, die den Taschen der Semilunarklappen entsprechen (Bulbus pulm.). Er verdeckt zunächst die Aorta ascendens, tritt weiter cranial an ihre linke Seite und liegt hier ventral vom linken Vorhof. Nach kurzem ventrodorsalem Verlauf, dessen Länge verschieden angegeben wird (Corning: 3—4 cm, Felix, Rauber-Kopsch: 4—5 cm, Sieglbauer: 5—6 cm) gelangt der Trunc. pulm. in Höhe des vierten Brustwirbels unter die Konkavität des Aortenbogens. Hier teilt er sich gabelförmig in die A. pulm. dextra und sinistra (Abb. 1). Der gesamte Trunc. pulm. liegt noch „intrapericardial", denn der arterielle Stiel der Herzkrone (Aorta ascendens und Trunc. pulm.) wird von der Serosa des Epikards (Vagina serosa arteriarum) eingehüllt. Das Epikard schlägt sich unmittelbar an der

[1] Im Schrifttum werden für den Stammteil der Lungenschlagader unterschiedliche Bezeichnungen verwendet, zum Beispiel Arteria pulmonalis (A. pulm.), A. pulm. communis, Truncus communis der A. pulm., Stamm, Hauptstamm oder Anfangsteil der Pulmonalarterie u. a. Aus Gründen der Präzisierung haben wir die auch für röntgenologische und kardiologische Belange sehr gut geeigneten neuen anatomischen Bezeichnungen Truncus pulmonalis für den Pulmonalarterienstamm und Aa. pulmonales dextra et sinistra für die beiden Hauptäste gewählt (PNA = vom 6. internationalen Anatomenkongreß 1955 in Paris genehmigte Nomina anatomica).

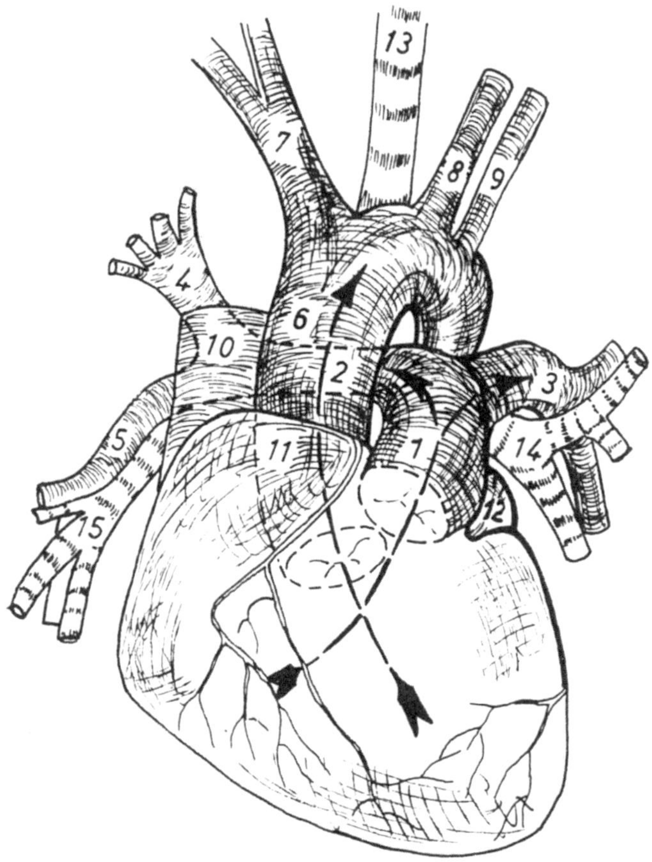

Abb. 1
Die Topographie der großen Gefäße in der Herzkrone.

1 = Trunc. pulm.; 2 = A. pulm. dextra; 3 = A. pulm. sinistra; 4 = Trunc. superior der A. pulm. dextra; 5 = Trunc. intermedius der A. pulm. dextra; 6 = Aorta ascendens; 7 = Trunc. brachiocephalicus; 8 = A. carotis communis sinistra; 9 = A. subclavia sinistra; 10 = Vena cava cranialis (kurz über der Vorhofeinmündung durchtrennt); 11 = rechtes Herzohr; 12 = linkes Herzohr; 13 = Trachea; 14 = linker Stammbronchus; 15 = rechter Bronchus intermedius.

Die Pfeile deuten die Ausflußbahnen der linken und rechten Herzkammer an.

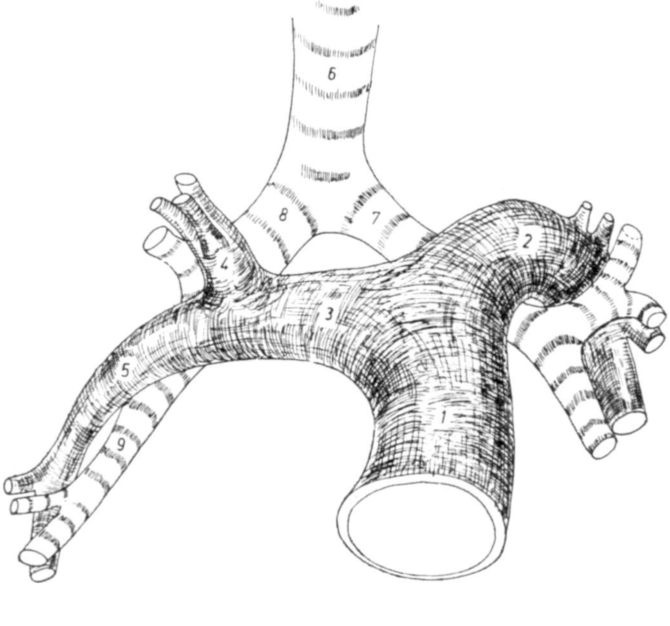

Abb. 2
Die Lagebeziehung der linken und rechten Lungenschlagader zum Bronchialbaum (Ansicht von vorn).

1 = Trunc. pulm.; 2 = A. pulm. sinistra; 3 = A. pulm. dextra; 4 = Trunc. superior der A. pulm. dextra; 5 = Trunc. intermedius der A. pulm. dextra; 6 = Trachea; 7 = linker Stammbronchus; 8 = rechter Stammbronchus; 9 = Bronchus intermedius.

Die linke Pulmonalarterie verläuft epibronchial und bettet sich beim Eintritt in den linken Hilus in einem cranialwärts konvexen Bogen in die Konkavität zwischen dem linken Oberlappen- und dem linken Stammbronchus ein. Ihr höchster Punkt über dem linken Stammbronchus wird im röntgenologischen Sprachgebrauch auch als Pulmonalisscheitel bezeichnet. Im rechten Hilus ist der Bronchus eparteriell lokalisiert. Der Trunc. superior der A. pulm. dextra zweigt sich bereits vor dem Eintritt in den Hilus noch innerhalb des Mediastinums ab. Die in der Lungenwurzel zunächst vor dem Bronchus intermedius absteigende rechte Pulmonalarterie tritt weiter caudal an dessen Seite und umgreift den Unterlappenbronchus schließlich von dorsal.

Teilungsstelle des Trunc. pulm. und knapp caudal vom Abgang des Truncus brachiocephalicus aus der Aorta ascendens in das Pericard um. Der Anfangsteil beider Schlagadern wird somit vom Kuppelraum des Perikardialsackes umgeben.

Die aus der Teilung des Trunc. pulm. hervorgehenden Aa. pulmonales dextra und sinistra gehören bereits zur Wurzel der Lungenstiele. Die rechte Pulmonalarterie ist länger als die linke (Abb. 2). Sie biegt von der Teilungsstelle in scharfem Bogen nach rechts ab und tritt nach horizontalem oder gering nach caudal geneigtem Verlauf dorsal von der Aorta ascendens und Vena cava cranialis in den rechten Lungenstiel ein. Hier ist sie ventral und etwas caudal vom rechten Stammbronchus lokalisiert. Die kürzere linke Pulmonalarterie liegt etwas höher und behält anfänglich noch die Richtung des Trunc. pulm. bei. Dann zieht sie im cranialwärts konvexen Bogen über den linken Stammbronchus hinweg und ist anschließend dorsal vom linken Oberlappenbronchus lokalisiert. Der Verlauf der linken Pulmonalarterie ist epibronchial, während rechts umgekehrt der Bronchus eparteriell lokalisiert ist. Ein linksseitiger eparterieller Bronchus wird nur äußerst selten beobachtet (Herrnheiser). Die rechte Pulmonalarterie teilt sich noch vor ihrem Eintritt in den Hilus in den Truncus superior und intermedius. In der Regel wird die linke Pulmonalarterie durch das Ligamentum arteriosum Botalli, den verödeten Überrest des Ductus arteriosus nahe der Teilungsstelle des Trunc. pulm. mit dem Anfangsstück der Aorta descendens an einer schräg gegenüber dem Abgang der A. subclavia sinistra ventral gelegenen Stelle verbunden. Es sind aber auch andere (atypische) Ansatzstellen des Ligamentum arteriosum an der Lungenschlagader bekannt.

C. Grundlagen der röntgenologischen Darstellung des Truncus pulmonalis

Der Trunc. pulm. ist als ein Teil des Gefäßstieles an der Bildung des Mittelschattens beteiligt und wird wegen der nach cranial links gerichteten Ausflußbahn der rechten Kammer auf der linken Seite randbildend. Beim Blick von vorn sieht man den Trunc. pulm. infolge seiner sagittalen, nur gering nach dorsal ansteigenden Verlaufsrichtung in starker Verkürzung, in manchen pathologischen Fällen mit horizontalem Truncusverlauf sogar nahezu im Querschnitt.

Bei *dorsoventralem Strahlengang* bildet die laterale Kontur des Trunc. pulm. caudal vom Aortenknopf den zweiten Herzbogen, das sogenannte Pulmonalissegment oder den Pulmonalisbogen. In der Herzbucht schließt sich diaphragmawärts das linke Herzohr an, dessen Ausdehnung individuell variiert. Eine sichere Trennung beider Abschnitte, die bei pathologischen Vorwölbungen dieser Region Bedeutung gewinnen kann, läßt sich oftmals nur durch das Kymogramm erzielen.

Die Ergebnisse der Angiokardiographie haben im Gegensatz zu früheren Ansichten gezeigt, daß die rechte Ventrikelausflußbahn, der Conus pulmonalis, normalerweise an der Bildung des Pulmonalisbogens nicht beteiligt ist. Der Conus erreicht caudal vom Pulmonalisostium lediglich die Nähe der linken Herzgrenze (Dotter und Steinberg, Miller u. a.) und wölbt sich in der Regel erst bei stärkerer Hypertrophie und Dilatation oder bei Linksdrehung des Herzens, zum Beispiel bei manchen Fällen von Trichterbrust (Schulze), in der Herzbucht vor (Abb. 3 und 4).

Das Pulmonalissegment wird in der Mehrzahl ausschließlich vom Trunc. pulm. gebildet. Doch deckte die Angiokardiographie auch Normvarianten auf, bei denen der Conus und Trunc. pulm. weiter medial lokalisiert sind und der Pulmonalisbogen vom Schatten der A. pulm. sinistra hervorgerufen wird (Dotter und Steinberg, Miller, Robb und Steinberg, Sussman und Grishman, Taylor und McGovern). Eine solche mediale Position des Conus und Trunc. pulm. kann dazu führen, daß eine pathologische Truncusdilatation sich erst bei stärkerer Ausprägung durch eine Vorwölbung des Pulmonalisbogens kundtut, als es bei regelrechter Lage des Pulmonalisstammes der Fall ist. Die Kenntnis dieser Möglichkeit macht es u. a. verständlich, daß bei Truncuserweiterungen, selbst bei starken Ektasien, manchmal eine Prominenz des Pulmonalissegmentes fehlt. Andererseits treten Erweiterungen der linken Pulmonalarterie in solchen Fällen besonders deutlich zutage, wie zum Beispiel häufig beim Cor pulmonale.

Eine andere Variationsmöglichkeit liegt der gelegentlich bei Jugendlichen zu beobachtenden Betonung des Pulmonalisbogens zugrunde. In der Regel wird das Pulmonalissegment bereits im Kindesalter gut abgrenzbar (Abb. 5), nachdem der beim Säugling plumpe Mittelschatten mit dem stärkeren Höhenwachstum des Thorax eine Streckung erfahren hat (Schmidt). Im Adoleszentenalter kommt dann nicht ganz selten eine sanfte Betonung des zweiten Herzbogens vor, die offenbar vorwiegend durch eine relativ laterale Lage des Trunc. pulm. bedingt ist. Sie findet sich nach unseren tomographischen Studien auch bei normalem äußerem Durchmesser der Lungenschlagader. Im mittleren und höheren Lebensalter rückt der Pulmonalisbogen mit zunehmender Betonung der Herztaille gewöhnlich nach medial, während der Aortenknopf kräftiger hervortritt.

Neben der Lage im Gefäßstiel unterliegt auch der Durchmesser der Pulmonalarterie einer gewissen normalen Variationsbreite, wie Kalibermessungen des Pulmonalisstammes im Angiokardiogramm ergaben. Die Relation zwischen dem Durchmesser der Pulmonalarterie und der

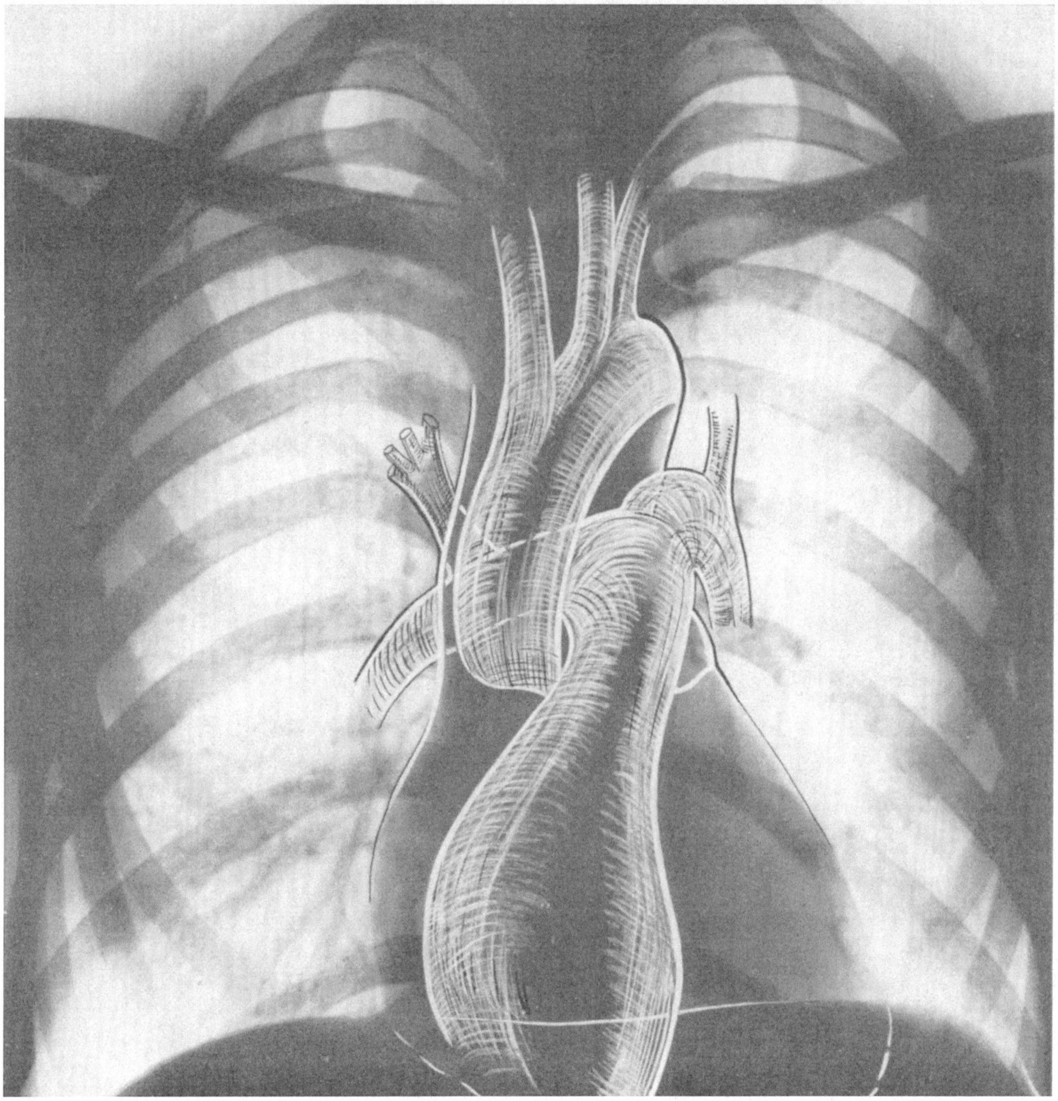

Abb. 3. Die Lage der großen Schlagadern im Gefäßband des Mittelschattens.
Im Röntgenbild entspricht die laterale Wand des Trunc. pulm. dem Pulmonalisbogen an der Herzsilhouette, während in den Lungenwurzeln die beiden aus dem Mediastinum eintretenden Pulmonalarterien die bestimmenden Elemente der Hilusschatten sind. Nach Abgabe der Oberlappenäste ist ihr Verlauf bogenförmig diaphragmawärts gerichtet und führt zu der bekannten Kommaform der Hilusschatten. Der Abgang des rechten Trunc. superior liegt noch im Mittelschatten. Der obere Teil des rechten Hilus wird im wesentlichen von dessen Segmentästen gebildet.

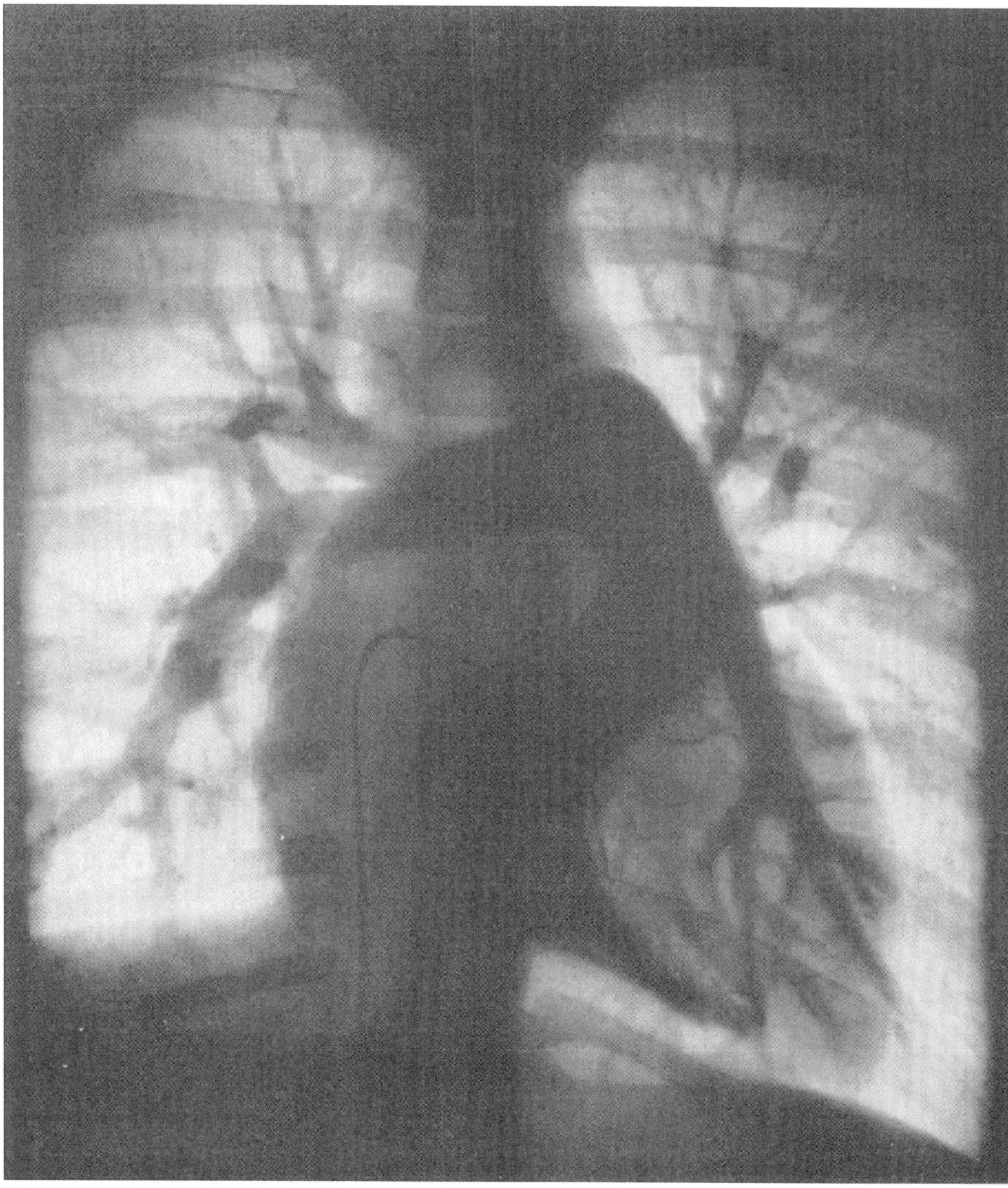

Abb. 4. Angiokardiogramm, normales Dextrogramm.
Kontrastmittelfüllung in den rechten Ventrikel, arterielle Phase der Lungendurchblutung.
Die Ventrikelausflußbahn, der Trunc. pulm., die Pulmonalarterienbifurkation, der mediastinale Verlauf der A. pulm. dextra mit dem im Mittelschatten gelegenen Abgang des Truncus superior und die intrapulmonalen Verästelungen beider Lungenschlagadern sind kontrastreich zu erkennen.

b

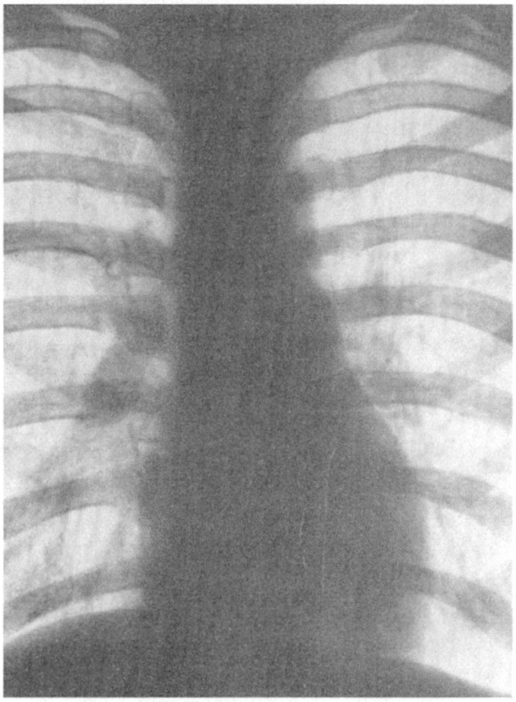

a

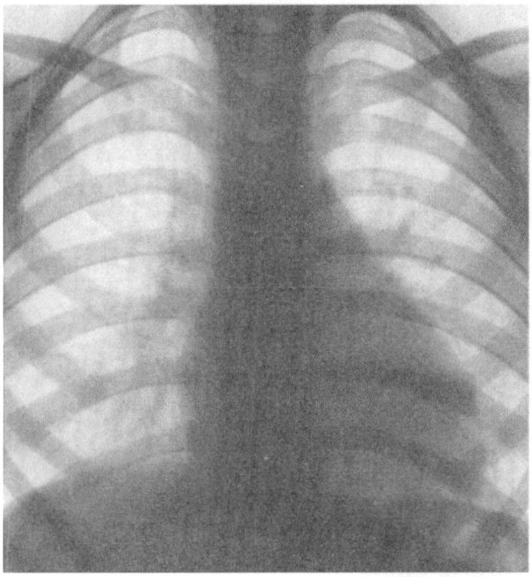

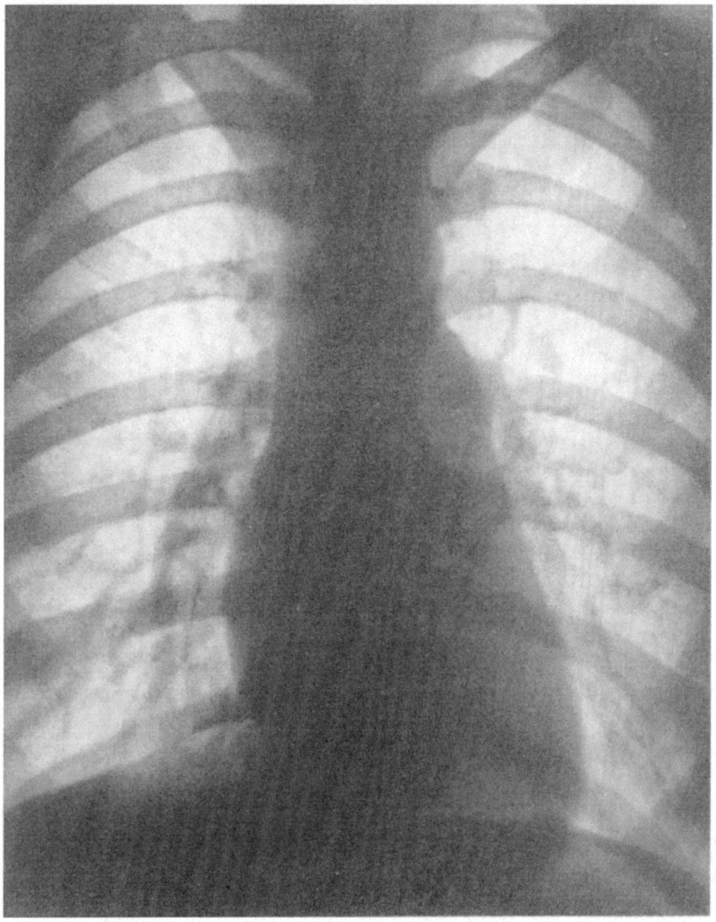

c

Abb. 5
Entwicklung des Pulmonalisbogens am Herzschatten.

a) Plumper Herzschatten bei einem $2^1/_2$jährigen Kind mit noch ausgefüllter Taille. Pulmonalisbogen und Aortenbogen fehlen noch.

b) Streckung des Herzschattens, Auftreten der Herzbucht, des Pulmonalisbogens und Aortenknopfes bei einem 7jährigen Kind.

c) Sanftbogige Vorwölbung des Pulmonalisbogens bei einem 16jährigen gesunden Mädchen.

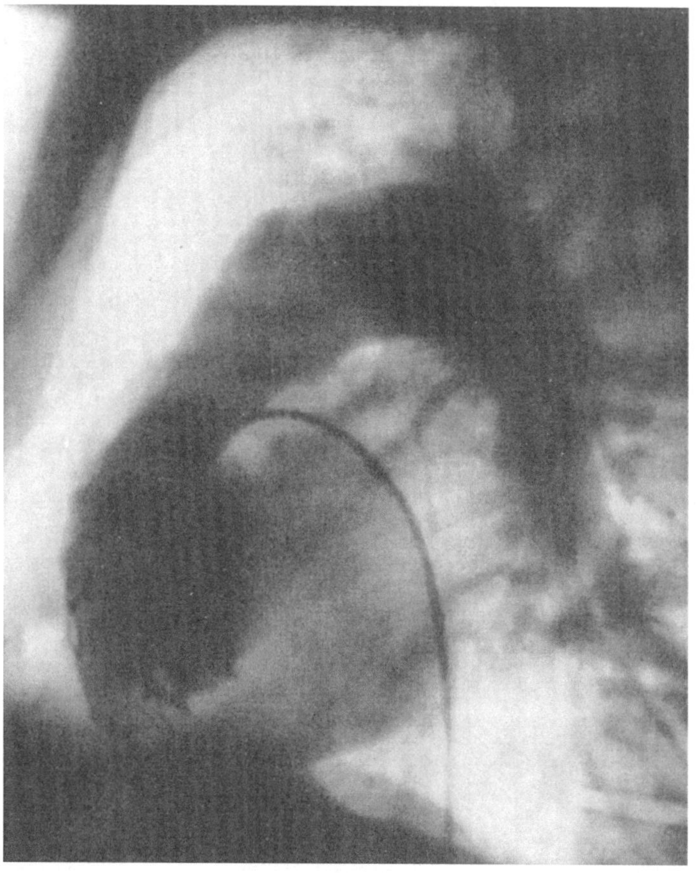

Abb. 6
Normales Dextrogramm. Seitenansicht.
Kontrastmittelfüllung in den rechten Ventrikel.
Der Conus pulm. und der Trunc. pulm. heben sich kontrastreich ab. An der Pulmonaliswurzel sind die den Taschen der Semilunarklappen entsprechenden wulstartigen Aufweitungen erkennbar (Bulbus pulm.). Der orthograde Verlauf der rechten Pulmonalarterie und die Pulmonalisbifurkation projizieren sich übereinander und sind nicht zu unterscheiden. In gleicher Weise überdecken sich auch die in den Lungenwurzeln diaphragmawärts ziehenden Aa. pulmonales dextra et sinistra.

Aorta hängt beim Gesunden von der frühembryonalen Septierung der Truncusanlage ab. Bei Septierungsanomalien kann das normale Verhältnis (Quotient = 1,0) zugunsten der Aorta (korrespondierend enger Trunc. pulm.) oder in Richtung der A. pulm. (gleichzeitige Aorta angusta) verschoben sein.

Erwähnt sei noch, daß KREUZFUCHS 1937 eine Methode zur Messung der linken Pulmonalarterie im Übersichtsbild angab, für die er etwas unterexponierte Aufnahmen empfahl. Als Kaliber der linken Pulmonalarterie wird nach der KREUZFUCHSschen Methode entweder der Durchmesser einer kreisförmigen oder ovalären Verdichtung im Pulmonalissegment oder die Breite des Bandschattens über dem linken Stammbronchus bestimmt. KREUZFUCHS fand als physiologische Weite der Arterie maximal einen Wert von 26 mm und stellte mit zunehmendem Lebensalter stets eine Verschiebung des Kaliberverhältnisses zwischen Pulmonalis und Aorta zugunsten letzterer fest. Die KREUZFUCHSsche Pulmonalismessung ist im Gegensatz zum Aortenmaß in der Praxis kaum bekannt geworden, eine Entwicklung, die wir keinesfalls als Nachteil bezeichnen möchten, denn die Methode kann besonders in pathologischen Fällen zu einer Fehlbeurteilung der Lungenschlagader führen. Wie wir durch zahlreiche zweidimensionale Schichtuntersuchungen eindeutig feststellten, erfaßt man mit dem KREUZFUCHSschen Maß bei aneurysmatischen Ausweitungen des Trunc. pulm. in der Regel weder das Kaliber der linken Pulmonalarterie noch den Durchmesser des Truncus. Wegen der sich überschneidenden Konturen besteht meist auch keine Klarheit darüber, welche Meßpunkte zu wählen sind. Ein erweiterter Trunc. pulm. kann die linke Pulmonalarterie sowohl nach cranial als auch nach lateral überlappen, so daß die äußere Randkontur nicht der linken Pulmonalarterie entspricht.

Heute ist der weichen Aufnahme die *Hartstrahltechnik* vorzuziehen, die bei ausreichender Durchlichtung des Mittelschattens wesentlich mehr Einzelheiten bringt. So wird u. a. der linke Stammbronchus abgrenzbar, über den die linke Pulmonalarterie bogenförmig hinwegzieht. Innerhalb des Herzschattens sieht man häufig auch den im linken Hilus diaphragmawärts

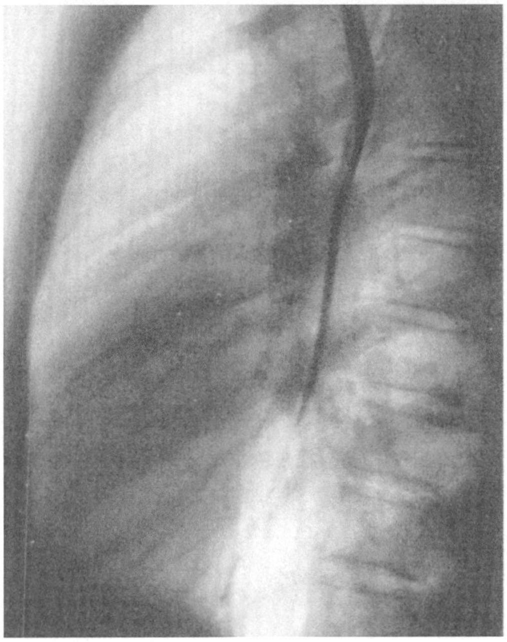

Abb. 7. Normales linkes Seitenbild mit Oesophagogramm. Der Trunc. pulm. ist im Schatten des Gefäßstiels nicht sicher abzugrenzen.

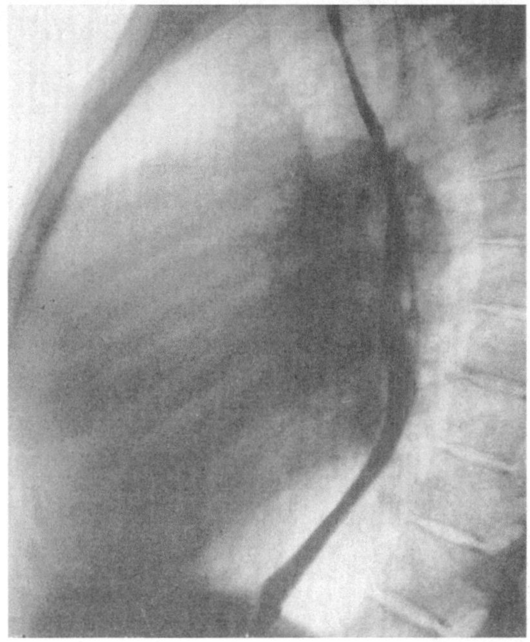

Abb. 8. Linkes Seitenbild bei einer Mitralstenose im Stadium IV. Extreme aneurysmatische Erweiterung des Trunc. pulm. und der A. pulm. sinistra. Weitgehende Ausfüllung des Retrosternalfeldes durch den dilatierten Conus pulm., dessen Kontur der vorderen Brustwand anliegt. Großes linkes Atrium mit Einengung des mittleren Retrokardialraumes. Die Autopsie ergab eine hochgradige Thrombosierung des Trunc. pulm. und beider Pulmonalarterien bis in die Lungenwurzeln.

ziehenden Bandschatten des Truncus inferior und kann von dessen Kaliber eine Vorstellung gewinnen.

Im *linken Seitenbild* wird die vordere Herzkontur vom rechten Ventrikel gebildet, an den sich nach cranial der Trunc. pulm. anschließt. Bei Erweiterungen des Conus und Trunc. pulm. erfährt der vordere obere Herzrand eine Vorwölbung, die zur Einengung des Retrosternalfeldes führen kann. Bei sehr tiefem Brustkorb, beim Pectus carinatum und bei manchen Emphysemformen bleibt aber die retrosternale Einengung trotz starker Dilatation des Conus und Trunc. pulm. häufig aus. Das Herz und der Gefäßstiel nehmen hierbei anstatt der vertikalen eine mehr schräge Lage in der Brusthöhle ein, oder die geblähte Lunge drängt sich in den Retrosternalraum vor. Ein Nachteil des einfachen Seitenbildes ist es, daß sich der Verlauf des Trunc. pulm. in den weitaus meisten Fällen in dem homogenen Herz- und Gefäßbandschatten nicht sicher differenzieren läßt, wenn nicht eine aneurysmatische Erweiterung vorliegt (Abb. 6, 7 und 8). In diesem Falle sieht man indessen bei günstigen Projektionsbedingungen gelegentlich auch eine stark ektatische rechte Pulmonalarterie als großen dichten Rundschatten (Abb. 9).

Auch im *rechten vorderen Schrägbild* wird die gesamte vordere Herzkontur oder deren größter Teil vom rechten Ventrikel gebildet (Abb. 10 u. 11). Im cranialen Abschnitt sind der Conus pulm. und meist auch der Trunc. pulm. randbildend. Die linke Pulmonalarterie kann hier als Rundschatten orthograd zur Darstellung kommen, besonders wenn sie stark erweitert ist.

Für die Darstellung des Pulmonalisstammes im *Tomogramm* ist nach unseren Untersuchungen die vertikale sagittale Schnittrichtung (dextro-sinistraler Strahlengang) am besten geeignet,

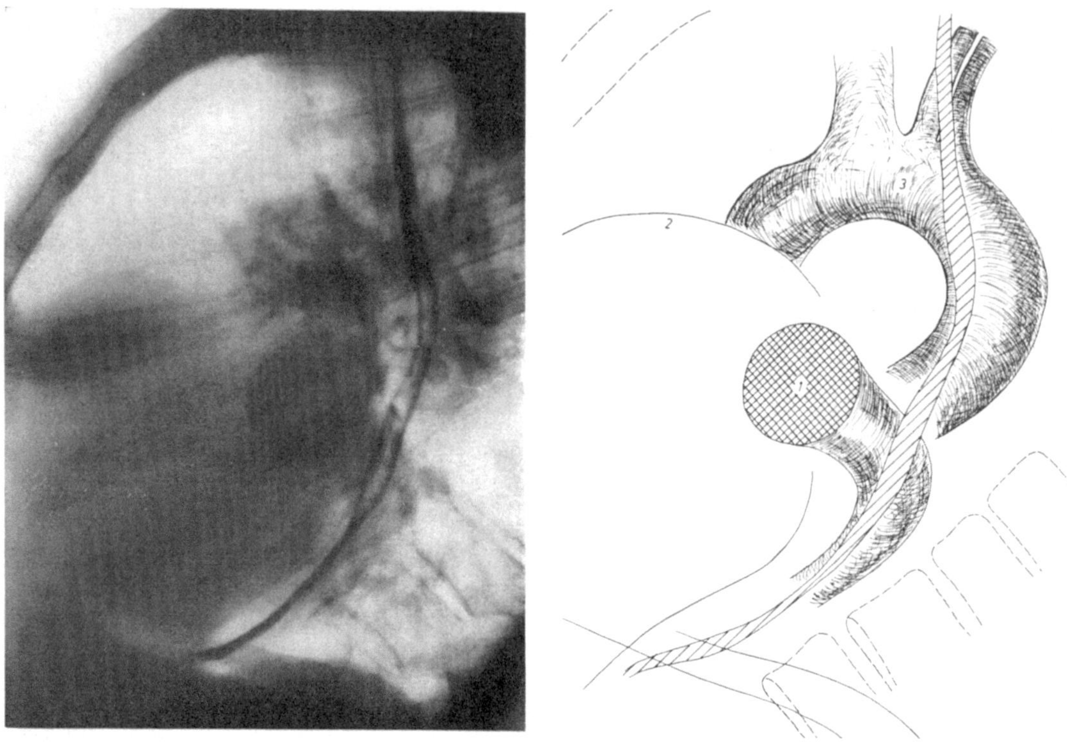

Abb. 9. Linkes Seitenbild bei einem Lungenemphysem mit ausgeprägter Pulmonalsklerose und Cor pulmonale. Hinter dem Herzschatten ist die extrem erweiterte A. pulm. dextra als großer dichter Rundschatten in orthograder Projektion zu erkennen. Das verbreiterte Schattenband der in die rechte Lungenwurzel eintretenden Lungenschlagader ist vom Rundschatten nach dorsal weiter zu verfolgen.

1 = Rundschatten der orthograd verlaufenden A. pulm. dextra; 2 = Kontur des Trunc. pulm.; 3 = Aortenbogen.

weil in dieser Ebene der Trunc. pulm. in seinem ganzen Verlauf und auch die ihn fortsetzende linke Pulmonalarterie gleichzeitig scharf angeschnitten werden. Das Tomogramm in dieser Position hat gegenüber dem gewöhnlichen linken Seitenbild den großen Vorzug, daß die störenden Schatten der Lungenzeichnung wegfallen und die Konturen des Trunc. pulm. sich überlagerungsfrei abzeichnen (Abb. 12, 13, 14 u. 15).

Man erkennt als ventrale Begrenzung des Herzschattens gegen das Retrosternalfeld die Kontur des Conus pulm., die sich in die craniale Begrenzung des Trunc. pulm. fortsetzt. Bei älteren Menschen mit sehr schattendichter sklerotischer Aorta wird häufig in derselben Schichttiefe oberhalb des Pulmonalisstammes schon das breite Schattenband der Aorta sichtbar, deren Randkonturen sich sonst in der Regel nicht gemeinsam mit der Pulmonalis, sondern erst in den medial anschließenden Schichtebenen abzeichnen. Neben der erhöhten Aortenschattendichte ist für diese gleichzeitige scharfe Abbildung beider Schlagadern in ein und derselben Schichtebene auch die im höheren Lebensalter veränderte Position der Arterien im Gefäßstiel (im Vergleich zum Jugendlichen mehr laterale Lage der Aorta und weiter medial verlaufender Trunc. pulm.) verantwortlich. Der Schatten des Trunc. pulm. geht kontinuierlich in den der linken Pulmonalarterie über. Die meist gut zu differenzierende obere Kontur läuft normalerweise ohne Unterbrechung schräg ansteigend bis zum epibronchialen Teil der linken A. pulm. fort. Die caudale Begrenzung des Trunc. pulm. hebt sich gegen die Schattenmasse des linken Herzohres und linken Vorhofes nicht ab. Erst durch den linken Stammbronchus wird die über ihn hinwegziehende Arterie auch nach caudal eindeutig abgrenzbar. Kalibermessungen können im Tomogramm an dieser Stelle vorgenommen werden. Dabei muß man darauf achten, daß der Meßpunkt

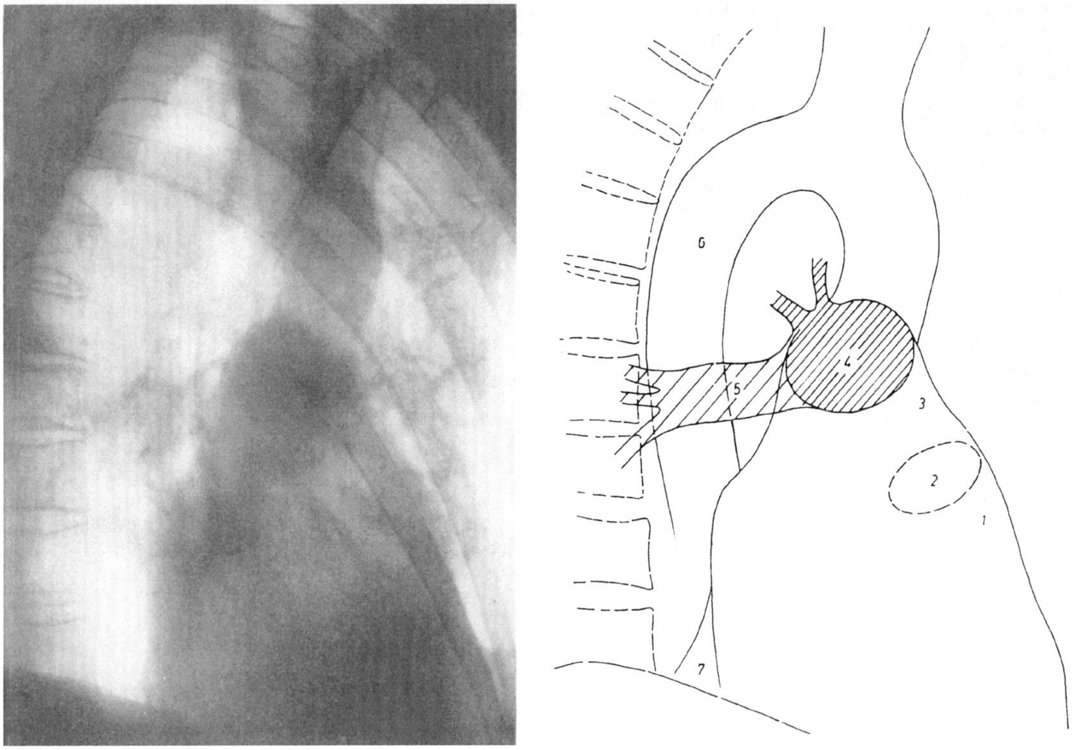

Abb. 10. Rechtes vorderes Schrägbild bei einem Patienten mit Cor pulmonale. Neben der Vorwölbung der ventralen Kontur des Conus und Trunc. pulm. stellt sich an der Pulmonalisbifurkation ein großer dichter Rundschatten dar, der durch die orthograde Projektion des Anfangsteiles der A. pulm. sinistra hervorgerufen wird. Auch das verbreiterte Schattenband der A. pulm. dextra ist zu erkennen.

1 = Conus pulm.; 2 = Pulmonalisostium; 3 = Trunc. pulm.; 4 = A. pulm. sinistra; 5 = A. pulm. dextra; 6 = Aorta; 7 = Vena cava caudalis.

an der cranialen Arterienbegrenzung im verlängerten Radius des Stammbronchus liegt und nicht mit dem Abgang des Trunc. superior oder einer Oberlappensegmentarterie zusammenfällt.

Wegen der gut erkennbaren fortlaufenden ventralen und cranialen Begrenzung des Conus pulm., Trunc. pulm. und der A. pulm. sinistra sind pathologische Veränderungen, zum Beispiel gleichmäßige Ektasien oder spindel- und sackförmige Aneurysmen auch ohne direkte Sichtbarkeit der caudalen Truncuskontur allgemein gut zu erkennen. Zudem wird auch die linke Pulmonalarterie, deren Kaliber eindeutig bestimmbar ist, von den meisten pathologischen Veränderungen mit betroffen. In vielen Fällen läßt sich außerdem auch die rechte Pulmonalarterie in den medialen Schichtebenen des Mediastinums orthograd als Rundschatten erkennen (Abb. 16). Das ist besonders dann der Fall, wenn die rechte Pulmonalarterie horizontal verläuft und der nach ventral gering konkave Bogen sich abflacht.

In den nach lateral sich anschließenden Schichten werden bereits die von der linken Pulmonalarterie zum Oberlappen ziehenden Arterien angeschnitten. Die Topographie dieser Schichttiefen ist aber im Gegensatz zur Ebene des Trunc. pulm. in der Literatur bereits eingehend beschrieben worden (Hornykiewitsch und Stender).

Ein gewisser Nachteil der Schichtuntersuchung ist die relativ lange Belichtungszeit, die besonders bei sehr kräftigen Schlagaderpulsationen zur Bewegungsunschärfe der Randkonturen führt. Trotzdem ist das seitliche Tomogramm wegen der überlagerungsfreien Abbildung dem seitlichen Summationsbild überlegen.

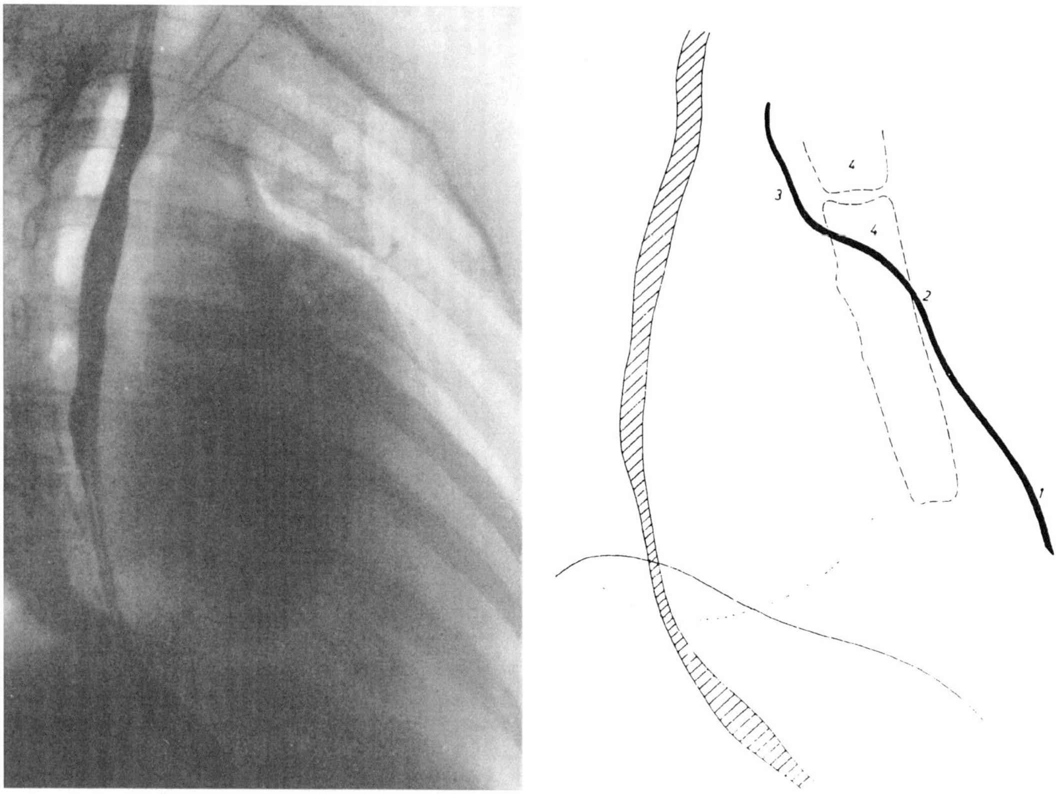

Abb. 11. Rechtes vorderes Schrägbild bei einer Mitralstenose. Vorwölbung der Konturen des Conus und Trunc. pulm. 1 = Conus pulm.; 2 = Trunc. pulm.; 3 = Aorta; 4 = Sternum.

Die Schichtbilder in frontalen Ebenen (a.p.-Strahlengang), auf die sich die Mehrzahl der Untersucher in der Praxis beschränkt, sind für die Beurteilung des Trunc. pulm. weit weniger geeignet als die seitlichen Tomogramme und entsprechen in ihrem Aussagewert im wesentlichen dem dorsoventralen Übersichtsbild (Abb. 17 u. 18). Die linke Pulmonalarterie wird im epibronchialen Teil an der Eintrittsstelle in den Hilus gut sichtbar, weil sie hier nicht mehr orthograd, sondern schräg angeschnitten wird. Ganz vereinzelt haben wir im a.p.-Schichtbild auch eine erweiterte rechte Pulmonalarterie innerhalb des Mittelschattens als breites Schattenband darstellen können, wie beispielsweise in Abb. 19 gezeigt wird. Bei Erweiterungen der Ausflußbahn der rechten Kammer mit links randständigem Conus pulm. kann die Schichtuntersuchung im sagittalen Strahlengang gelegentlich zur Klärung beitragen, weil die linke Herzkontur in den ventralen Ebenen in diesem Fall meist ungewöhnlich weit lateral lokalisiert ist. Doch wirkt sich an den pulsierenden Herzrändern die lange Belichtungszeit des Tomogramms besonders nachteilig aus, und man gewinnt wegen der häufigen Abbildung mehrerer Randkonturen in der gleichen Ebene kein klares Bild über die Größenverhältnisse und Randständigkeit der einzelnen Herzabschnitte.

Von verschiedenen Autoren (Bogsch, Condorelli) wurde vorgeschlagen, zur besseren Sichtbarmachung der Lungenschlagader im Mittelschatten vor der Schichtuntersuchung ein *Pneumomediastinum* anzulegen. Abgesehen von der Abgrenzung mancher Mediastinal- und Pleuratumoren oder -zysten, einer endothorakalen Struma sowie eines persistierenden Thymus, die der Pulmonalis unmittelbar aufsitzen können und die sich im Pneumomediastinum oftmals von den Schlagadern und den arteriellen Coni der Herzkammern gut abheben, erübrigt sich aber nach

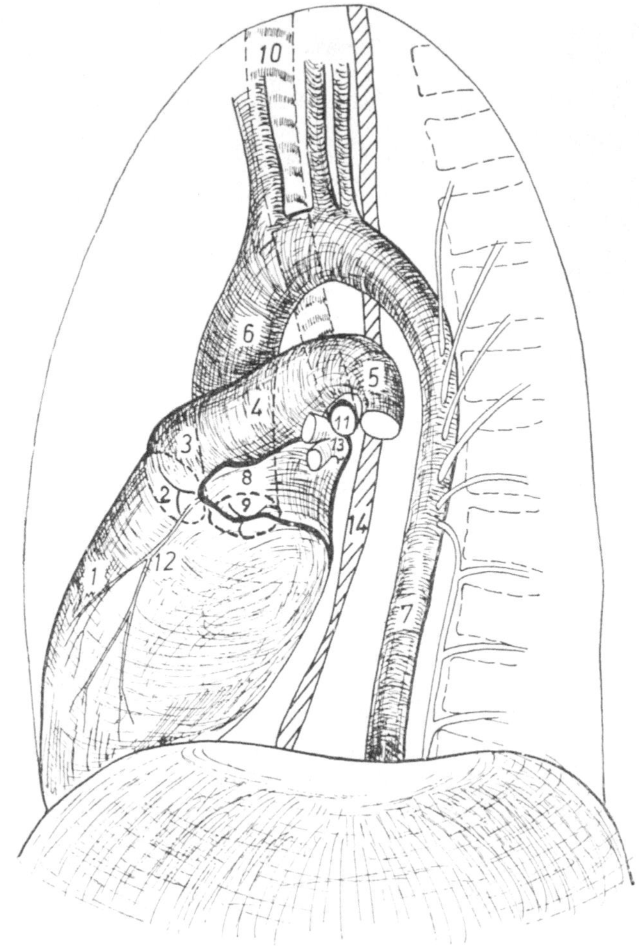

Abb. 12.
Die Topographie der großen Schlagadern in der Herzkrone bei Ansicht von links.

1 = Conus pulm.; 2 = Pulmonalisostium mit Vela semilunaria; 3 = Bulbus pulm.; 4 = Trunc. pulm.; 5 = A. pulm. sinistra; 6 = Aorta ascendens; 7 = Aorta descendens; 8 = linkes Herzohr; 9 = Aortenostium; 10 = Trachea; 11 = linker Stammbronchus (im Schnitt); 12 = A. coron. sinistra (Ramus descendens); 13 = linke obere Pulmonalvenengruppe; 14 = Oesophagus.

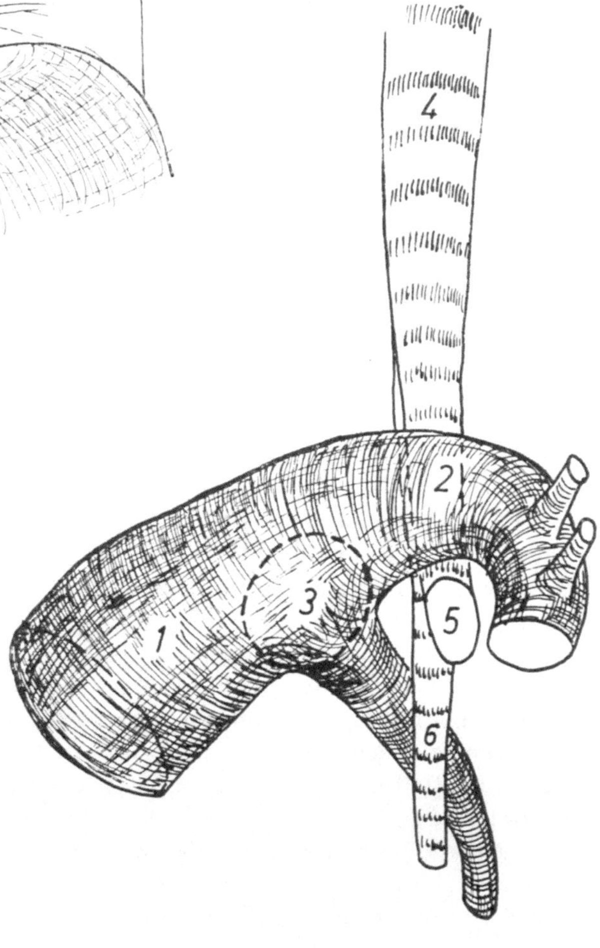

Abb. 13
Die Topographie der Pulmonalarterien bei Ansicht von links.

1 = Trunc. pulmonalis; 2 = A. pulm. sinistra; 3 = A. pulm. dextra; 4 = Trachea; 5 = linker Stammbronchus; 6 = rechter Bronchus intermedius.

Der orthograde Verlauf der rechten Pulmonalarterie ist im Schichtbild und in seltenen Fällen (bei starker Erweiterung) auch im seitlichen Übersichtsbild als Rundschatten (3) zu erkennen.

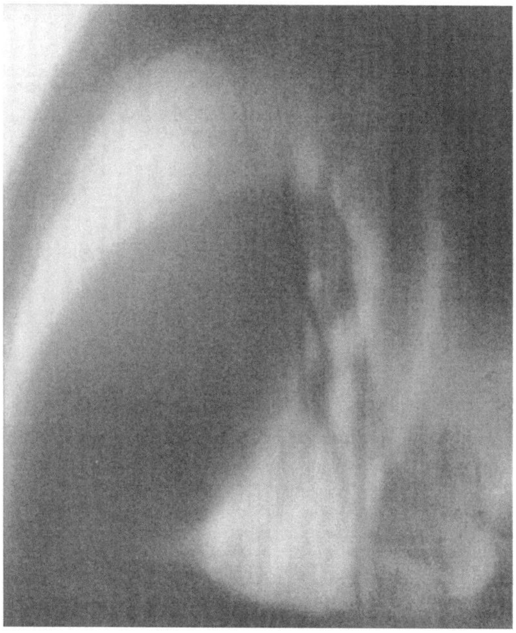

Abb. 14
Linksseitliches Tomogramm (ds.-Strahlengang). Verlauf und Durchmesser des Pulmonalisstammes sind normal. Das Retrosternalfeld ist nicht eingeengt. Gleichzeitig wird die über den linken Stammbronchus hinwegziehende A. pulm. sinistra scharf abgebildet.

unseren Erfahrungen zur Beurteilung der Lungenschlagader dieser Eingriff, denn der Trunc. pulm. und auch beide Aa. pulmonales nehmen nach der Gasinsufflation nur wenig an Kontrast und Konturenschärfe zu. Auch werden am Pulmonalisstamm selbst niemals weitere Einzelheiten sichtbar als bei der einfachen Tomographie. Das ist aus topographisch-anatomischen Gründen verständlich, denn der Trunc. pulm. verläuft bis zur Arterienbifurkation intraperikardial, wird also vom Perikardialsack eingehüllt und kann von dem insufflierten Gas nicht direkt umflossen werden. Das gleiche gilt auch für die Aorta ascendens. Die Abgrenzung aller außerhalb des Perikardialsackes im Bereich der Herzkrone liegenden Organe und raumeinnehmenden pathologischen Prozesse kann dagegen durch ein Pneumomediastinum wesentlich verbessert werden.

Auch in der *Transversalschicht* werden der Pulmonalisstamm und die Pulmonalisbifurkation relativ günstig angeschnitten. Bei Erweiterungen, insbesondere Pulmonalisaneurysmen, sind Vorwölbungen nach lateral oder dorsal zu erkennen. Nach Untersuchungen von Bulgarelli und entsprechenden Hinweisen von Gebauer und Schanen soll sich die rechte Pulmonalarterie nach Anlage eines Pneumomediastinums dorsal vom Herzschatten abheben und dadurch gut beurteilbar sein. Vor kurzem ist eine Arbeit von Gremmel über die Transversalschichtuntersuchung des Herzens und der großen Gefäße erschienen. Darin kommt u. a. zum Ausdruck, daß die Querschicht besonders bei Lageanomalien des Herzens und der Schlagadern die Aussage des üblichen vertikalen Tomogramms unterstützen kann. In Abb. 20 ist ein normales Transversaltomogramm in Höhe des 5. Brustwirbels wiedergegeben. Es zeigt den Verlauf des Trunc. pulm. und beider Pulmonalarterien nach der Gefäßgabelung.

Bei der Beurteilung der Bewegungskurven der Pulmonalarterie im *Flächenkymogramm* ist — wie überhaupt in der Röntgenkymographie — zu berücksichtigen, daß die Randbewegungen nicht nur durch Volumenschwankungen entstehen, sondern von Sekundärbewegungen, vor allem Rotation und Pendelung, beeinflußt werden. Bei entsprechender Berücksichtigung dieser Faktoren vermittelt die Kymographie nach unseren Erfahrungen sehr oft wesentliche diagnostische Kriterien.

Die Randbewegungen des Pulmonalisbogens und des Aortenknopfes laufen bekanntlich den Bewegungen des Kammerbogens am linken Herzrand zeitlich entgegengesetzt ab. Daraus ergibt sich beispielsweise bei pathologischer Vergrößerung der Ausflußbahn des rechten Ventrikels mit

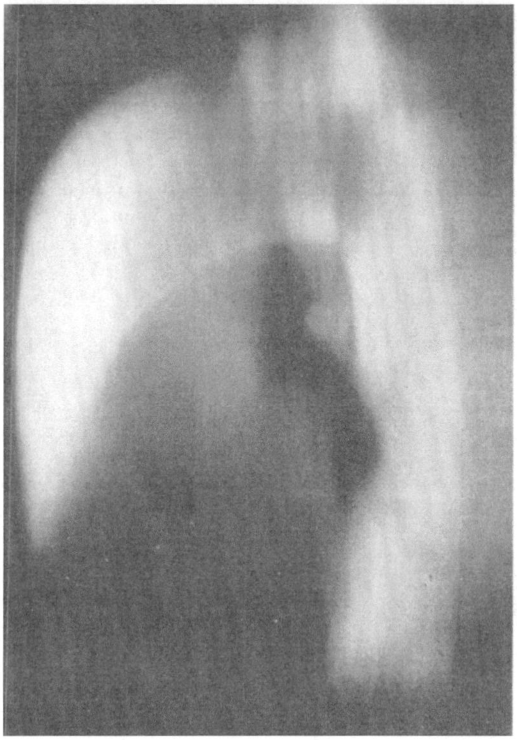

Abb. 15. Linksseitliches Tomogramm bei einer 62jährigen Frau. Über dem Trunc. pulm. und der A. pulm. sinistra wird das Schattenband des Aortenbogens sichtbar.

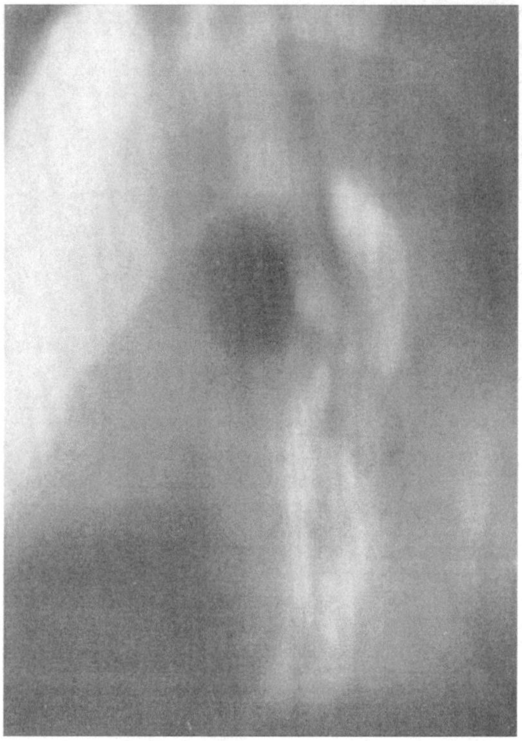

Abb. 16. Linksseitliches Tomogramm bei einem 59jährigen Patienten mit Lungenemphysem und Pulmonalsklerose. Der Trunc. pulm. verläuft normal ansteigend. An der vorderen Kontur ist die geringe Auftreibung des Bulbus pulm. zu erkennen. Besonders deutlich hebt sich der vergrößerte Rundschatten der orthograd dargestellten A. pulm. dextra ab. Das Retrosternalfeld ist infolge des Emphysems groß. Breites Schattenband der sklerotischen Aorta mit dem Abgang des Truncus brachiocephalicus.

links randständigem Conus pulm. eine eindeutige Abgrenzbarkeit des Trunc. pulm., die im einfachen Übersichtsbild oftmals nicht möglich ist (THURN). Dasselbe gilt für die Projektion im rechten vorderen Schrägbild.

Die Gefäßzacken sowohl des Pulmonalisbogens als auch des Aortenknopfes zeigen eine schnelle geradlinige Lateralbewegung und eine langsamere, abgeschrägte diastolische Medialbewegung (Abb. 21 u. 22). Im Gegensatz zur glatten Medialbewegung der Aorta findet sich im diastolischen Schenkel des Pulmonaliszacken häufig eine feine Stufenbildung oder eine kleine einfache Splitterung, die nach dem Ergebnis elektrokymographischer Untersuchungen auf den Pulmonalisklappenschluß zurückzuführen ist. Wichtig für die Beurteilung ist die Amplitudengröße der Zacken, die nach THURN maßgeblich durch das Schlagvolumen bestimmt, aber von Sekundärbewegungen relativ häufig beeinflußt wird. So führt das Gefäßrohr besonders bei Störungen der Strömungsdynamik in der Phase der systolischen Auffüllung und im Zusammenhang mit dem Schluß der Pulmonalisklappen oftmals stärkere Lokomotionsbewegungen aus. Die Bewegungsamplitude des Pulmonalisbogens ist normalerweise meistens etwas kleiner als die des Aortenknopfes. Diese Differenz kann sich bei manchen Herzfehlern umkehren und dann für die Diagnostik sehr wertvoll sein. Nicht ganz selten pulsieren aber beim Gesunden beide Schlagadern gleich stark, und gelegentlich sieht man bei kräftiger und lebhafter Herzaktion

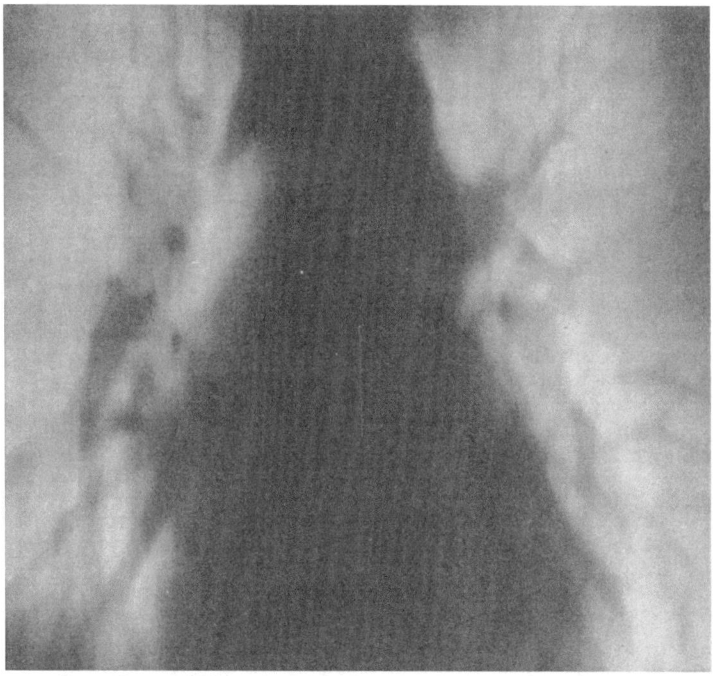

Abb. 17
a.p.-Tomogramm in der Schichtebene der Pulmonalisbifurkation. Der Eintritt in die Lungenwurzeln und die intrapulmonalen Verzweigungen sind zu erkennen. Die Aufnahme stammt von einem 25-jährigen gesunden Mann. Das Pulmonalissegment überragt gering den Aortenknopf.

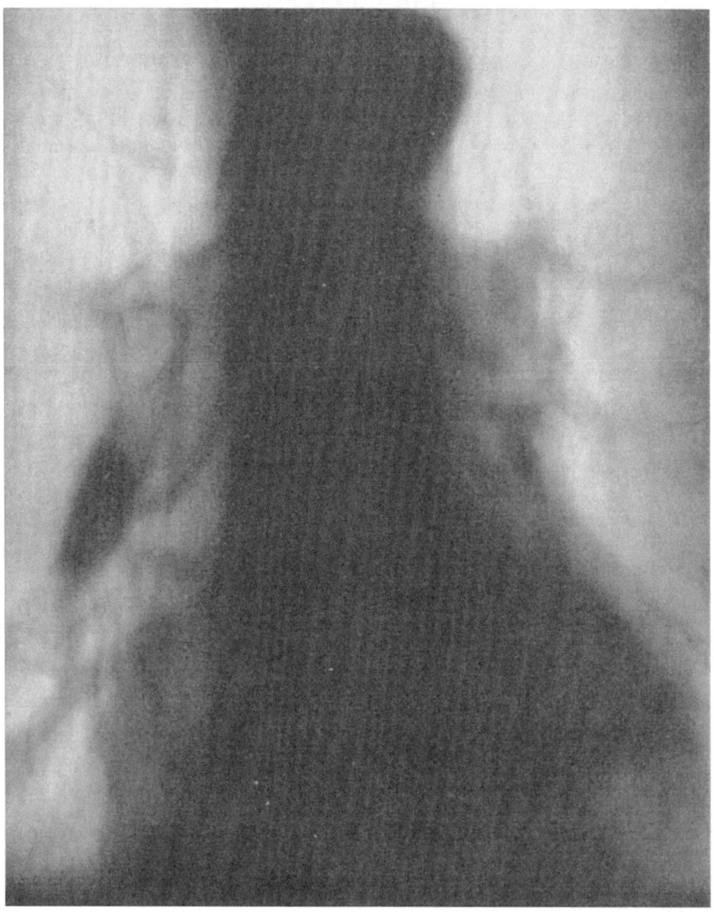

Abb. 18
a.p.-Tomogramm in der gleichen Ebene wie Abb. 17 bei einem 52-jährigen gesunden Mann. Der Pulmonalisbogen ist weiter nach medial gerückt, während der Aortenknopf deutlicher hervortritt als im jugendlichen Alter.

jüngerer Menschen auch eine um weniges größere Amplitude an der Pulmonalis, die in solchen Fällen von Sekundärbewegungen bestimmt wird und dann keine pathologische Bedeutung hat. Die densographischen Linien sind im Pulmonalissegment besonders ausgeprägt bei großen Volumenschwankungen des Gefäßes, zum Beispiel bei kongenitalen Vitien mit Links-Rechts-Shunt und bei der seltenen Pulmonalklappeninsuffizienz zu beobachten.

An den Pulmonalisbogen schließt sich nach caudal die Region des linken Herzohres an, das sich beim normalen Herzen nicht über zwei Rasterbreiten ausdehnt. Die Annahme HERRNHEISERS und ZDANSKYS, daß der kleine Randabschnitt in der Herzbucht zwischen Pulmonalisbogen und linkem Kammerbogen normalerweise auch vom Conus pulm. eingenommen werden kann, wurde inzwischen durch die Ergebnisse der Angiokardiographie widerlegt. Eine exakte Formanalyse dieser Region kann im Kymogramm gelegentlich schwierig sein, weil die Kurven sehr variabel sind und vom angrenzenden Ventrikel und vom Trunc. pulm. beeinflußt werden. Die Abgrenzung der linken Herzohrkontur vom Pulmonalissegment ist aber im allgemeinen aus der anderen Zackenform des Vorhofes (langsamere abgeschrägte Lateralbewegung, Aufsplitterung und kleinere Exkursionsbreite) immer möglich.

Die *Elektrokymographie* wenden wir als ergänzende Methode in allen Fällen an, die eine exakte Analyse der Herz- und Gefäßbewegungen erfordern und bei denen das Flächenkymogramm allein keinen klaren Befund vermittelt. In Abb. 22 sind normale elektrokymographische Kurven des Trunc. pulm. und des Aortenknopfes wiedergegeben. Der isometrischen Kontraktionsphase des Herzens entspricht im Elektrokymogramm (Eky) eine flache Fußzacke (isometrische Welle). Sie wird mit einer Stoßwirkung des sich anspannenden rechten Ventrikels

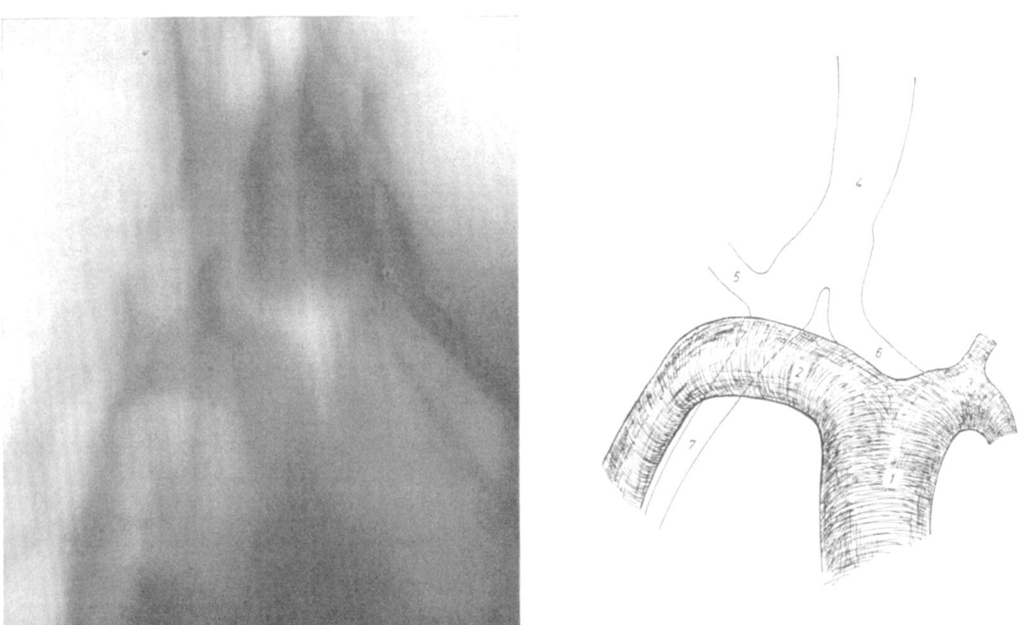

Abb. 19. a.p.-Tomogramm bei einem Patienten mit linksseitiger Thorakoplastik wegen Schußverletzung der Lunge. Die vikariell dilatierte A. pulm. dextra kommt innerhalb des Mediastinums nach rechts ziehend und an der Eintrittsstelle in die rechte Lungenwurzel scharf zur Darstellung. Sie überkreuzt ventral den rechten Bronchus und ist im Hilus lateral vom rechten Zwischenbronchus lokalisiert.

Diese tomographische Darstellung der A. pulm. dextra innerhalb des Mittelschattens gelingt nur sehr selten, weil sich der Arterienschatten in der Regel von der Schattenmasse des Mediastinums nicht abhebt.

1 = Trunc. pulm.; 2 = A. pulm. dextra; 3 = Stumpf der A. pulm. sinistra; 4 = Trachea; 5 = rechter Oberlappenbronchus; 6 = linker Stammbronchus; 7 = rechter Zwischenbronchus.

auf die Pulmonaliswurzel erklärt. Während der zweiten Komponente des ersten Herztones bzw. in einem Zeitraum von 0,08—0,14 sec nach der Q-Zacke des EKG beginnt ein steiler Kurvenanstieg (rasche Austreibung). Der Druckanstieg in der A. pulm. eilt um weniges (0,01—0,02 sec) voraus (Heckmann). In manchen Fällen verläuft die Kurve zunächst nicht so steil, bis sie einen Knick im aufsteigenden Schenkel aufweist. Ruhde vermutet, daß der zu Beginn etwas flachere Kurvenanstieg durch die Verschiebung der Pulmonalisklappen in Richtung zur Herzspitze zustande kommt. Etwa 0,08 sec vor dem Ende der Systole leitet der Kurvenanstieg in den gerundeten Gipfel über (verlangsamte Austreibung). Während der Diastole fällt die Kurve wieder ab. Durch den Pulmonalisklappenschluß entsteht nach 0,03—0,05 sec Dauer ein zweiter kurzer Kurvenanstieg zum dikroten Gipfel (Rückfall des Blutes auf die geschlossenen Pulmonalisklappen), den wir auch im Flächenkymogramm häufig beobachten konnten. Vor diesem zweiten Gipfel entsteht eine Incisur, die am Pulmonalisbogen deutlicher als an der Aorta in Erscheinung tritt (Heckmann).

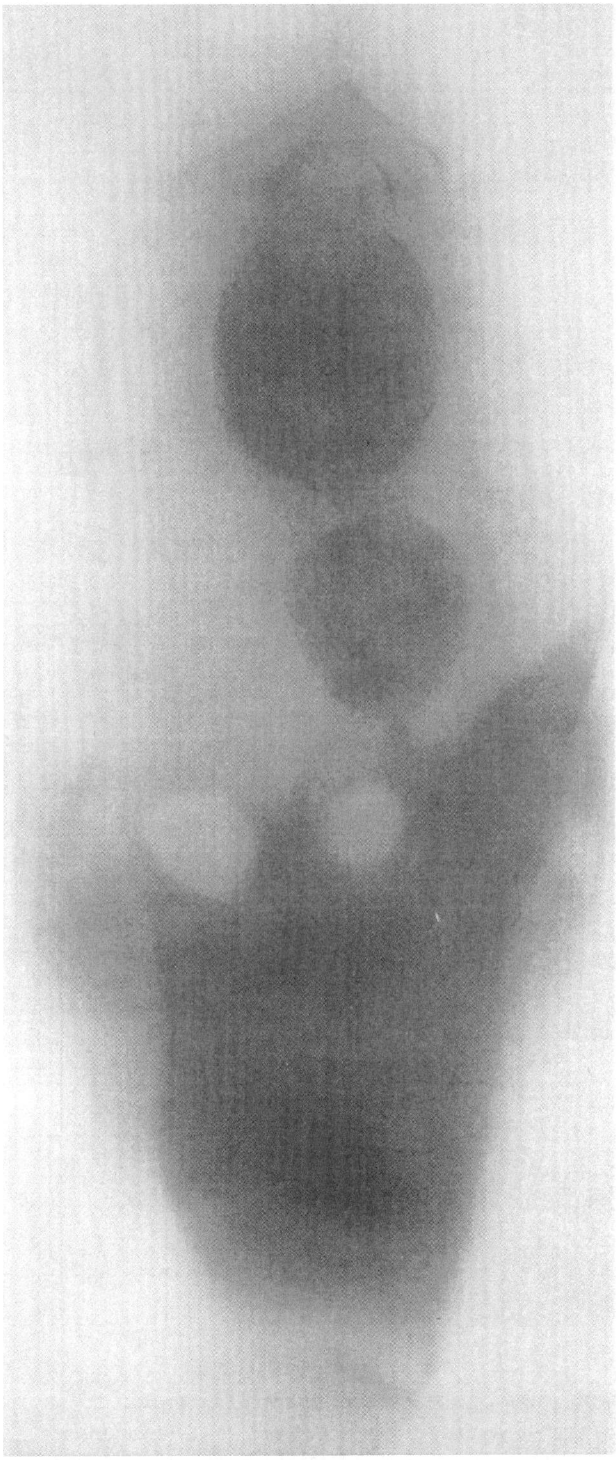

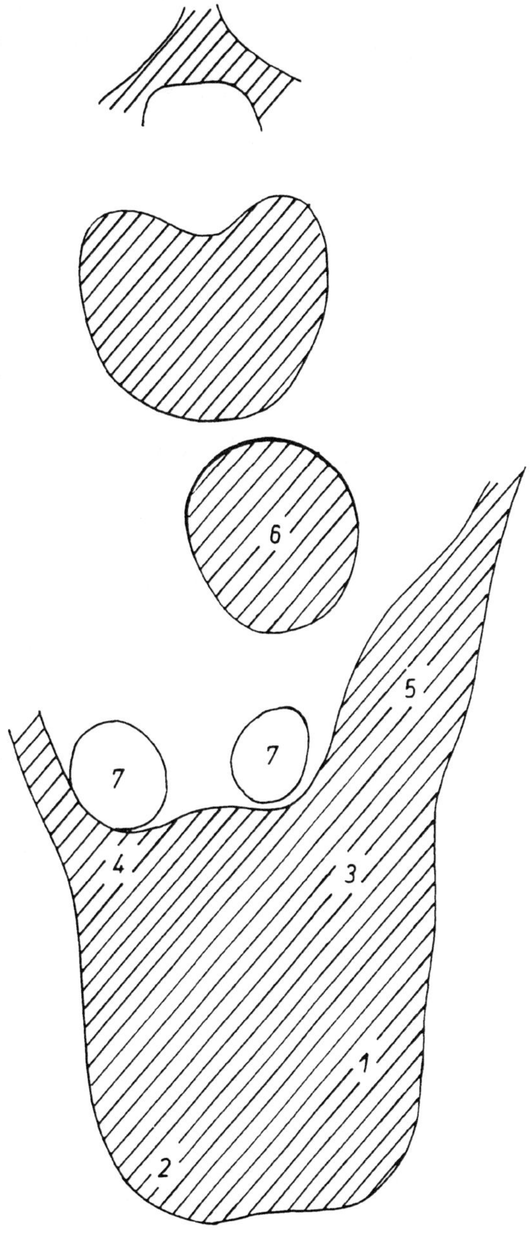

Abb. 20. Transversaltomogramm in Höhe des 5. Brustwirbels. Der Trunc. pulm., die Pulmonalisbifurkation und der Anfangsteil der Aa. pulmonales dextra et sinistra sind angeschnitten.

1 = Trunc. pulm.; 2 = Aorta ascendens; 3 = Pulmonalarterienbifurkation; 4 = A. pulm. dextra; 5 = A. pulm. sinistra; 6 = Aorta descendens; 7 = linker und rechter Stammbronchus.

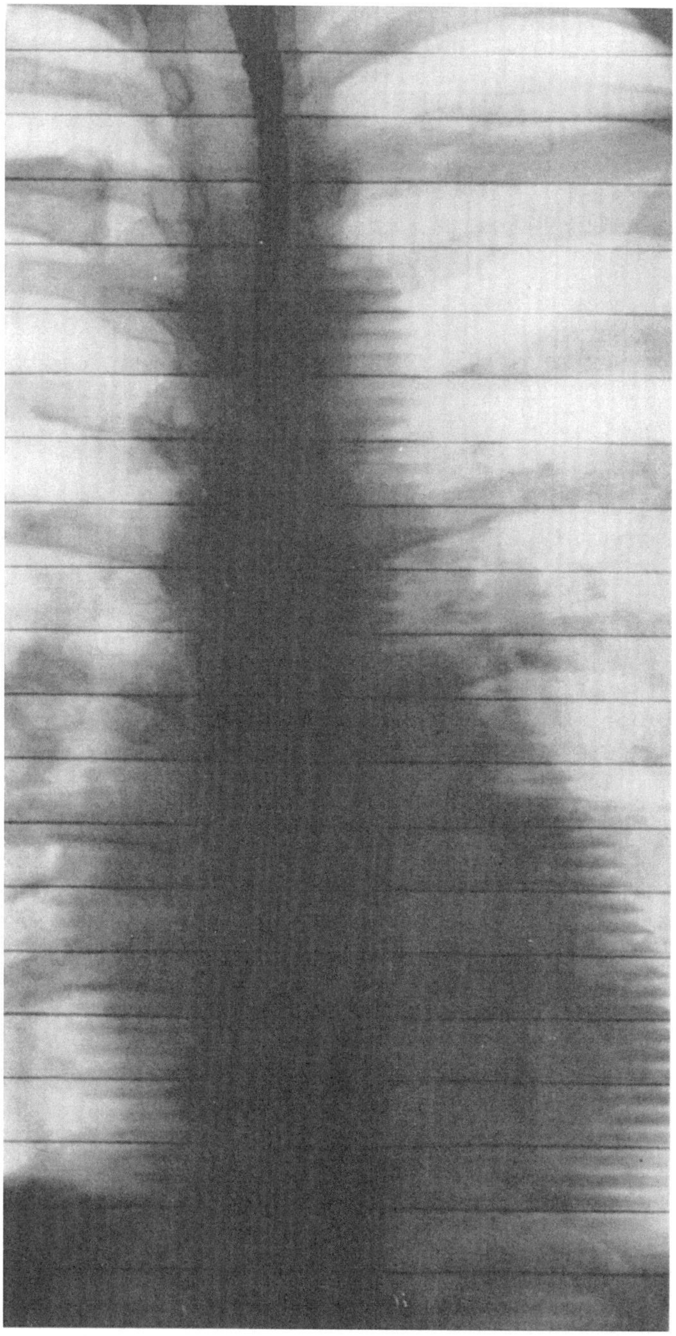

Abb. 21. Normales Flächenkymogramm.

Die Exkursionsbreite der Aortenzacken ist um weniges größer als die der Pulmonalisbewegungen. Beide Schlagadern zeigen geradlinige Lateralbewegungen, abgeschrägte Medialbewegungen und normale densographische Linien. An das Pulmonalissegment schließt sich diaphragmawärts über reichlich eine Rasterbreite das linke Herzohr an. In diesem Abschnitt sind die pulsatorischen Randbewegungen klein und M-förmig aufgesplittert.

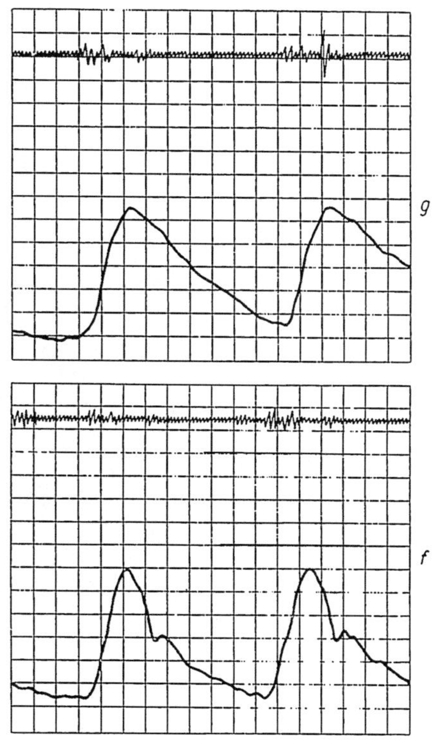

Abb. 22. Normales Elektrokymogramm der Aorta und Pulmonalis.

g = Aortenknopf (fehlende Incisur im absteigenden Schenkel); *f* = Pulmonalisbogen (deutliche dikrote Welle und Incisur).

D. Pathologische Veränderungen des Truncus pulmonalis

Pathologische Veränderungen des Trunc. pulm. kommen bei zahlreichen Erkrankungen, insbesondere bei Herz- und Gefäßfehlern, vor und treten in unterschiedlicher Form und Ausprägung auf. Für die röntgenologische Betrachtung erscheint es zweckmäßig, eine Einteilung nach morphologischen Gesichtspunkten vorzunehmen und als formal ausschlaggebende Kriterien die Weite bzw. den Durchmesser und die Lage des Truncus im Gefäßstiel als Einteilungsprinzip zu wählen. Für die Aufschlüsselung unseres Materials wählten wir deshalb folgende Klassifizierung:

1. Die Ektasien und Aneurysmen des Truncus pulmonalis.
2. Die Hypoplasien und Aplasien des Truncus pulmonalis.
3. Die Lageanomalien des Truncus pulmonalis.

Die weitaus häufigste Form sind die Erweiterungen des Pulmonalisstammes, die bei zahlreichen Erkrankungen vorkommen. Demgegenüber treten die meist im Rahmen komplexer Mißbildungen zu beobachtenden Hypoplasien und Aplasien wie auch die Lageanomalien (Transpositionsfehler) zahlenmäßig zurück. Bei den Transpositionsmißbildungen können in manchen Fällen Erweiterungen, in anderen auch Verengungen des Trunc. pulm. vorkommen. Trotzdem haben wir nach unserer Einteilung diese dritte Gruppe gesondert behandelt, weil hier die fehlerhafte Topographie der Schlagadern im Gefäßstiel formal ausschlaggebend ist. Es ist deshalb zu betonen, daß die von uns gewählte Klassifizierung nur als orientierendes Schema betrachtet werden kann, das zwar die Verhältnisse der Lungenschlagader in den Mittelpunkt stellt, Überschneidungen einzelner Kriterien aber nicht immer vermeiden läßt.

I. Die Ektasien und Aneurysmen des Truncus pulmonalis

Mit der Erweiterung unserer Kenntnisse über die Pathophysiologie des kleinen Kreislaufes hat sich gezeigt, daß die Ektasien und aneurysmatischen Veränderungen des Trunc. pulm. in den weitaus meisten Fällen überwiegend durch Störungen der Strömungsdynamik bedingt sind. Am häufigsten führen die pulmonale Hypertonie und die Erhöhung des Durchflußvolumens im Lungenkreislauf zur Ausweitung des Trunc. pulm. und der großen Pulmonalarterienäste. Nach der für das Herz gebräuchlichen Terminologie kann man in diesen Fällen von einer Druckbelastung, Volumenbelastung oder bei der Kombination beider Faktoren von einer Druck-Volumenbelastung der Pulmonalarterie sprechen. Auch die bei Pulmonalstenosen auftretenden poststenotischen Dilatationen des Trunc. pulm. werden heute in erster Linie auf die gestörte Hämodynamik zurückgeführt. Bei diesen Vitien gelten die energiereichen Wirbelbildungen hinter der Strombahnenge als wesentliche Ursache der Arterienausweitung (Dotter, Keith und Mitarbeiter, Künzler und Schad u. a.).

Neben den strömungsdynamischen Ursachen spielen auch Gefäßwandfaktoren für die Entstehung der Pulmonalisektasien und -aneurysmen eine wesentliche Rolle. Bei der sogenannten idiopathischen Pulmonalisdilatation, für deren Diagnose der Ausschluß sowohl aller obengenannten hämodynamischen Faktoren als auch erworbener Gefäßwandveränderungen zu fordern ist, wird als pathogenetische Ursache vor allem eine mesenchymale Minderwertigkeit der Gefäßwandschichten diskutiert. Für diese Auffassung spricht auch der von COSTA und ESSER erbrachte histologische Nachweis einer Hypoplasie des elastischen Mediagerüstes der A. pulm. Der morphologische Befund der idiopathischen Pulmonalisdilatation ist im Gegensatz zur Progredienz der erworbenen Pulmonalisaneurysmen während langer Beobachtungszeiten im allgemeinen unveränderlich (DOTTER und STEINBERG). Auch die sehr seltenen circumscripten isolierten kongenitalen Pulmonalisaneurysmen darf man dieser Gruppe zuordnen.

Im Ursachengefüge der erworbenen Pulmonalisaneurysmen wurden in erster Linie arteriosklerotische, weniger häufig auch primär entzündliche oder mykotische Prozesse nachgewiesen. Weitaus seltener waren luische Gefäßveränderungen festzustellen. Als ausgesprochene Raritäten wurden Pulmonalisaneurysmen auf der Basis einer Traktion oder Arrosion der Gefäßwand durch Lungenerkrankungen (REICHE, URBANEK) oder durch Perforation von Aortenaneurysmen in den Pulmonalisstamm (WEINBERGER, SCOTT) mitgeteilt.

Im Endergebnis sind bei den Aneurysmen und Ektasien der Lungenschlagader nahezu regelmäßig sowohl Störungen der Hämodynamik als auch ausgeprägte Wandveränderungen der Arterien nachzuweisen. Es läßt sich dann im Einzelfall nicht immer entscheiden, welche Ursachen pathogenetisch im Vordergrund standen. Für die Auswertung unseres Krankengutes standen aber in allen Fällen detaillierte klinische und röntgenologische und zum großen Teil auch eingehende kreislaufphysiologische Befunde (Herzkatheter) zur Verfügung. Von wenigen Ausnahmen abgesehen, war deshalb stets eine Einordnung des untersuchten Materials in das folgende Einteilungsschema möglich, welches wir nach pathogenetischen und funktionellen Gesichtspunkten aufstellten. Danach unterscheiden wir Erweiterungen des Trunc. pulm.

a) bei Druckbelastung,
b) bei Volumenbelastung und kombinierter Druck-Volumenbelastung,
c) bei Pulmonalstenosen,
d) bei Wandveränderungen der Arterie,
e) vorgetäuschte Erweiterungen.

Die *Terminologie* der Pulmonaliserweiterungen wird besonders in älteren Arbeiten unterschiedlich gehandhabt. Wir bezeichnen in Übereinstimmung mit der Mehrzahl der Autoren nur die circumscripten starken Ausweitungen der A. pulm. als echte Aneurysmen und verwenden die Begriffe Ektasie und aneurysmatische Veränderungen für verschiedene Ausprägungsgrade der mehr diffusen Erweiterungen. In Hinblick auf die neuen Erkenntnisse der Pathophysiologie des kleinen Kreislaufes erscheint uns die Ausdehnung der Terminologie gerechtfertigt, zumal die Bezeichnung Pulmonalisaneurysma in ähnlicher Weise auch von anderen Autoren sehr weit gefaßt wird (BRESLIN, DOTTER und STEINBERG, HOLTHUSEN, STECKEN).

Das röntgenologische Kriterium für eine Erweiterung des Trunc. pulm. ist bekanntlich das mehr oder weniger starke Vorspringen des Pulmonalisbogens. Dieses Zeichen wird je nach seiner Ausprägung allgemein auch quantitativ auf die Weite des Pulmonalisstammes bezogen. Nur selten werden zusätzlich noch die schrägen Positionen und das linke Seitenbild zur Beurteilung mit herangezogen (GROEDEL, MARKS und ZIMMERMANN, MORVAY). Selbst neuere Arbeiten, in denen die Korrelation zwischen hämodynamischen Funktionsgrößen des kleinen Kreislaufs und Röntgenbild untersucht wird, beschränken sich bei der Beurteilung des Trunc. pulm. fast stets auf die dorsoventrale Projektion (ESCH und THURN, GARBSCH und GABNER, JACOBSON und Mitarb., MILLER u. a.). Diese relativ grobe Beurteilung der zentralen Lungenschlagader nach lediglich einem Symptom hat im Schrifttum zu vielen Ungenauigkeiten und Diskrepanzen geführt.

Die Vorwölbung an der Herzsilhouette hängt nicht allein vom äußeren Durchmesser des Trunc. pulm. ab, sondern wird auch von anderen Faktoren, vor allem der Lage des Herzens im

Brustkorb, der Lokalisation und Länge der rechten Kammerausflußbahn, der Größe und Form des linken Herzohres u. a. maßgeblich beeinflußt. Wegen dieser zahlreichen Fehlerquellen ist auch der Vorschlag von JOHNSON und Mitarb., das Vorspringen des Pulmonalisbogens in Millimetern zu messen, um daraus Rückschlüsse auf die Truncusweite und sogar auf den Pulmonalarteriendruck zu ziehen, abzulehnen. Nach unseren Untersuchungen kann man sich in pathologischen Fällen nur dann ein gültiges Urteil über den Trunc. pulm. bilden, wenn zusätzlich zum dorsoventralen Übersichtsbild auch andere Methoden, insbesondere die Tomographie und Kymographie gezielt zur Anwendung kommen. Besonders das Tomogramm vermag nach unseren Erfahrungen wesentlich mehr über den Pulmonalisarterienstamm auszusagen als das Übersichtsbild. Eine ähnliche Beurteilung fanden wir auch bei SIMON und AQUIRRE, die in der Diagnostik der Pulmonalisdilatationen der Serientomographie stets den Vorzug vor der Durchleuchtung und dem Summationsbild geben, ohne allerdings auf nähere Einzelheiten einzugehen.

a) Die Erweiterungen des Truncus pulmonalis bei Druckbelastung

Über die pathologisch-anatomischen Veränderungen des herznahen zentralen Windkessels der Lungenschlagader bei pulmonaler Hypertonie liegen eingehende Untersuchungen von MEYER und Mitarb. vor. Sowohl der Trunc. pulm. als auch die beiden Pulmonalarterien bis zum Eintritt in die Lungenwurzeln, welche von den Autoren jeweils als gabelförmiges Arterienstück präpariert wurden (Abb. 23 u. 24), erfahren beim pulmonalen Hochdruck unter der höheren mechanischen Belastung eine beträchtliche Erweiterung und gleichzeitige Verstärkung ihrer

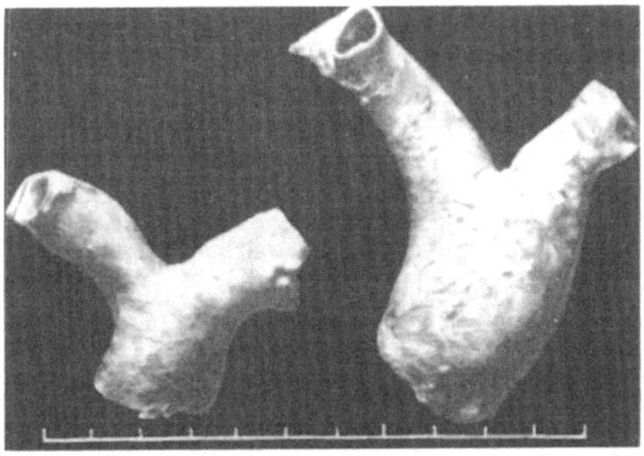

Abb. 23. Pathologisch-anatomisches Präparat der zentralen Pulmonalarterie (Pulmonalisgabel) [aus MEYER, W. W., und RICHTER, H.: Klin. Wschr. **37**, 878 1956].

Links eine normale Pulmonalisgabel bei einem 32jährigen Mann (Verkehrsunfall).

Rechts starke hypertrophische Sklerose der Pulmonalisgabel bei Cor pulmonale mit Verdreifachung des altersdurchschnittlichen Gewichtes (19jähriger Mann mit Bronchialasthma).

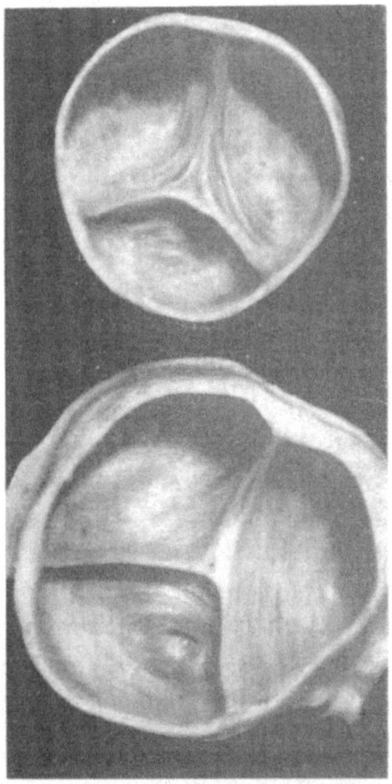

Abb. 24. Pulmonalisklappen im pathologisch-anatomischen Präparat [aus MEYER, W. W., und RICHTER, H.: Klin. Wschr. **34**, 787 1956].

Oben: normal; unten: Vergrößerung bei pulmonalem Hochdruck.

Wand. Diese quantitativ-morphologische Zunahme der „funktionierenden Gewebsmasse" ließ sich bereits durch einfaches Wägen der frei präparierten Pulmonalisgabel einwandfrei objektivieren. Das altersgebundene Gewicht wurde bei pulmonaler Hypertonie oft weit übertroffen. Bemerkenswert erscheint, daß die Autoren die stärksten und häufigsten Gewichtszunahmen bei Mitralstenosen beobachteten, bei denen eine Verdreifachung oder fast Vervierfachung des dem Alter entsprechenden Durchschnittsgewichtes der Pulmonalisgabel keine Seltenheit war. Dagegen blieb bei Mitralinsuffizienzen der Massenzuwachs deutlich geringer. Erwartungsgemäß fanden sich auch bei Erkrankungen, die zum chronischen Cor pulmonale führen, und bei primären Lungengefäßprozessen stark erweiterte und gewichtsmäßig schwere zentrale Lungenschlagadern. Zwischen den erhöhten Gewichten der Pulmonalarterie und der rechten Herzkammer war in 200 Fällen ein direktes lineares Verhältnis festzustellen.

Den Untersuchungen MEYERS ist zu entnehmen, daß dem zentralen Teil der Pulmonalarterie in bezug auf das Ausmaß der Massenzunahme eine Sonderstellung zukommt. An keiner anderen Arterie des Menschen findet unter erhöhter Druckbelastung eine Verdreifachung oder Vervierfachung der funktionierenden Gewebsmasse statt. An der Aorta waren beispielsweise selbst bei ausgeprägter langdauernder Hypertonie nur Gewichtszunahmen um 40—50% des jeweiligen Altersdurchschnittes zu beobachten. Die Ursache für dieses besondere Verhalten der A. pulm. wird in dem relativ höheren Blutdruckanstieg bei pulmonalem Hochdruck im Vergleich zur Hypertonie des großen Kreislaufs gesehen.

Diesen pathologisch-anatomischen Untersuchungsergebnissen entsprechen auch die bei Mitralstenosen intra operationem vorgenommenen Beobachtungen am Pulmonalisstamm. In unserem eigenen Material wurde der Trunc. pulm. vom Operateur fast regelmäßig stark erweitert und druckgespannt gefunden. Bei hohen Pulmonalisdruckwerten konnte am Trunc. pulm. nicht selten der doppelte oder sogar dreifache äußere Durchmesser der Aorta ascendens festgestellt werden (Beobachtungen der Chirurgischen Universitätsklinik der Charité, Direktor Prof. Dr. SERFLING).

An röntgenologischen Bemühungen, diese Zunahme des äußeren Durchmessers am Pulmonalisstamm bei pulmonalem Hochdruck zu erfassen, hat es nicht gefehlt. Die Prominenz des Pulmonalissegments wird im Schrifttum übereinstimmend als wichtiger Hinweis auf eine Drucksteigerung im Lungenkreislauf angesehen (DOTTER, DRESDALE und Mitarb., ESCH und THURN, MARKS und ZIMMERMANN, MILLER, PARMLEY und JONES, ZDANSKY). Eine Reihe von Autoren beschränkt sich auf die Beurteilung des Pulmonalisbogens als wesentliches Kriterium der pulmonalen Hypertonie, während besonders in neueren Arbeiten das Augenmerk gleichzeitig auch auf die Hilus- und Segmentarterien und die peripheren Lungenfelder gerichtet ist. Über die Frage der Korrelation zwischen der Vorwölbung des Pulmonalisbogens und der Höhe der Drucksteigerung in der A. pulm. weichen die Meinungen stark voneinander ab. BJÖRCK und Mitarb. konnten bei angiokardiographischen Untersuchungen von Mitralstenosen keine eindeutigen Parallelen zwischen den Veränderungen der Pulmonalarterie und der Schwere und Dauer der Stenose feststellen. Im Gegensatz hierzu wurde von den meisten Autoren eine nachweisbare Beziehung zwischen der Höhe des arteriellen Druckes und der röntgenologischen Erweiterung des Pulmonalisstammes angegeben, die beispielsweise eindeutiger als eine Beziehung hämodynamischer Faktoren zur linken Vorhofgröße faßbar war (ARVIDSSON). Die Korrelation zwischen Pulmonalisbogen und arteriellem Druck wird im einzelnen aber unterschiedlich bewertet. BOYD und Mitarb., JACOBSON und Mitarb. sowie ESCH und THURN bezeichnen sie als nicht streng bzw. nicht durchgehend. Dagegen konnten SOLOFF und Mitarb. durch angiokardiographische Untersuchungen bei Mitralstenosen einwandfrei eine statistisch signifikante lineare Korrelation zwischen dem Durchmesser des Trunc. pulm. und dem Pulmonalarteriendruck nachweisen. Auch die Beziehung der Weite des Pulmonalisstammes zum P. C.-Druck erwies sich als linear, war jedoch weniger streng definiert. In ähnlicher Weise fanden ROUSSEL und Mitarb. eine statistisch gesicherte lineare Korrelation zwischen dem Pulmonalarteriendruck und der Breite der A. pulm. dextra.

Über das Verhalten des Pulmonalisbogens bei operierten Mitralstenosen finden sich im Schrifttum nur relativ ungenaue Hinweise. SCHAUB und HAGER haben bei 130 Spätresultaten postoperativ in 86% der Fälle die Ausbildung einer Herztaille beobachtet. Die Autoren führen dieses Auftreten der Herzbucht vorwiegend auf die Verkleinerung des Vorhofbogens zurück. Über Veränderungen der Ausflußbahn des rechten Ventrikels und des Pulmonalisbogens konnten sie kein definitives Urteil abgeben. Dem umfassenden klinischen Überblick über 1000 operierte Mitralstenosepatienten von ELLIS und Mitarb. sind ebenfalls keine Angaben über das Pulmonalissegment zu entnehmen.

Für die pulmonale Hypertonie bei chronischen Parenchym- und Gerüsterkrankungen der Lunge oder bei primären Lungengefäßprozessen gelten in bezug auf die Zunahme des Durchmessers und den Massenzuwachs der zentralen Lungenschlagader prinzipiell die gleichen Bedingungen wie bei der Mitralstenose. Das geht sowohl aus pathologisch-anatomischen Untersuchungen (MEYER und Mitarb.) als auch aus angiographischen Befunden (SCHOENMACKERS und VIETEN) hervor. Im Hinblick auf das unterschiedliche Ursachengefüge und die verschiedene hämodynamische Gesamtsituation erscheint aber für röntgenologische Belange die von zahlreichen Autoren in ähnlicher Form gewählte Einteilung der pulmonalen Hypertonie in folgende drei Gruppen am zweckmäßigsten:

1. Arterielle Drucksteigerung bei venöser Ausflußbehinderung aus dem Lungenkreislauf = postkapilläre oder kardiale Hypertension (Prototyp Mitralstenose).
2. Arterielle Hypertonie bei Lungenerkrankungen oder Lungengefäßprozessen mit Ausbildung eines Cor pulmonale = präkapilläre pulmonale Hypertension.
3. Pulmonaler Hochdruck bei kongenitalen Vitien mit Rezirkulation im Lungenkreislauf infolge Links-Rechts-Shunt = hyperkinetische pulmonale Hypertension.

Bei Gruppe 3 tritt die Druckbelastung der Lungenschlagader zu der primär infolge des Links-Rechts-Shunts bestehenden Volumenbelastung hinzu. Die strömungsdynamischen Bedingungen im zentralen Teil der Pulmonalarterie unterscheiden sich demnach grundlegend von den Gruppen 1 und 2. Die Rezirkulationsherzen mit Entwicklung einer pulmonalen Hypertonie behandeln wir deshalb gesondert.

Über die Pulsationen der Pulmonalarterie bei Druckerhöhungen im kleinen Kreislauf bestehen sehr verschiedene Ansichten. Während teilweise gesteigerte Pulsationen als charakteristisch für die pulmonale Hypertonie angesehen werden (LUISADA und FLEISCHNER, THURNER und WEISSEL), kommt THURN zu dem Ergebnis, daß (abgesehen von der hyperkinetischen pulmonalen Hypertonie) die Randbewegungen des Pulmonalisbogens entsprechend dem herabgesetzten Kreislaufminutenvolumen stets klein sind.

Elektrokymographische Untersuchungen wurden von ANDERSSON und ARVIDSSON, GADERMANN sowie HECKMANN mitgeteilt. Diese Autoren beschrieben einen verlängerten Kurvenanstieg der Pulmonalis mit anakroter Welle, einen abgerundeten Gipfel und verzögerten Kurvenabfall. Bei Cor pulmonale beobachtete GADERMANN das Auftreten eines zweiten diastolischen Pulmonalisgipfels bzw. eines breiten Plateaus. Die Kurven glichen weitgehend denen der Aorta bei Elastizitätsverlust.

Eigene Untersuchungen

1. Mitralklappenfehler

Als Prototyp der im fortgeschrittenen Stadium zur pulmonalen Hypertonie führenden venösen Abflußbehinderung aus dem Lungenkreislauf stand uns ein größeres Material an Mitralvitien, vorwiegend Mitralstenosen, zur Verfügung. Unsere Untersuchungen über diesen Formenkreis umfassen insgesamt 400 Fälle, die sowohl klinisch als auch röntgenologisch eingehend untersucht wurden. Im einzelnen handelt es sich um 349 reine oder prävalierende Mitralstenosen und 51 reine oder überwiegende Mitralinsuffizienzen. Bei 72 Fällen von Mitralstenose und bei 5 Mitralinsuffizienzen waren außer der Mitralis noch weitere Klappen sicher nachweislich beteiligt (Ergebnisse der Rechts- oder Linksherzkatheterung, der Angiokardiographie, Operation oder Sektion). Neben einer überwiegenden Mitralstenose bestanden Aortenklappenfehler in 25, funktionelle Tricuspidalinsuffizienzen in 24 und organische Tricuspidalvitien (Tricuspidalstenosen oder kombinierte Tricuspidalvitien) in 8 Fällen. Bei weiteren 10 Patienten lag ein Dreiklappenvitium (Beteiligung der Aorten- und Tricuspidalklappen) und in einem Fall ein Vitium aller 4 Klappen mit gleichzeitiger seröser Endokarditis des Pulmonalisstammes vor (Sektion). Unter 170 Mitralvitien, bei denen ein Herzkatheterismus durchgeführt wurde, war bei 2 fortgeschrittenen Mitralstenosen mit ausgeprägter pulmonaler Hypertonie eine relative Pulmonalklappeninsuffizienz nachweisbar. Außerdem waren im Hinblick auf die Hämodynamik folgende zusätzliche Erkrankungen von Bedeutung: Hypertonie und fortgeschrittene Arteriosklerose (6 Fälle), Lungenemphysem und Asthma bronchiale (2 Fälle), Morbus Boeck der Lunge (1 Fall), Pericarditis constrictiva (1 Fall), Polycythaemia vera (1 Fall). Operationen wurden bei 112 Mitralstenosen vorgenommen, allerdings war bei 3 Kranken dieser Gruppe die Kommissurotomie nicht durchführbar (zu große Herzohrthromben, bedrohlicher Herzstillstand). Von nahezu allen operierten Fällen liegen prae- und postoperative Röntgenbilder vor, bei zahlreichen Patienten jahrelange Verlaufsserien. Autopsieergebnisse sind uns von 27 Fällen des Gesamtmaterials bekannt.

Von den 400 untersuchten Mitralvitien zeigten insgesamt 158 Fälle (annähernd 40%) eine *Prominenz des Pulmonalisbogens*. Bei dieser Auswertung wurde nur ein deutliches Vorspringen des Pulmonalissegments berücksichtigt. Vortäuschungen durch eine Herzohrvorwölbung konnten mit Hilfe der Kymographie in allen Fällen ausgeschlossen werden (Abb. 25 u. 26). Um einen exakten Überblick über die Häufigkeit der Pulmonalisvorwölbungen zu gewinnen, nahmen wir eine Aufschlüsselung des Materials vor. Die Ergebnisse sind in Abb. 27 graphisch dargestellt. Daraus ist ersichtlich, daß bei den Mitralstenosen eine deutliche Beziehung zwischen der prozentualen Häufigkeit des prominenten Pulmonalisbogens und der klinischen Stadieneinteilung besteht. In den frühen Stadien waren erwartungsgemäß nur relativ wenige, im Stadium IV dagegen weitaus die meisten Vorwölbungen des Pulmonalissegments festzustellen. Bei den Mitralinsuffizienzen beobachteten wir die Veränderung durchschnittlich erheblich seltener als bei den Mitralstenosen. Auf ähnliche Weise wie zum klinischen Stadium ließ sich auch zum systolischen Pulmonalarteriendruck eine sichere Korrelation nachweisen (Tab. 1).

Bei einem Vergleich mit anderen Kriterien der pulmonalen Hypertonie im Übersichtsbild, zum Beispiel der Verbreiterung des rechten Hilus durch Kaliberzunahme der rechten absteigenden Pulmonalarterie, ergab sich annähernd die gleiche Häufigkeit, obwohl keineswegs immer beide Symptome gleichzeitig auftraten. Bei den Patienten, die zur Operation gelangten, war

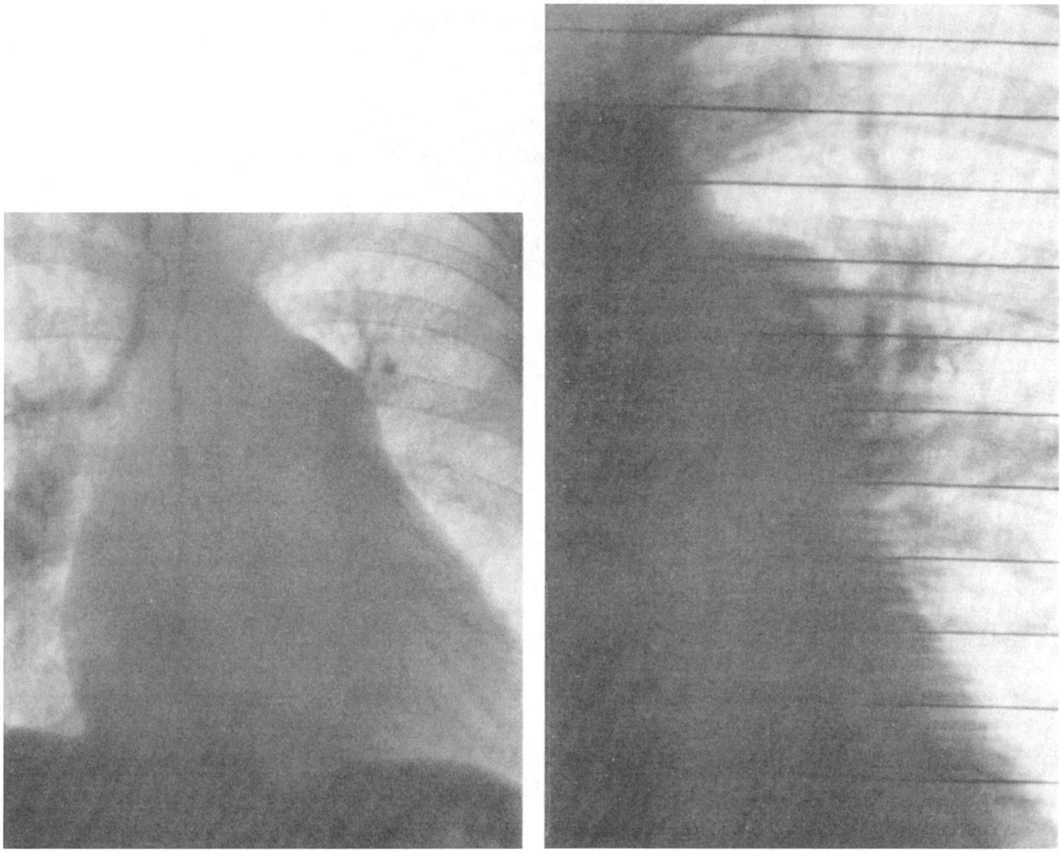

Abb. 25. Prominenz des 2. Herzbogens bei Mitralstenose im Stadium III durch den stark erweiterten Trunc. pulm. Das Kymogramm zeigt an dem vorgewölbten Bogen arterielle Gefäßpulsationen. Das läßt sich bei genauer Betrachtung der Einzelzacken aus dem phasenentgegengesetzten Verhalten gegenüber den Kammerzacken (am rechten unteren Bildrand) ablesen.

Tabelle 1

Pulmonalarteriendruck und Erweiterung des Truncus pulmonalis im Übersichtsbild und Tomogramm bei 170 Mitralstenosen

Systolischer Pulmonal-arteriendruck mm Hg	Zahl der Fälle	*Übersichtsbild*		Retroster-nale Ein-engung	*Seitliches Tomogramm*			A. pulm. sin. Durch-messer[1] in mm
		Pulmonalis vorgewölbt	A. pulm. dextra er-weitert (Hilus)		Ektasie des Truncus pulm.	Truncusverlauf horizon-tal	Truncusverlauf schräg	
0—30	26	1	0	0	0	0	26	21 ± 3
31—60	74	25	23	49	53	20	54	26 ± 5
61—90	51	34	37	47	50	45	6	29 ± 6
über 90	19	17	18	19	19	18	1	32 ± 4
Gesamtzahl	170	77	78	115	122	83	87	

[1] Angegeben sind die Mittelwerte und die Standardabweichungen

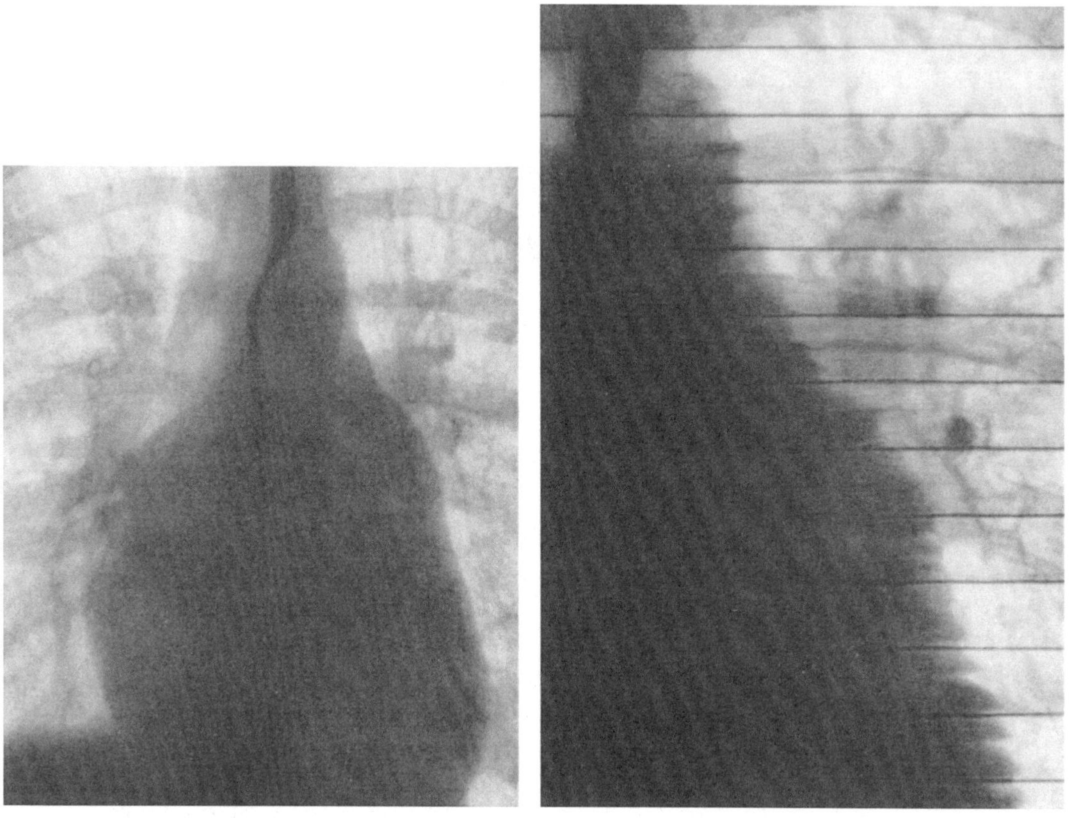

Abb. 26. Prominenz des 2. Herzbogens bei Mitralstenose im Stadium II/III durch Vorwölbung des linken Herzohres. Das Kymogramm läßt eindeutig Vorhofsbewegungen erkennen. Die Randzacken sind klein und in der Mitte M-förmig aufgesplittert.

Tabelle 2

Äußerer Durchmesser des Truncus pulmonalis (Operationsbeobachtungen), röntgenologische Erweiterung und Pulmonalarteriendruck bei 50 Mitralstenosen

Äußerer Durchmesser des Truncus pulmonalis bei der Operation[1]	Zahl der Fälle	Systolischer Pulmonalarteriendruck (Mittelwert) mm Hg	Pulmonalisbogen im Übersichtsbild prominent	Conus und Truncus pulmonalis im seitlichen Tomogramm	
				erweitert	normal
1. Mäßig erweitert und druckgespannt	16	41	4	12	4
2. Stark erweitert und druckgespannt	21	57	10	16 (4 Fälle tomographisch nicht untersucht)	1
3. Maximal erweitert und druckgespannt (dopp. Umfang d. Aorta ascendens u. mehr)	13	83	9	13	—

[1] Die in der Übersicht aufgeführten Mitralstenosen wurden in der Chirurgischen Universitätsklinik der Charité (Dir. Prof. Dr. Serfling) operiert.

zwischen der röntgenologischen Pulmonalisvorwölbung und dem intra operationem beobachteten äußeren Durchmesser des Trunc. pulm. gleichfalls eine deutliche, wenn auch weniger strenge Korrelation festzustellen (Tab. 2).

Postoperativ flachte sich der Pulmonalisbogen in einer Reihe von Fällen ab. Doch wurde nur relativ selten bei einem vorher wenig prominenten Bogen und bei mäßig ausgeprägter pulmonaler Hypertonie eine völlig normale Form des zweiten Herzbogens erreicht. Viel häufiger hielt die Rückbildung des Pulmonalisbogens mit der postoperativen Ausbildung der Herzbucht, die ein frühzeitiges Kriterium des Operationserfolges ist (Rückgang der rechtsventrikulären Dilatation im Bereich der Kammerausflußbahn, Resektion des Herzohres, Volumenabnahme des linken Atrium, Größenzunahme der linken Kammer), nicht Schritt. Infolge der anschließenden Konkavität der Herztaille entstand nicht selten nach der Operation eher der Eindruck einer Vergrößerung des Pulmonalisbogens. Diese Beobachtung war am auffälligsten bei Mitralstenosen im Stadium III und IV, die praeoperativ trotz sehr hohen Pulmonalarteriendruckes kein Vorspringen des Pulmonalisbogens an dem stark linksvergrößerten Herzschatten aufwiesen. Nach erfolgreicher Kommissurotomie wölbte sich in diesen Fällen das Pulmonalissegment erst postoperativ mit dem Auftreten der Herzbucht vor (Abb. 28), weil — wie wir tomographisch nachweisen konnten — der Pulmonalarterienstamm im äußeren Durchmesser nur verhältnismäßig wenig abnahm. Diese im Vergleich zur postoperativen Volumenverkleinerung des linken Vorhofes weniger ausgesprochene Rückbildungsfähigkeit des Trunc. pulm. ist verständlich, wenn man an die starke Massenzunahme der Arterienwand denkt, die Meyer pathologisch-anatomisch beschrieben hat. Mit der postoperativen Drucksenkung kann sich zwar die Dehnung, aber nicht die Gewebsmassenzunahme der Pulmonalarterie verringern (Abb. 29).

Häufiger als bei den Mitralstenosen vermißten wir bei hämodynamisch ausgeprägten Mitralinsuffizienzen mit extrem nach links verbreitertem Herzschatten das Vorspringen des Pulmonalisbogens, obgleich bei der Herzkatheterung ein stark erhöhter Druck in der A. pulm. gemessen wurde und nach dem Tomogramm eine deutliche Verbreiterung des Trunc. pulm. vorlag. Die hochgradige Volumenzunahme des linken Vorhofes und die Hypertrophie und Dilatation des linken Ventrikels verbreitern den Herzschatten bei der Mitralinsuffizienz gleichmäßig nach links, so daß sich der Pulmonalisbogen (trotz starker Erweiterung des Trunc. pulm.) an der linken Herzkontur nicht vorwölbt. Als ein weiterer Faktor kommt für das Fehlen einer Prominenz des 2. Herzbogens trotz Ektasie des Trunc. pulm. stets auch (nicht nur bei Mitralvitien) eine mittelständige Lage des Conus und Trunc. pulm. in Betracht.

Im *linken Seitenbild* waren stärker ektatische und aneurysmatische Veränderungen des Trunc. pulm. an einer Vorwölbung nach ventral und cranial und an einer konusartigen oder spindel-

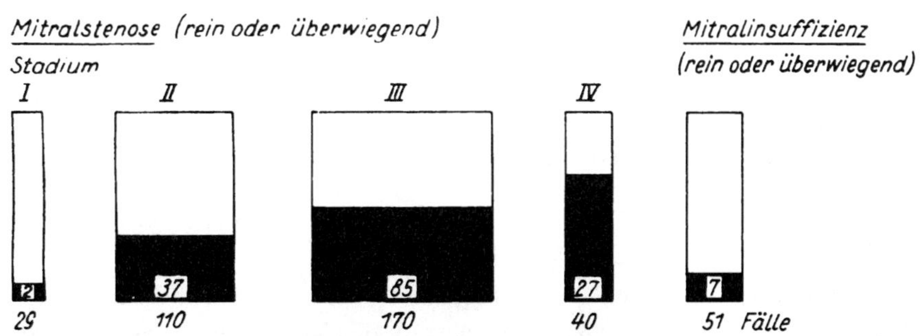

Abb. 27. Häufigkeit der Vorwölbung des Pulmonalissegments bei 400 Mitralvitien.

Schwarze Säulen = Fälle mit vorgewölbtem Pulmonalisbogen. Der Flächeninhalt der Säulen entspricht der Zahl der Fälle. Die Häufigkeit der Pulmonalisbogenvorwölbungen nimmt mit dem klinischen Stadium der Mitralstenose deutlich zu. Die Mitralinsuffizienzen zeigen erwartungsgemäß seltener ein vorspringendes Pulmonalissegment.

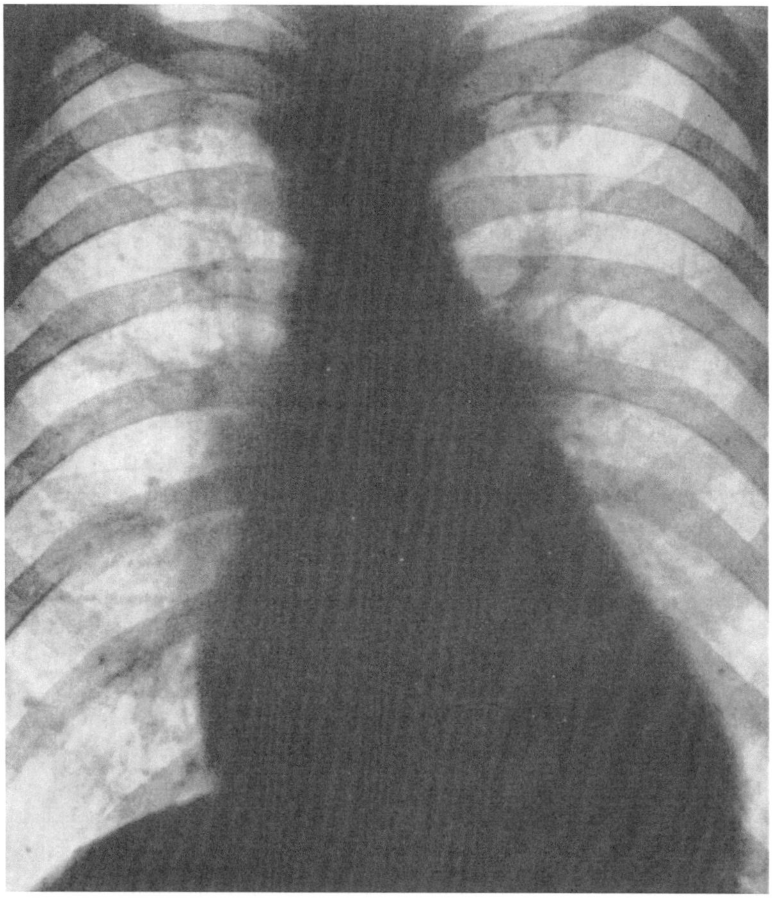

a) praeoperativ

Abb. 28. Mitralstenose im Stadium III/IV.

Das vor der Operation nicht prominente Pulmonalissegment wölbt sich postoperativ mit dem Auftreten der Herzbucht vor, weil die Verkleinerung des Arterienquerschnittes infolge der starken Gefäßwandverdickung mit der Volumenabnahme der rechten Kammer und des linken Vorhofes nicht Schritt hält. Auf den Übersichtsbildern und bei der Durchleuchtung kann dadurch eine postoperative Kaliberzunahme der zentralen Pulmonalarterie vorgetäuscht werden.

förmigen Verdichtung im caudalen Teil des Gefäßstieles oftmals gut zu erkennen (Abb. 30), und in den weitaus meisten Fällen erschien auch das Retrosternalfeld eingeengt.

Sehr viel deutlicher und weitaus zuverlässiger als im gewöhnlichen Seitenbild waren die ektatischen und aneurysmatischen Truncusveränderungen im *linksseitlichen Tomogramm* zu erfassen. Prinzipiell konnten wir als Ausdruck der Dehnung und Massenzunahme der zentralen Pulmonalarterie folgende Veränderungen in verschiedenen graduellen Abstufungen beobachten:

α) Einengung des Retrosternalfeldes durch Vorwölbung und Verlängerung des Conus pulm. und Anhebung der Wurzel des Trunc. pulm.,

β) konische oder spindelförmige Verbreiterung und erhöhte Dichte des Truncusschattens,

γ) Änderungen der schräg aufsteigenden Richtung des Trunc. pulm. von ventral caudal nach dorsal cranial in einen mehr horizontalen Verlauf,

δ) meßbare Vergrößerung des Durchmessers der linken Pulmonalarterie über dem linken Stammbronchus,

ε) Vergrößerung und Verdichtung des orthograden Rundschattens der rechten Pulmonalarterie.

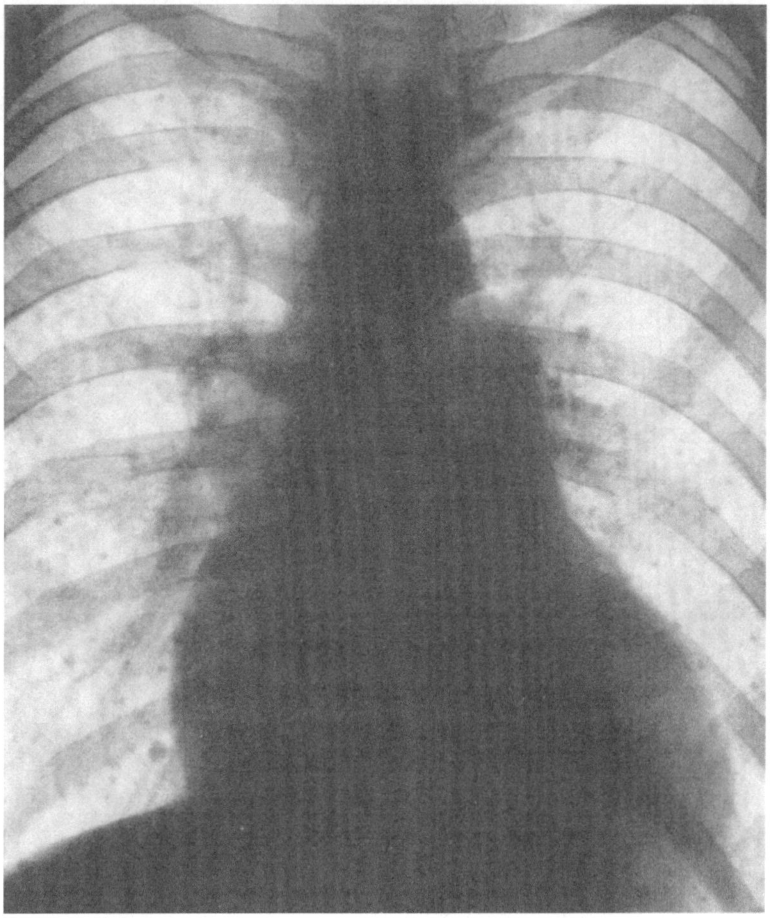

b) postoperativ

In den meisten Fällen ließ sich eine annähernd gleichmäßige Ausprägung aller oder mehrerer dieser Kriterien erkennen, weil bei der pulmonalen Hypertonie die Erweiterung im allgemeinen sowohl den Conus pulm. als auch die gesamte im Mediastinum gelegene Lungenschlagader, d. h. den Trunc. pulm. und beide Pulmonalarterien, betrifft. Die Verbreiterung des Truncusschattens geht der Einengung des Retrosternalfeldes nahezu immer parallel. Die Vergrößerung und Verlängerung der rechten Kammerausflußbahn hat eine Anhebung der Pulmonaliswurzel zur Folge und führt in zahlreichen Fällen zu einer mehr horizontalen Verlaufsrichtung des Trunc. pulm. (Abb. 31, 32 u. 33). Die Einengung des Retrosternalfeldes und die Horizontalstellung des Truncus sind aber auch von der Thoraxform und der Lage des Herzens im Brustkorb abhängig und bleiben bei tiefem Thorax und schräggestelltem Herzen trotz starker Ausweitung des Trunc. pulm. aus. Außerdem ist für die Größe des Retrosternalfeldes die Wölbung der vorderen Brustwand und der Blähungszustand der Lungen (Emphysem) verantwortlich. Ob bei ausgeprägten Mitralinsuffizienzen auch ein extrem vergrößerter linker Vorhof den in der Schlagaderfurche des linken Atrium verlaufenden Trunc. pulm. und die Pulmonalisbifurkation nach cranial drängen kann, läßt sich nach dem Röntgenbild allein nicht sicher entscheiden. Mehrere Beobachtungen im seitlichen Schichtbild (Abb. 34 u. 35) ließen uns an diese Möglichkeit denken, zumal der Vorhof eine gleichsinnige Wirkung auf die großen Bronchien (Kompression der Stammbronchien und Aufspreizung des Bifurkationswinkels) ausüben kann. Auch bei extremer Dilatation des linken Ventrikels bei Aorteninsuffizienz sahen wir gelegentlich

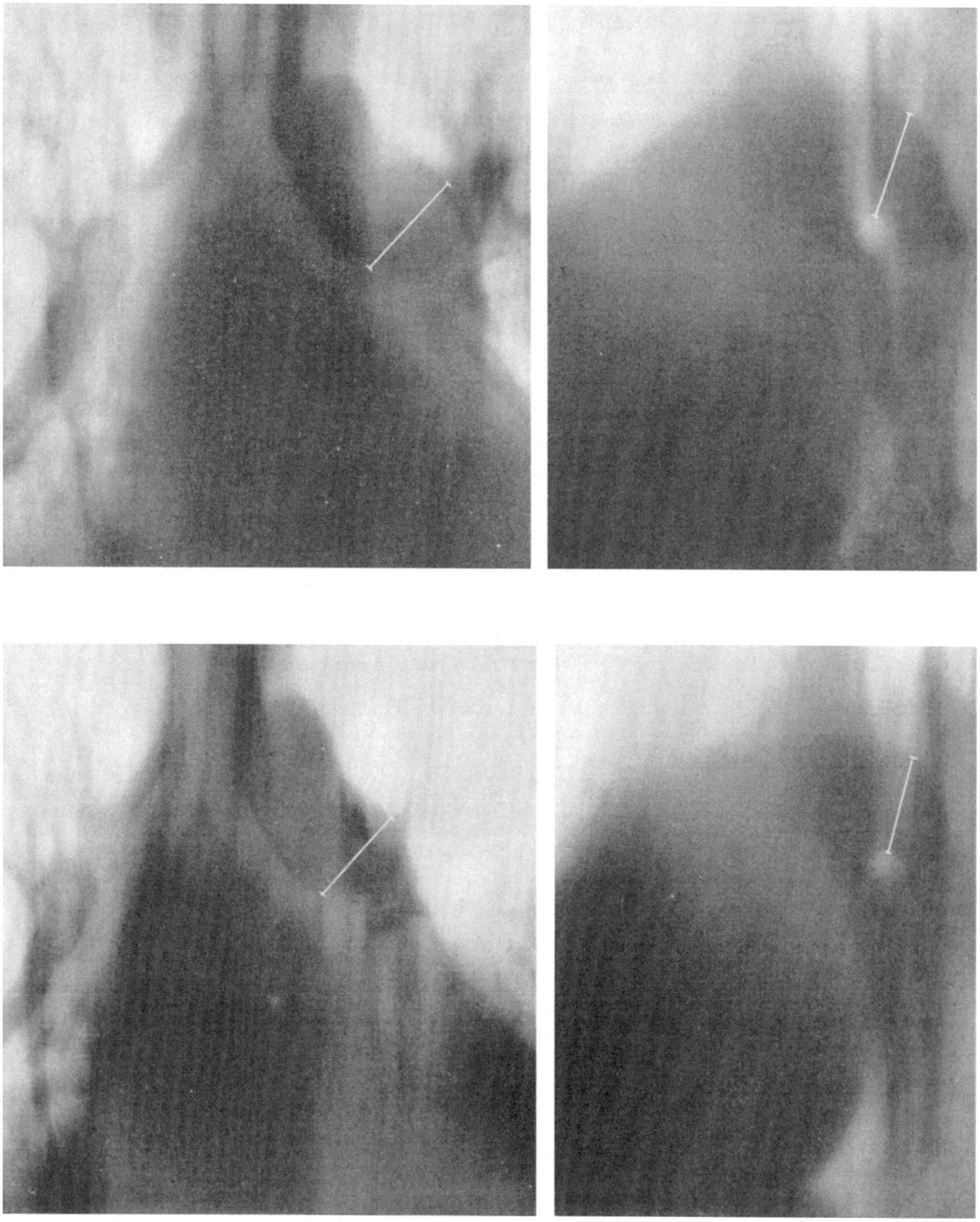

Abb. 29. Schichtbilder einer Mitralstenose im Stadium III bis IV.

a) vor und b) nach Kommissurotomie.

Verkleinerung des äußeren Durchmessers der A. pulm. sinistra von 39 mm auf 34 mm, mäßiger Rückgang der Dilatation des Trunc. pulm.

Druckwerte vor der Operation:

rechter Ventrikel: 110/11, Mitteldruck 35;

A. pulm.: 106/54, Mitteldruck 72.

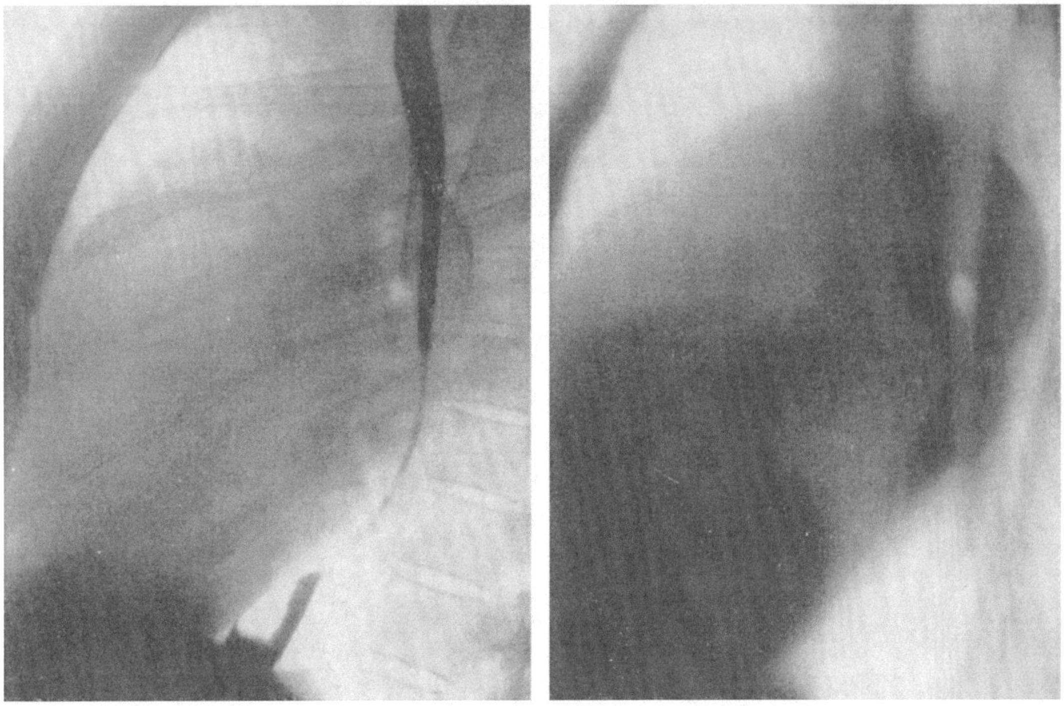

Abb. 30. Seitliches Übersichtsbild und seitliches Tomogramm bei einer Mitralstenose im Stadium III. Aneurysmatische Erweiterung des Trunc. pulm. und starke Kaliberzunahme der A. pulm. sinistra. Verlaufsrichtung des Trunc. pulm. mehr horizontal als schräg ansteigend. Der Conus pulm. liegt der vorderen Brustwand an, das Retrosternalfeld ist dadurch eingeengt. Das vergrößerte linke Atrium engt den Retrokardialraum in dessen Mitte deutlich ein und verdrängt den kontrastmittelgefüllten Oesophagus bogenförmig nach dorsal. Wegen der fehlenden Vergrößerung der linken Kammer bleibt der untere Teil des Retrokardialraumes weit.

einen emporgehobenen, horizontal verlaufenden Pulmonalisstamm. Pathologisch-anatomische Untersuchungen zu dieser Frage sind bisher nicht bekannt.

Der äußere Umfang der linken Pulmonalarterie, deren epibronchialen Durchmesser wir regelmäßig bestimmten (Abb. 29 und Tab. 1), verhielt sich ebenfalls weitgehend proportional zur Ausprägung der übrigen Symptome. Nur in Einzelfällen war dieser Arterienabschnitt von der Ektasie weniger betroffen. Andererseits führten manchmal narbig schrumpfende Parenchymprozesse des linken Oberlappens durch zusätzliche Raffung und Lateralisation der linken Pulmonalarterie zur Modifikation des Bildes, wie es häufiger noch beim Cor pulmonale der Fall war.

Einige graduelle Abstufungen von Ektasien und aneurysmatischen Ausweitungen des Trunc. pulm. bei Mitralstenosen verschiedener Stadien sind in Abb. 31 einander gegenübergestellt. Mehrere Bilder lassen auch den vergrößerten und verdichteten Rundschatten der orthograd getroffenen rechten Pulmonalarterie erkennen, die jeweils in den medial anschließenden Schichtebenen noch deutlicher hervortrat.

Auch in zahlreichen Fällen ohne vorspringenden Pulmonalisbogen im Übersichtsbild war im seitlichen Tomogramm eine deutliche oder sogar hochgradige Erweiterung des Trunc. pulm. nachweisbar. Dementsprechend fanden wir die Korrelationen der einzelnen Kriterien zum systolischen Pulmonalarteriendruck bzw. zum makroskopischen Eindruck während der Operation sehr viel strenger definiert, als dies für das Pulmonalissegment der Fall war (Tab. 1 u. 2). Besonders im Druckbereich zwischen 30 und 90 mm Hg, d. h. bei den beginnenden und mittleren

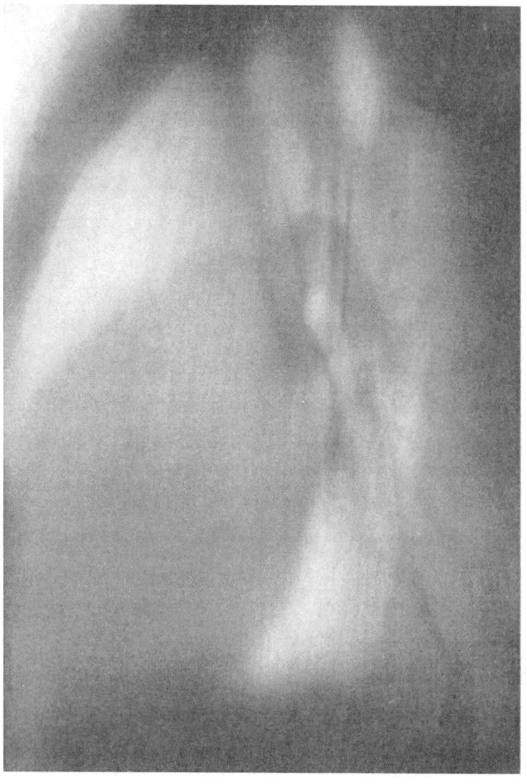

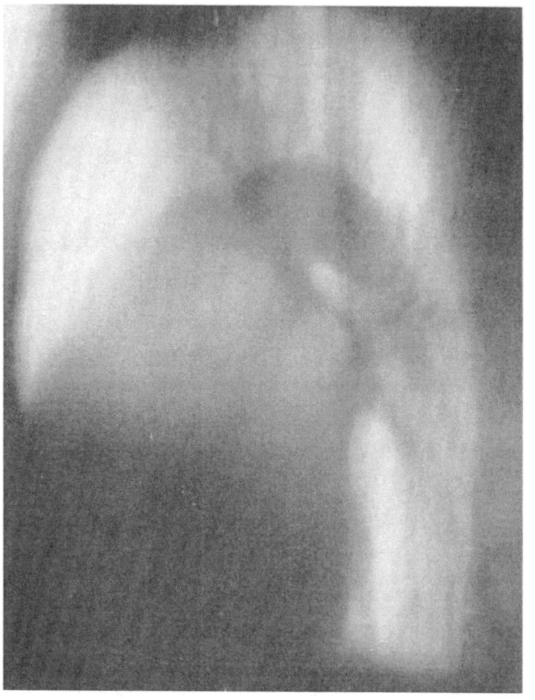

Abb. 31. Verschiedene Ausprägungsgrade der Erweiterung des Trunc. pulm. bei Mitralstenosen.

a) Mitralstenose im Stadium II.

Schräger Truncusverlauf und nur geringe Erweiterung des Trunc. pulm. und der linken Pulmonalarterie. Das Retrosternalfeld ist kaum eingeengt.

b) Mitralstenose im Stadium III/IV.

Spindelförmige Erweiterung des Trunc. pulm. und starke Kaliberzunahme der linken Pulmonalarterie. Truncusverlauf trotz Erweiterung schräg, keine deutliche Einengung des Retrosternalfeldes.

c) Mitralstenose im Stadium IV.

Starke aneurysmatische Erweiterung des Trunc. pulm. und der linken Pulmonalarterie, dilatierter Conus pulm. Die Konuskontur liegt der Brustwand an, das Retrosternalfeld ist ausgefüllt. Infolge der verlängerten rechten Kammerausflußbahn verläuft der Trunc. pulm. horizontal.

d) Mitralstenose im Stadium III bei einer 62jährigen Patientin.

Gleichmäßige Ektasie des schräg verlaufenden Trunc. pulm. Retrosternalfeld frei. Verkalkter Thrombus im linken Herzohr, Aortensklerose.

Graden des pulmonalen Hochdrucks, erwies sich das Tomogramm als weitaus zuverlässiger als das Übersichtsbild. Als Beispiel sei auf die Abbildungen 32 und 33 verwiesen.

Zur statistischen Prüfung der Korrelation zwischen dem Pulmonalarteriendruck einerseits und den röntgenologischen Kriterien der zentralen Pulmonalarterienerweiterung andererseits faßten wir für die röntgenologische Beurteilung die Kriterien der Übersichtsbilder und Tomogramme punktmäßig zusammen (Abb. 36) und berechneten die Regressionsgerade. Das Bestimmtheitsmaß B dieser Geraden betrug 0,74, der Korrelationskoeffizient $r = 0{,}86$ lag mit einer statistischen Sicherheit von mehr als 99% über dem entsprechenden Zufallshöchstwert. Damit ließ sich die lineare Korrelation zwischen den röntgenologischen Kriterien der Trunc.-

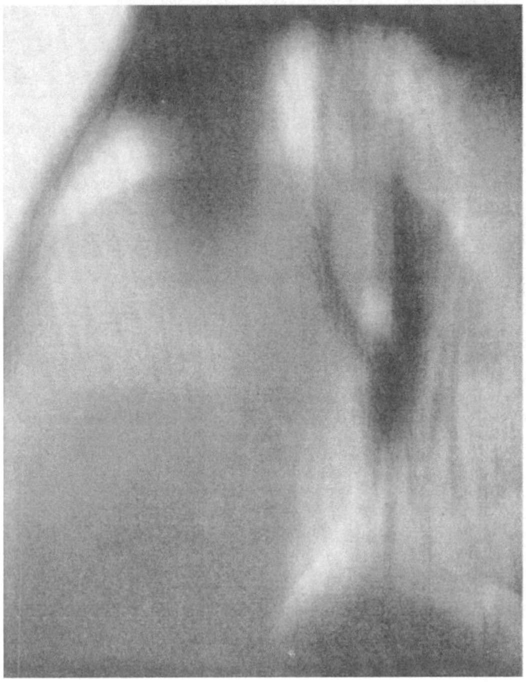

c

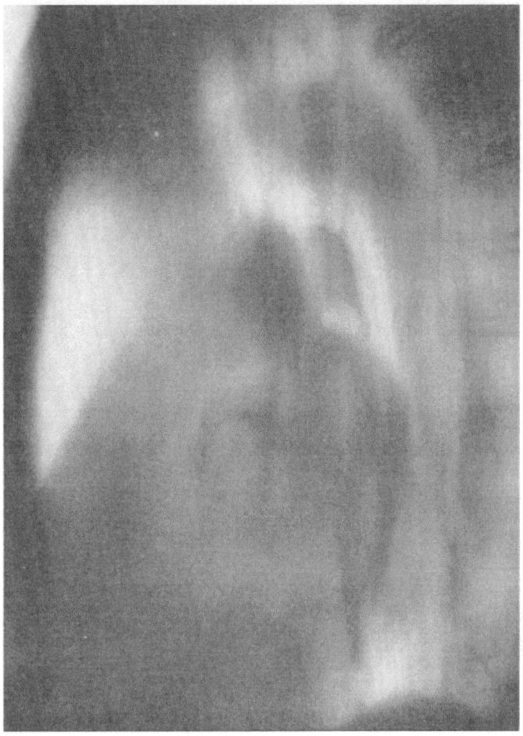

pulm.-Ausweitung und dem Pulmonalarteriendruck eindeutig nachweisen. Die Streuung der Einzelwerte nahm in den höheren Druckbereichen zu.

Bei unseren *kymographischen Untersuchungen* stellten wir fest, daß die Exkursionsbreite der Pulmonalisrandzacken mit Ausnahme weniger Fälle nicht sonderlich über das normale Maß hinausging. Das traf auch für die Mitralstenosen mit relativer Pulmonalklappeninsuffizienz zu. Bei den weitaus meisten Patienten mit reiner oder prävalierender Mitralstenose war aber eine geringe Differenz in der Bewegungsamplitude zwischen A. pulm. und Aorta zu beobachten, wobei die Pulmonalispulsationen regelmäßig etwas stärker hervortraten. Das umgekehrte Verhalten war außerordentlich selten, wir sahen nur insgesamt fünfmal die Aorta stärker als die Pulmonalis pulsieren (Fälle mit Beteiligung der Aortenklappe wurden in diesem Vergleich außer acht gelassen, weil hier selbstverständlich das Aortenvitium mit bestimmend ist). Ein völliges Fehlen kymographischer Gefäßbewegungen wurde am Pulmonalisbogen in 13 Fällen, am Aortenknopf 31mal registriert. Auch in dieser Relation kommt die oben erwähnte häufige Differenz zwischen den Pulmonalis- und Aortenzacken zum Ausdruck. Nach erfolgreicher Mitralklappensprengung wurden die Aortenpulsationen als Zeichen der Schlagvolumenzunahme der linken Kammer oftmals stärker, während am Pulmonalissegment ein gleiches Verhalten nur sehr viel seltener in Erscheinung trat. In der Mehrzahl der Operationsfälle wurden prae- und postoperativ etwa gleichgroße Pulmonalisexkursionen beobachtet, eine Abnahme der Amplitude an der Pulmonalis sahen wir nicht.

Die teilweise zu beobachtenden verstärkten Pulmonalispulsationen möchten wir hauptsächlich auf Lokomotionsbewegungen des Trunc. pulm. zurückführen, die wahrscheinlich durch die Fortleitung einer verstärkten Bewegung des Conus pulmonalis verursacht werden. Außerdem ist zu berücksichtigen, daß die Volumendehnbarkeit des Arterienrohres bei der hypertonischen Pulmonalsklerose zunimmt, wie die experimentellen Untersuchungen Meyers und Schollmeyers gezeigt haben. Die bei der Mitralstenose fast regelmäßig kleinen Aortenzacken erklären sich aus dem herabgesetzten linksventrikulären Schlagvolumen.

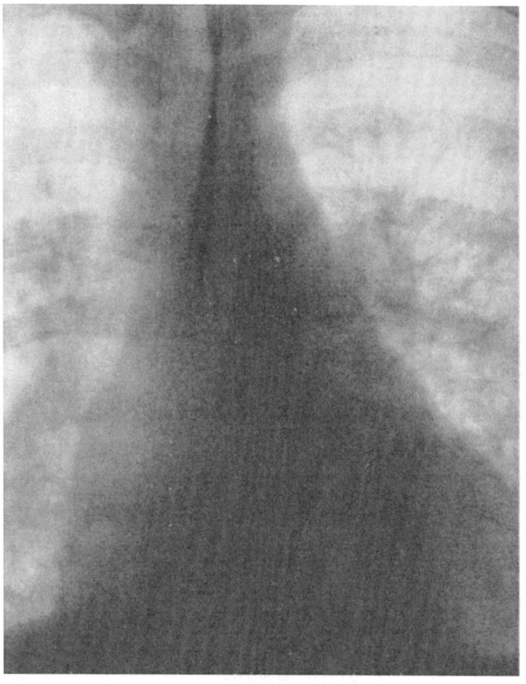

a

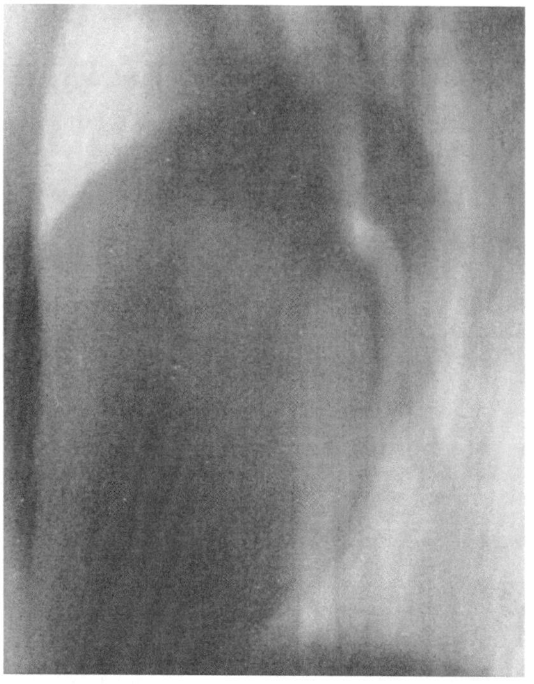

b

Abb. 32. a) und b) Mitralstenose im Stadium III.

Im Übersichtsbild kein vorspringendes Pulmonalissegment, im Tomogramm spindelig aneurysmatische Erweiterung des Trunc. pulm.

Druckwerte:
rechter Ventrikel 68/7, Mitteldruck 28;
A. pulm. 64/35, Mitteldruck 45.

c) und d) Mitralstenose im Stadium III.

Im Übersichtsbild Prominenz des Pulmonalisbogens, im Tomogramm aneurysmatische Erweiterung des Trunc. pulm.

Druckwerte:
rechter Ventrikel: 74/0, Mitteldruck 29;
A. pulm.: 71/39, Mitteldruck 46.

Der Pulmonalarterienstamm ist in beiden Fällen stark ektatisch, wie die seitlichen Schichtbilder zeigen. Die alleinige Betrachtung der dorsoventralen Übersichtsbilder führt indessen zu einem Fehlurteil, denn in Abb. 32a springt der Pulmonalisbogen wegen mittelständiger Position der rechten Kammerausflußbahn nicht vor. Als weit aufschlußreicher erweisen sich dagegen die linksseitlichen Tomogramme.

Elektrokymographisch konnten wir die im Schrifttum mitgeteilten Befunde anderer Untersucher (HECKMANN, HAUBRICH, ARVIDSSON) im wesentlichen bestätigen. So beobachteten wir eine Verzögerung des Kurvenanstieges, einen mehr oder weniger verbreiterten und abgerundeten Gipfel und meist auch eine Verzögerung des Abstieges der Pulmonaliskurven. Die Incisur fehlte entweder völlig oder ließ sich nur angedeutet erkennen, in manchen Fällen war sie auch normal ausgebildet. Fußzacken registrierten wir nur bei relativ wenigen Patienten. Eine strenge Parallelität zwischen der Höhe des Pulmonalarteriendruckes einerseits und den elektrokymographischen Kriterien der pulmonalen Hypertonie andererseits ließ sich nicht sicher feststellen, jedoch waren bei ausgeprägtem pulmonalem Hochdruck nahezu regelmäßig auch elektrokymographische Veränderungen an der Pulmonaliskurve faßbar. Im einzelnen variierten die Kurvenverläufe stark, und wir fanden in unserem Material auch bei gesteigertem Pulmonalarteriendruck eine ganze Reihe unauffälliger Pulmonaliskurven.

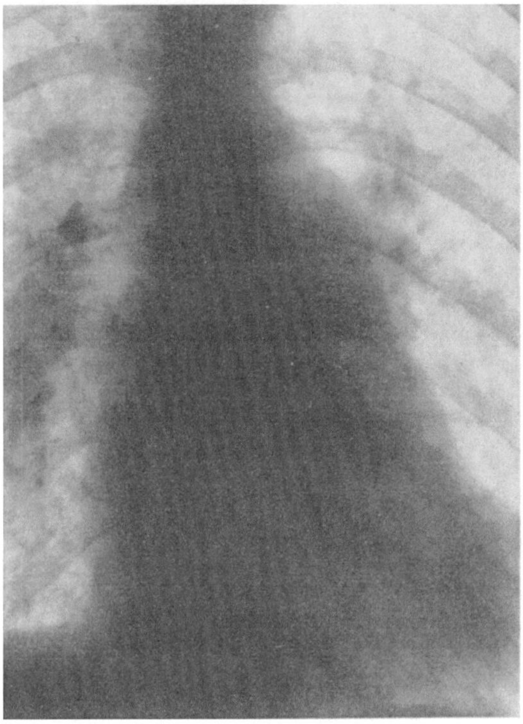

c

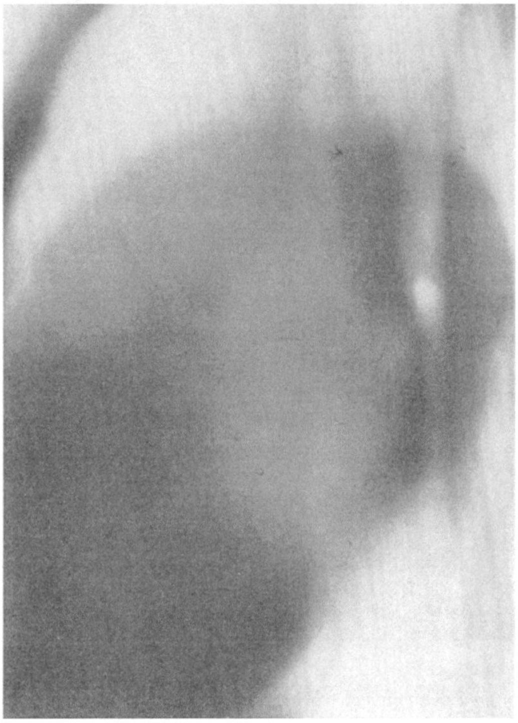

d

2. *Cor pulmonale*

In einer zweiten Gruppe wurden chronische Lungenkrankheiten mit den Zeichen pulmonaler Hypertonie zusammengefaßt. Vorwiegend handelte es sich um hochgradige obstruktive Emphyseme. In anderen Fällen bestanden Bronchiektasen, chronische Bronchitis, Peribronchitis, Asthma bronchiale, Tuberkulose (vorwiegend cirrhotische Formen), Silikose, Wabenlunge, Lungencirrhose, chronische carnifizierende Pneumonie, fortgeschrittene Lungenfibrosen, Pleuraschwarten, schwere Thoraxdeformitäten oder primäre Lungengefäßerkrankungen. Bei nahezu allen untersuchten Fällen dieses Formenkreises lag eine respiratorische Insuffizienz vor, die durch Lungenfunktionsprüfungen nachgewiesen und näher analysiert wurde. Bei mehreren Patienten wurden auch Herzkatheterungen vorgenommen, so daß die Höhe der arteriellen Drucksteigerung zu den röntgenologischen Kriterien direkt in Beziehung gesetzt werden konnte. Da beim chronischen Cor pulmonale aber keine prinzipielle Indikation für die Durchführung eines Herzkatheterismus besteht, mußte diese Methode den diagnostisch unklaren Krankheitsbildern (z. B. Fällen idiopathischer Pulmonalsklerose) vorbehalten bleiben. In der Mehrzahl der Fälle stützt sich unsere Diagnose neben dem Röntgenbild auf den klinischen Befund, das EKG und die eingehenden Atemfunktionsanalysen. Von 16 Fällen sind uns Autopsieergebnisse bekannt. Bei einem kleineren Teil der Kranken (32) bestand eine sekundäre Polyglobulie, die von Voruntersuchern wiederholt als Polycythaemia vera fehlgedeutet wurde (Richter, Richter und Stecken).

Bei der Durchsicht der Röntgenbilder war im Vergleich zu den Mitralvitien auffällig, daß die verschiedenen pulmonalen Erkrankungen die formal-röntgenologischen Veränderungen des Pulmonalisstammes erheblich modifizieren können.

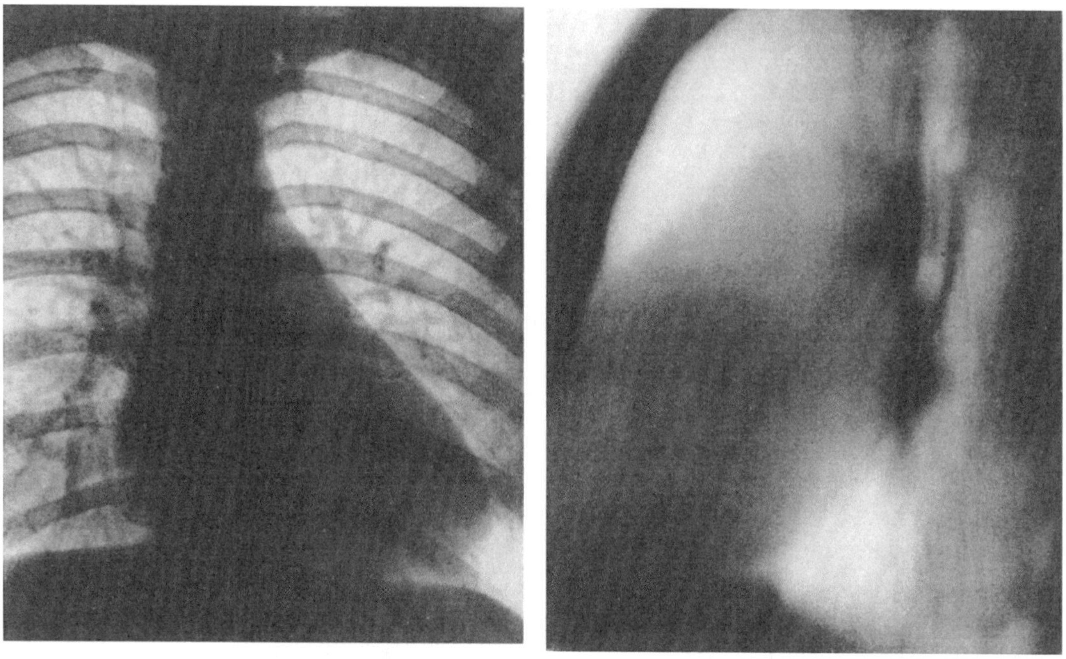

Abb. 33. Kombiniertes Mitralvitium mit überwiegender Insuffizienz.
Im Übersichtsbild kein Vorspringen des Pulmonalisbogens (mediale Position der rechten Kammerausflußbahn), im seitlichen Tomogramm mittelgradige Erweiterung des Trunc. pulm.

Das *Vorspringen des Pulmonalissegments* war etwa mit der gleichen Häufigkeit und in denselben Ausprägungsgraden wie bei Mitralstenosen zu beobachten. Die Herzbucht wurde in fortgeschrittenen Fällen oft durch den hypertrophischen und dilatierten Conus pulm. ausgefüllt. Wie die Kymogramme zeigten, war das linke Herzohr meistens überhaupt nicht, bei einem kleineren Teil der Patienten nur über eine Rasterbreite an der linken Herzgrenze randbildend. In einzelnen Fällen überlagerten Verschattungen des linken Oberfeldes und der Lungenwurzel den vorspringenden Pulmonalisbogen vollständig. Raumfordernde Prozesse oder große, unter Druck stehende pulmonale Luftcysten führten manchmal zur Verdrängung der linken Pulmonalarterie oder auch des Pulmonalisstammes selbst. Relativ häufig war eine besonders starke Ektasie der linken Pulmonalarterie zu beobachten (Abb. 37), die manchmal durch Verziehung nach lateral und cranial infolge schrumpfender Oberfeldprozesse noch verstärkt wurde. Die Prominenz des Pulmonalisbogens im dorsoventralen Übersichtsbild entstand in diesen Fällen oftmals nicht durch den Trunc. pulm., sondern hauptsächlich oder ausschließlich durch die ektatische linke Pulmonalarterie (Abb. 38). Bei anderen Patienten war der ungewöhnlich breite und dichte Schatten der linken Pulmonalarterie vom Pulmonalissegment des Mittelschattens im normalen Übersichtsbild überhaupt nicht, auf Hartstrahlaufnahmen nur teilweise zu differenzieren. Bei mittelständiger Lage des Conus pulm. wölbte sich der nach dem Tomogramm dilatierte Trunc. pulm. nur gering oder gar nicht vor, so daß auch in diesen Fällen die ektatische linke Pulmonalarterie besonders hervortrat.

Einengungen des Retrosternalfeldes im *Seitenbild* bleiben beim Cor pulmonale trotz Ausweitung des Conus und Trunc. pulm. meistens aus, weil beim Emphysem in der Regel eine Vertiefung des Brustkorbs mit verstärkter Wölbung der Vorderwand und Kyphose der Brustwirbelsäule besteht. Die überblähte Lunge schiebt sich zwischen das Herz und die vordere Thoraxwand ein, was an einer Verbreiterung und besonderer Helligkeit des retrosternalen Feldes er-

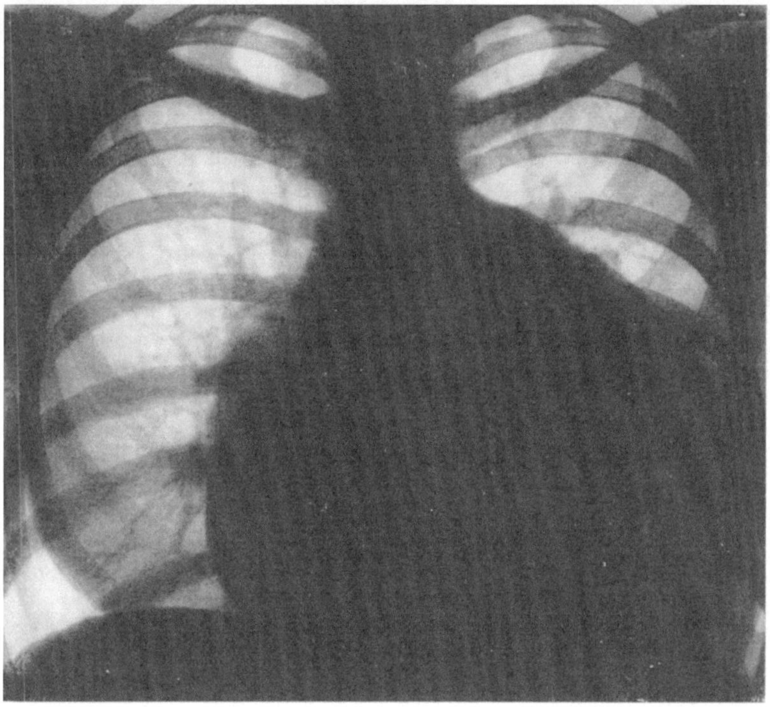

a

b

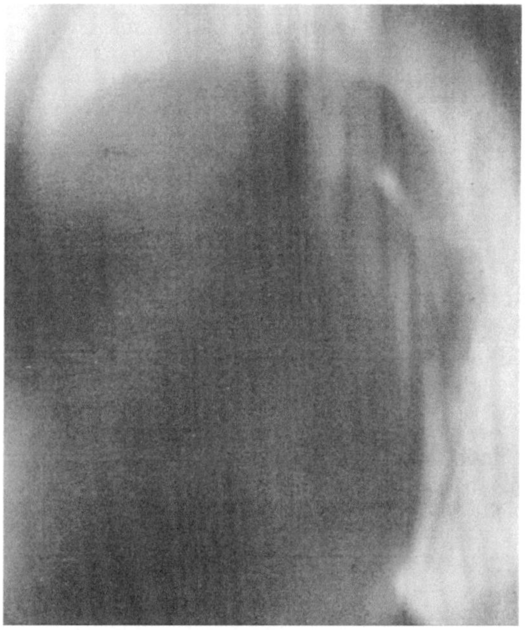

Abb. 34
Kombiniertes Mitralvitium mit vorwiegender Insuffizienz, funktionelle Tricuspidalinsuffizienz.

a) Übersichtsbild. Gleichmäßige extreme Vorwölbung des linken Herzrandes ohne besonderes Vorspringen des Pulmonalisbogens.

b) Seitliches Tomogramm. Aneurysmatische Ausweitung des Trunc. pulm. Das Retrosternalfeld ist ausgefüllt, der Conus pulm. liegt der vorderen Brustwand an. Infolge der verlängerten und dilatierten rechten Kammerausflußbahn wird die Pulmonaliswurzel angehoben, und der Pulmonalisstamm verläuft horizontal. Großes Volumen des linken Atrium, das sich im mittleren Retrocardialraum nach dorsal vorwölbt, stark vergrößerter linker Ventrikel, der den unteren Retrocardialraum einnimmt.

Druckwerte:
rechter Ventrikel: 80/13, Mitteldruck 34;
A. pulm.: 84/62, Mitteldruck 62.

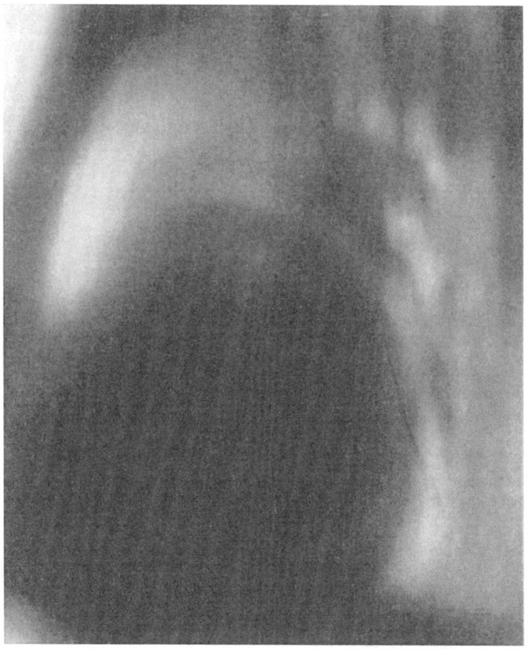

Abb. 35
Horizontaler Verlauf des (nicht erweiterten) Trunc. pulm. bei einer Aortenklappeninsuffizienz. Der extrem dilatierte linke Ventrikel hebt sich im seitlichen Schichtbild vom Schatten des Pulmonalarterienstammes ab und drängt den Trunc. pulm. offenbar nach cranial. Bei der Herzkatheterung wurden in der A. pulm. normale Druckwerte gemessen.

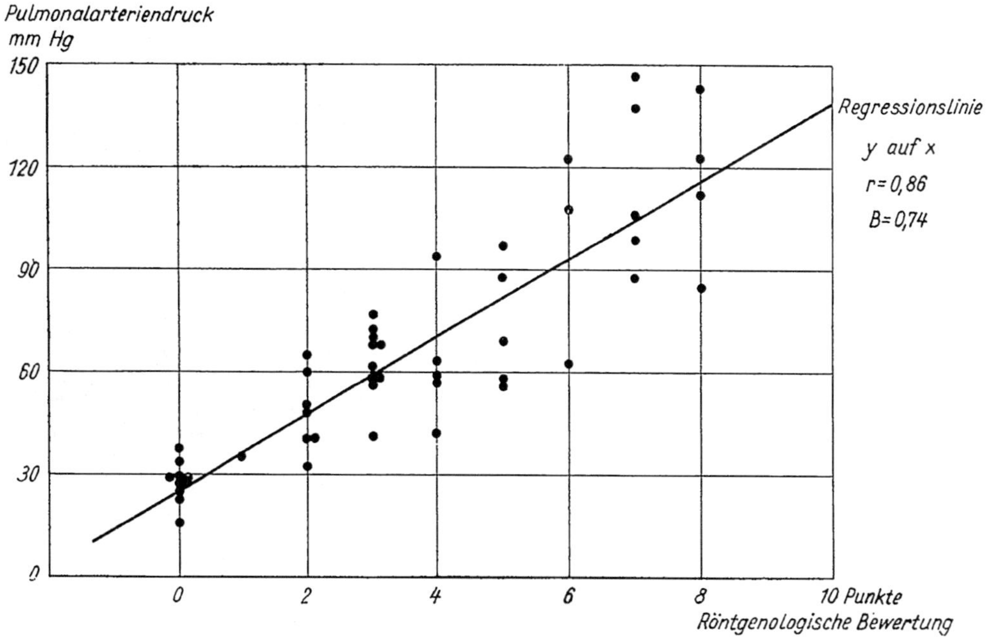

Abb. 36. Darstellung der Korrelation zwischen der Höhe des systolischen Pulmonalarteriendruckes und der röntgenologisch erkennbaren Erweiterung des Trunc. pulm. bei 50 Mitralstenosen.

Vorgewölbtes Pulmonalissegment:	1—2 Punkte
Einengung des Retrosternalfeldes:	1—2 Punkte
Verbreiterter Truncusschatten:	1—2 Punkte
Kaliber der linken Pulmonalarterie:	25—30 mm = 1 Punkt
	Über 30 mm = 2 Punkte

kennbar wird. Das Herz zeigt im allgemeinen eine Schrägstellung seiner Längsachse in sagittaler Richtung. Entsprechend dem großen Anteil von Emphysemkranken in unserem Material fanden wir nur in einem kleinen Teil der Fälle von Cor pulmonale den Retrosternalraum eingeengt, obwohl bei allen Patienten der Conus und Trunc. pulm. deutlich dilatiert waren (Abb. 39—42).

Die *Tomographie* ermöglichte regelmäßig eine weitgehende und meist exakte Klärung der im Einzelfall variierenden Gefäßveränderungen. Auf den linksseitlichen Schichtbildern waren analog zu den Mitralklappenfehlern spindel- oder konusförmige aneurysmatische Ausweitungen des Trunc. pulm. zu erkennen, und zwar auch dann, wenn sich der Pulmonalisbogen im dorsoventralen Übersichtsbild nicht stärker vorwölbte. Durch die Verlängerung der Ausflußbahn der rechten Herzkammer kam es in ähnlicher Weise wie bei den Mitralvitien zur Anhebung des Pulmonalisostiums und zu einem annähernd horizontalen Verlauf des Trunc. pulm. Wie bei der Beurteilung des Seitenbildes ist aber zu berücksichtigen, daß infolge des tiefen Brustkorbs beim Emphysem die Ausfüllung des Retrosternalfeldes und die horizontale Truncusrichtung trotz erheblicher Ektasie des Pulmonalisstammes fehlen können. Unsere tomographischen Studien bestätigten das in zahlreichen Fällen. Die häufige starke Erweiterung der linken Pulmonalarterie wurde auch auf den a.p.-Tomogrammen (Abb. 37) gut sichtbar, und es war hier stets eine Trennung vom Pulmonalisstamm möglich. In manchen Fällen gelang diese Differenzierung schon mit Hilfe einer Hartstrahlaufnahme. Bei frontalem Strahlengang kam die rechte Lungenschlagader oft als großer, dichter Rundschatten über dem Vorhofsareal zur Darstellung und ließ sich bis in den rechten Lungenstiel verfolgen.

Die *kymographischen* und *elektrokymographischen* Untersuchungen ergaben keine prinzipiellen Unterschiede von den Pulmonalispulsationen bei hämodynamisch ausgeprägten Mitralvitien mit pulmonaler Hypertonie. Bei einem Teil der Fälle war die Exkursionsbreite der Pulmonalisrandbewegungen etwas größer als die der Aorta. Wie bereits erwähnt, sind solche betonten Pulmonaliszacken offenbar in erster Linie auf stärkere Positionsänderungen (Lokomotionsbewegungen) des Pulmonalisstammes zurückzuführen.

b) Die Erweiterungen des Truncus pulmonalis bei Volumenbelastung und kombinierter Druck-Volumenbelastung

Zur verstärkten Volumenbelastung der Lungenschlagader kann es bei einer Reihe verschiedener Krankheitsbilder kommen. Am ausgesprochensten ist diese Störung der Hämodynamik bei angeborenen Herzfehlern, die eine Kurzschlußverbindung zwischen Körper- und Lungenkreislauf mit Links-Rechts-Shunt aufweisen. Das Durchflußvolumen der Lungenstrombahn wird bei dieser Gruppe kongenitaler Vitien um die Menge des zugemischten Kurzschlußblutes erhöht, so daß die Minutenvolumina im kleinen Kreislauf unter Umständen auf das Mehrfache der Norm ansteigen können. Außer den Herz- und Gefäßfehlern mit Links-Rechts-Shunt führen auch langdauernde Steigerungen der Zirkulation im Gesamtkreislauf (ohne Kurzschlußverbindung) zu einer erhöhten Volumenbelastung der Lungenschlagader. Diese Form der Hyperzirkulation kann man bei Patienten mit Hyperthyreose, bei großen arteriovenösen Fisteln des Körperkreislaufs und bei manchen Fällen chronischer Anämien beobachten. Eine dritte, prinzipiell andere Ursache liegt der Volumenbelastung des Trunc. pulm. bei der seltenen Pulmonalklappeninsuffizienz zugrunde, bei der sich das Auswurfvolumen der rechten Kammer um die Menge des Pendelblutes erhöht.

Bei einem Teil der kongenitalen Vitien mit Links-Rechts-Shunt und bei manchen Fällen von Pulmonalklappeninsuffizienz ist der Pulmonalarteriendruck erhöht, so daß der zentrale Windkessel der Lungenschlagader zusätzlich zur Volumenbelastung auch einer erhöhten Druckbelastung ausgesetzt wird.

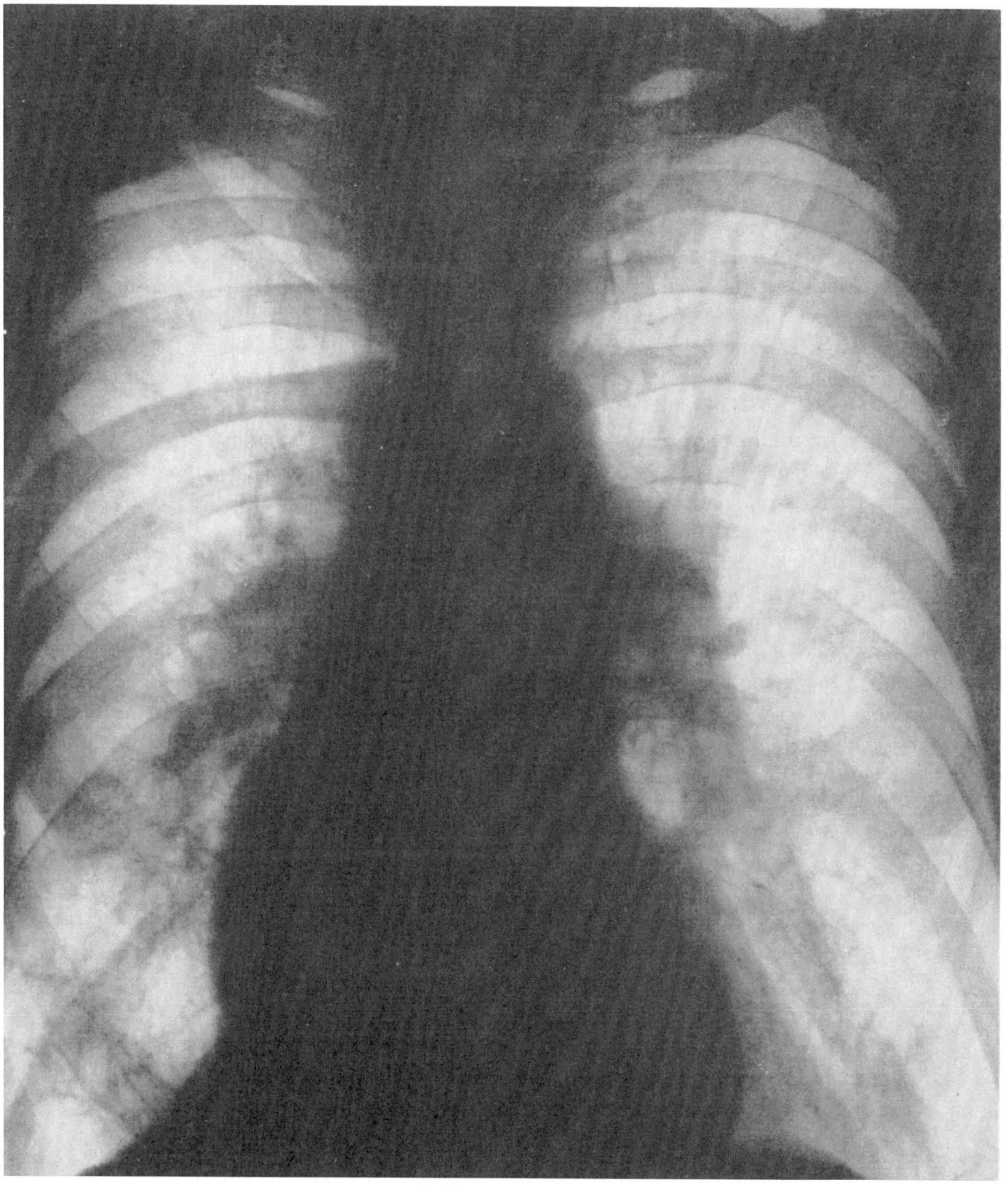

Abb. 37. Ausgeprägte Pulmonalsklerose bei einem hochgradigen obstruktiven Lungenemphysem mit respiratorischer Insuffizienz und sekundärer Polyglobulie.

Im dorsoventralen Übersichtsbild (a) und a.p.-Tomogramm (b) starke Erweiterung der linken und rechten Pulmonalarterie mit abrupten Kaliberverengungen an den Lappen- und Segmentarterien. Im Lungenmantel verminderte Gefäßzeichnung. Die extrem breite linke Pulmonalarterie ist wegen des mittelständigen Trunc. pulm. bis an die Pulmonalisbifurkation zu verfolgen. Der Pulmonalisbogen des Herzschattens hebt sich vom Schattenband der A. pulm. sinistra nicht ab.

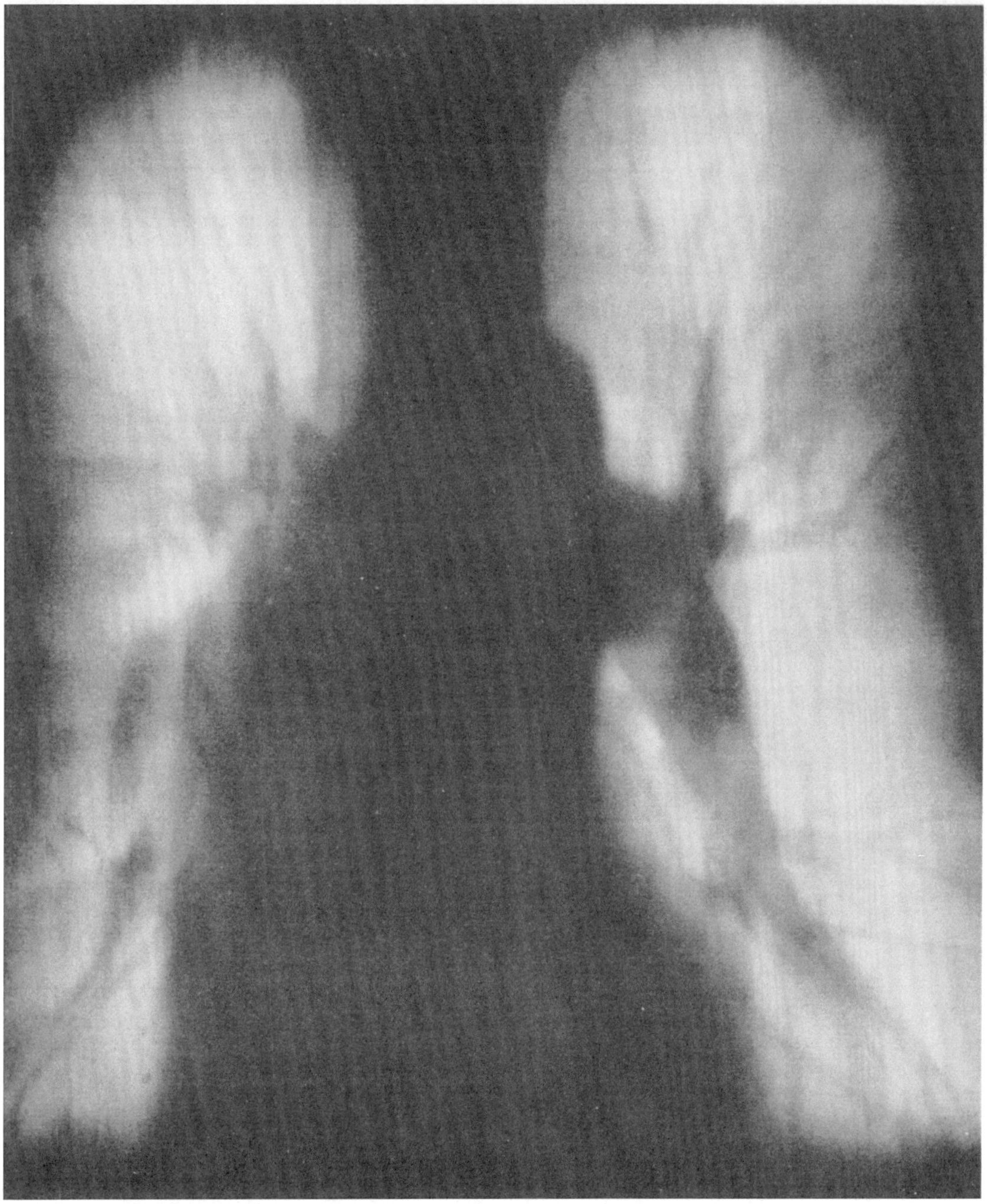

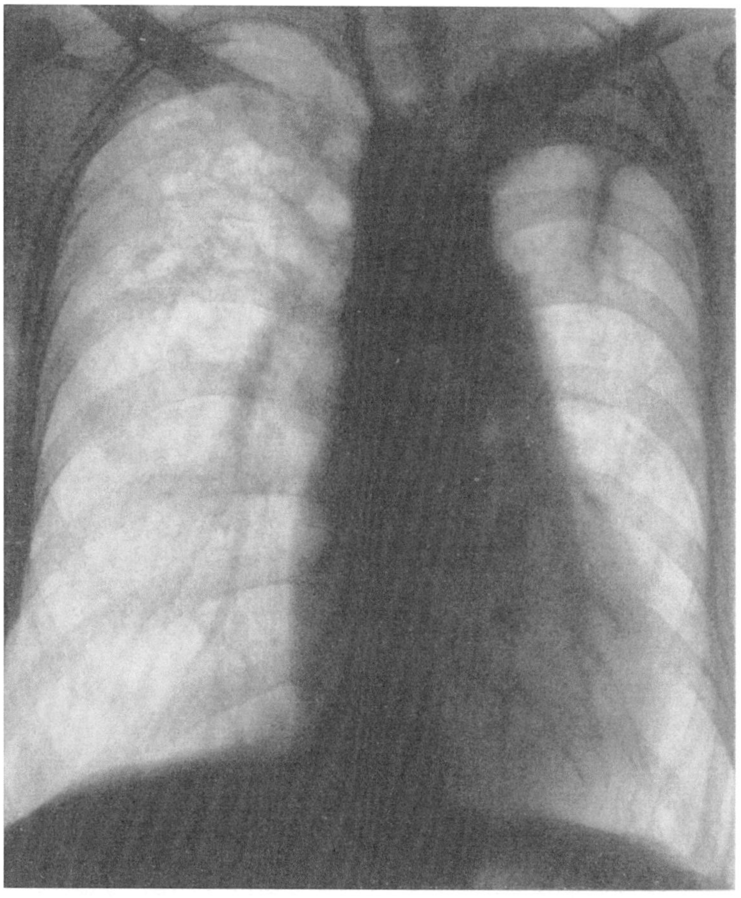

Abb. 38
Cirrhotische Tuberkulose beider Oberlappen, rechts sekundäre Bronchiektasen, links dicke Pleurakuppenschwiele mit pleuropulmonalem Strang. Respiratorische Insuffizienz bei Cor pulmonale. Sehr schmale, nach cranial verzogene rechte und gleichzeitig breite, sich rasch verengende linke Pulmonalarterie. Die letztere ist auf dem Hartstrahlbild im Mittelschatten zu erkennen. Das Pulmonalissegment wird in diesem Fall vom epibronchialen Teil der A. pulm. sinistra gebildet.

Röntgenologisch sind bei allen Krankheitsbildern dieser Gruppe (mit und ohne Drucksteigerung in der A. pulm.) Erweiterungen des Pulmonalisstammes bekannt. Über die Ursache der Pulmonalisausweitungen gehen die Meinungen im Schrifttum allerdings auseinander.

Die *angeborenen Vitien mit Links-Rechts-Shunt* (Ductus arteriosus persistens, aortopulmonaler Defekt, Ventrikelseptumdefekt, Vorhofseptumdefekt, atrioventrikulärer Kanal und Lungenvenentransposition) weisen in einem hohen Prozentsatz der Fälle eine Vorwölbung des Pulmonalisbogens im dorsoventralen Bild auf. Diese Prominenz des Pulmonalissegments ist bei reinem Links-Rechts-Shunt ohne pulmonale Hypertonie der Ausdruck einer verstärkten Volumenbelastung der Lungenschlagader und gilt in Verbindung mit der charakteristisch verstärkten Lungengefäßzeichnung allgemein als wichtiges röntgenologisches Kriterium der Rezirkulation im Lungenkreislauf. Auch die verstärkten Gefäßbewegungen des Pulmonalisstammes und die starken Eigenpulsationen der Hilusarterien wurden bei normalem Pulmonalarteriendruck als Folge der großen Volumenschwankungen des Gefäßrohres erkannt (THURN). Damit wurde die früher im Schrifttum vielfach vertretene Auffassung, daß die ungewöhnlich großen Pulmonaliszacken im Kymogramm vorwiegend durch pulmonale Drucksteigerungen zustande kämen, eindeutig widerlegt.

Für die Differentialdiagnose und die Lokalisation des Shunts ergeben sich vor allem aus dem Vergleich zwischen Pulmonalisstamm und Aorta wesentliche Gesichtspunkte. Der offene Ductus arteriosus und der strömungsdynamisch ähnlich wirksame aortopulmonale Defekt (GASUL und Mitarb.) nehmen im Hinblick auf die hämodynamische Belastung, den Gefäßdurchmesser und die Pulsationen der beiden Schlagadern eine Sonderstellung in der Gruppe der Rezirkulationsherzen ein. Beim offenen Ductus und aortopulmonalen Defekt steht der Anfangsteil der Aorta unter erhöhter Volumenbelastung, während bei allen anderen Kurzschlußverbindungen mit Links-Rechts-Shunt das Durchflußvolumen der Aorta herabgesetzt ist, weil das Kurzschlußblut dem linken Herzen bereits früher entzogen wird (Abb. 50). Der Aortenknopf ist dementsprechend beim offenen Ductus meist groß, was besonders auf Hartstrahlbildern mit Oesophagogramm deutlich erkennbar wird (sogenannte Zwiebelform der Aorta). Angiokardiographisch entspricht diesem Befund die SUSSMANNsche Ausbuchtung oder ein sogenanntes Ductusdivertikel der Isthmusregion, die nach neueren Darstellungen (ABRAMS) allerdings als nicht spezifisch für den offenen Ductus bezeichnet werden, weil sie auch bei obliterierten Gang vorkommen. Beim Vorhofseptumdefekt und Ventrikelseptumdefekt wird der normal große oder kleine Aortenknopf häufig von dem vorspringenden Pulmonalissegment weitgehend überlagert. Das besondere Verhalten der Aorta beim offenen Ductus kommt auch kymographisch zum Ausdruck, denn der Aortenknopf zeigt bei diesem Vitium regelmäßig verstärkte (selten normale) Gefäßbewegungen, während bei den Vorhof- und Ventrikelseptumdefekten die meist kleinen Aortenzacken von den großen Pulmonalispulsationen übertroffen werden (THURN). Als eine weitere Besonderheit des persistierenden Ductus wurde von manchen Autoren (zuerst HECKMANN 1937) das Vorkommen diastolischer Zwischenzacken an der Pulmonalis beschrieben, die an Stelle des beim Vorhofseptumdefekt und Ventrikelseptumdefekt glatten diastolischen Schenkels beobachtet werden können. Das Zustandekommen dieser Zwischenzacken wird mit dem verspätet einsetzenden Zufluß des Shuntvolumens aus der Aorta erklärt, so daß es zum verstärkten Rückprall des Blutes auf die Pulmonalisklappen kommt (HECKMANN). Der Trunc. pulm. führt unter diesen hämodynamischen Bedingungen eine starke rhythmische Lokomotionsbewegung aus, die im Angiokardiogramm als „Pulmonaliswedeln“ erstmalig von JANKER beschrieben wurde. Auch elektrokymographisch wurden beim offenen Ductus doppelgipflige Pulmonaliskurven registriert (DONZELOT, ANTONY, BUSTANG, METIANO und HEIM DE BALSAC). HECKMANN und HAUBRICH fanden im Elektrokymogramm anstatt des normalen Kurvenabstiegs in der Protodiastole einen weiteren Anstieg der Kurve, eine vertiefte Incisur und meist

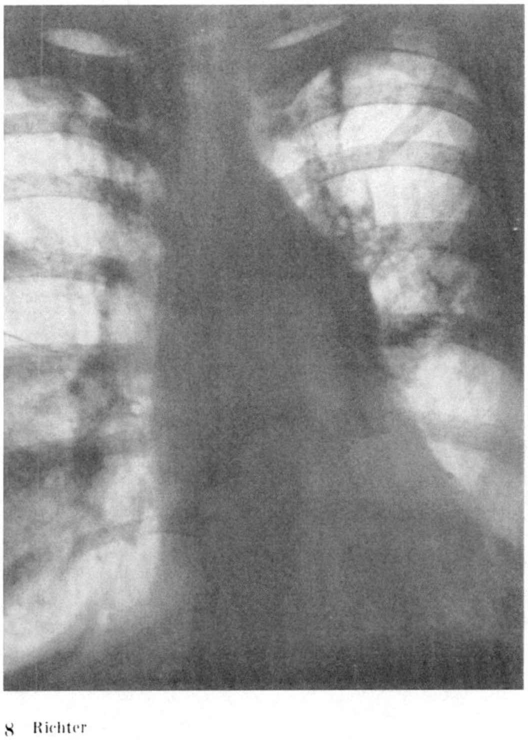

Abb. 39

Obstruktives Lungenemphysem, infizierte Bronchiektasen, Cor pulmonale mit respiratorischer Insuffizienz und sekundärer Polyglobulie.

In der Querdimension nach links verbreiterter Herzschatten mit ausgefüllter Herzbucht, die nach dem Durchleuchtungsbefund und dem linken Seitenbild vom Conus pulm. gebildet wird. Nach cranial schließt sich ein stark prominenter, verlängerter Pulmonalisbogen an, dem im seitlichen Tomogramm eine spindelförmige aneurysmatische Erweiterung des Trunc. pulm. entspricht.

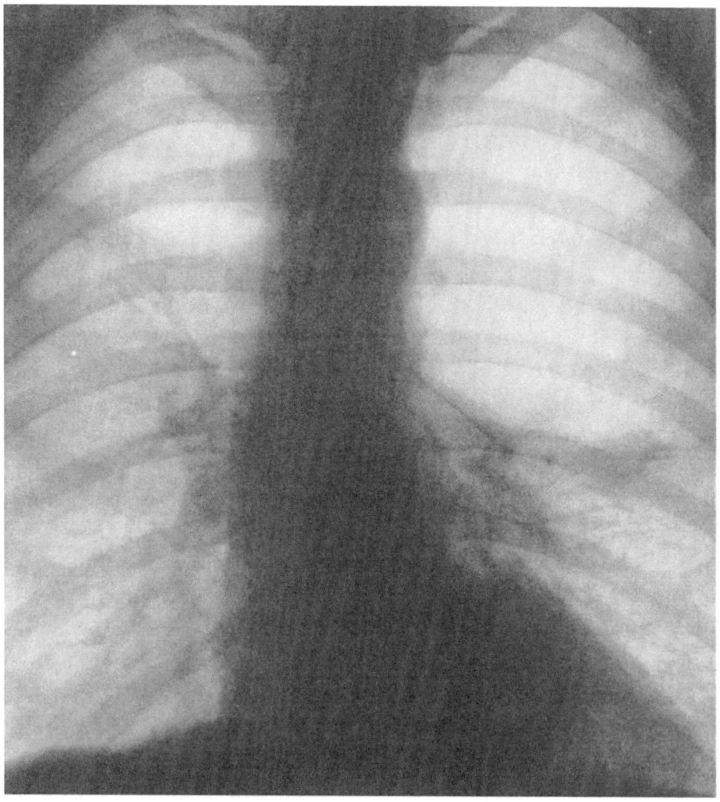

Abb. 40
Große Luftzysten in beiden Oberlappen.

Die Lungenzeichnung fehlt rechts bis in Höhe der dritten, links bis in Höhe der vierten Rippe vorn. Die Gefäß- und Bronchialstruktur ist in den Mittelfeldern bündelförmig zusammengedrängt. Der Pulmonalisbogen und die linke Pulmonalarterie sind durch die unter starkem Druck stehende linksseitige Riesenluftcyste nach caudal abgedrängt. Die Zystenumrandung ist an der unteren Begrenzung links medial als zarte Streifenlinie sichtbar. Die Diagnose ist operativ gesichert. Nach einer linksseitigen Cystektomie mit Resektion der linken oberen drei Segmente hat sich die Lunge wieder ausgedehnt.

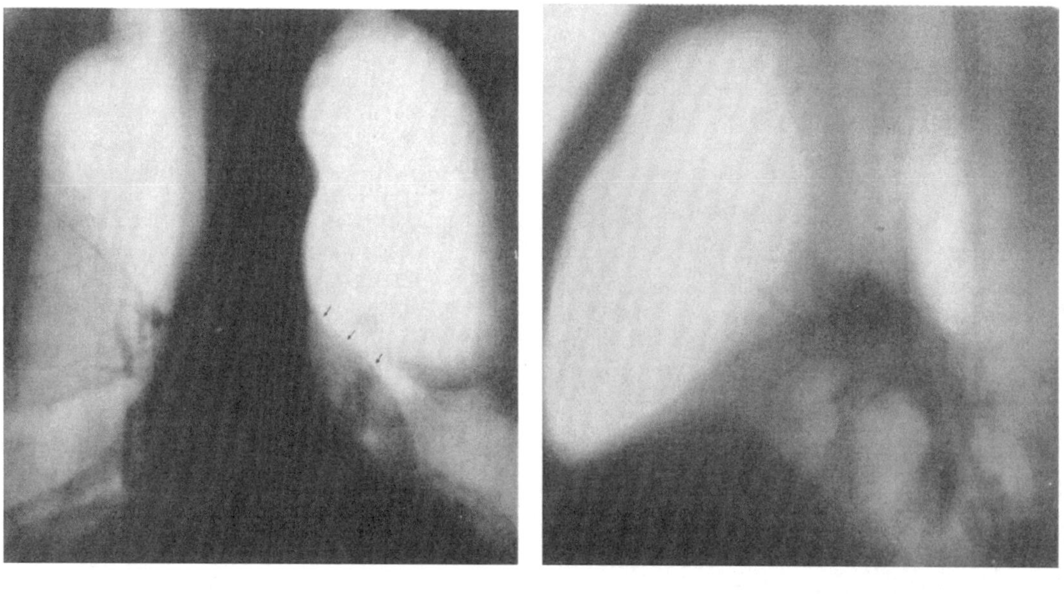

Abb. 41. Schichtbilder des gleichen Falles (a.p. und seitlich). Strukturleere im gesamten Oberlappenbereich und Kompression des Unterlappens, besonders links. Die gesenkte A. pulm. sinistra ragt als oberer Pol in den großen strukturleeren Bezirk vor. Das Retrosternalfeld ist durch die beidseitigen Luftcysten stark vergrößert und überhellt. Der Conus und Trunc. pulm. sind nach medial und caudal verdrängt. Im a.p.-Schichtbild ist die zarte Cystenwand zu erkennen (↓↓).

eine hohe dikrote Welle. Die gleichen Autoren beschrieben beim Vorhofseptumdefekt und Ventrikelseptumdefekt ein vorzeitiges Erreichen des spitzen Kurvengipfels und eine sehr tiefliegende Incisur an der Pulmonalis. In Fällen mit erhöhtem Pulmonalarteriendruck bezeichnete HECKMANN eine hochliegende, meist nur angedeutete Incisur, beim Eisenmengerkomplex ein Gipfelplateau und bei Shunt-Umkehr ein Vertauschen der Pulmonalis- und Aortenkurvenform als charakteristisch.

Nach Operation des Ductus oder Septemdefektes kam es nur bei einem Teil der Fälle zur Abflachung des Pulmonalisbogens und zur Normalisierung der Pulsationen an beiden Schlagadern (THURN, KRAUSS und Mitarb.).

Zur Frage der Korrelation zwischen der Größe des Shuntvolumens einerseits und der Ausprägung röntgenologischer Zeichen, die für eine Rezirkulation im Lungenkreislauf sprechen, andererseits wurden uns bisher keine umfassenden Untersuchungen bekannt. Zwar vertritt die Mehrzahl der Autoren die Auffassung, daß eine Beziehung zwischen den genannten Faktoren bestehe, doch vermißt man in allen Publikationen genauere Angaben. Lediglich GARBSCH und GABNER stellten beim Vorhofseptumdefekt fest, daß die röntgenologischen Kriterien in der Regel erst dann eindeutig nachweisbar waren, wenn der Lungendurchfluß das Doppelte oder Mehrfache des Minutenvolumens im großen Kreislauf betrug.

Bei der statistischen Beurteilung dieser Frage ist zu berücksichtigen, daß es beim offenen Ductus, beim aortopulmonalen Defekt, hochsitzenden Ventrikelseptumdefekt, atrioventrikulären Kanal und Vorhofseptumdefekt durch sekundäre pulmonale Drucksteigerungen zur Abnahme des Shuntvolumens, zum Kreuzshunt und schließlich nach Übersteigen des Systemdruckes zur Shuntumkehr kommen kann. Die zentrale Lungenschlagader steht in diesen Fällen unter einer kombinierten Druck-Volumenbelastung (hyperkinetische Form der pulmonalen Hypertonie). Diese Situation ist aber im konventionellen Röntgenbild nicht ohne weiteres zu erfassen, so daß Fehlbeurteilungen leicht möglich sind. In Übereinstimmung mit anderen Autoren (THURN, GROSSE-BROCKHOFF, KÜNZLER und SCHAD, KJELLBERG und Mitarb. u. a.) unterscheiden wir deshalb in unserem Material Links-Rechts-Kurzschlußverbindungen ohne pulmonale Drucksteigerung und solche mit sekundärer pulmonaler Hypertonie.

Das Vorkommen von Erweiterungen der zentralen Pulmonalarterie bei *Thyreotoxikosen* wurde bereits in der älteren Literatur beschrieben, so u. a. von BLAUEL und Mitarb. (1909), EBERTZ

Abb. 42
Kleinere Luftcysten, die dem linken Vorhof und dem Pulmonalarterienstamm lateral anliegen und sich durch ihren Druck hernienartig in das Mediastinum vorwölben. Linksseitliches Schichtbild.

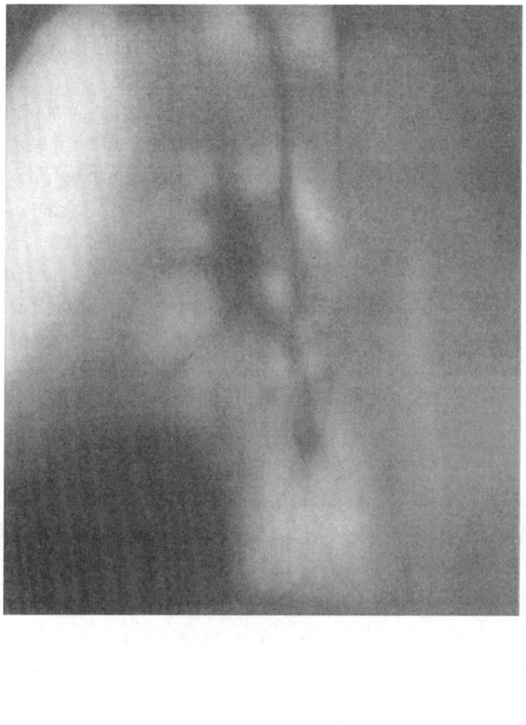

und STUERTZ (1912), BAUER und HELM (1913), und war seitdem wiederholt Anlaß für eingehende röntgenologische Untersuchungen des Basedowherzens. Über größere Untersuchungsreihen berichteten vor allem PARKINSON und COOKSON, MEYER-BORSTEL, PARADE, PARADE und RAHM, MISSKE und SCHÖNE, ZDANSKY und zuletzt HAUBRICH und THURN. Die Häufigkeit der Pulmonalisbogenvorwölbung wurde von den einzelnen Untersuchern verschieden angegeben: MEYER-BORSTEL 83%, PARADE, HAUBRICH und THURN 50% und ZDANSKY, PARKINSON und COOKSON etwa ein Drittel der Fälle. MISSKE und SCHÖNE stellten bei Morbus Basedow 5–6mal so häufig wie bei gesunden Erwachsenen eine Prominenz des Pulmonalissegments fest und wiesen darauf hin, daß die Pulmonalisausweitung besonders oft bei jugendlichen Hyperthyreosepatienten zu finden war. Eine strenge Parallelität zwischen dem Ausmaß der Pulmonalisausweitung und der Schwere des klinischen Krankheitsbildes wurde nicht beobachtet (ZDANSKY). In der Mehrzahl der Fälle war gleichzeitig mit der Pulmonalisveränderung auch eine allseitige Vergrößerung des Herzschattens festzustellen (HAUBRICH, PARKINSON, ZDANSKY), die in der Regel auf eine Dilatation beider Herzkammern zurückgeführt wurde. Kymographisch fanden ZDANSKY und HAUBRICH sowohl am Pulmonalisstamm als auch an der Aorta sehr lebhafte „celerartige" Pulsationen mit großer Exkursionsbreite, die sich mit der Besserung des Krankheitsbildes, zum Beispiel nach Strumektomie, normalisierten. Schleuderzacken wurden auch von anderen Autoren beschrieben (BRAUN, IWASAKI und SHIGA, STUMPF, TESCHENDORF). ZDANSKY bezeichnete die Dilatation der beiden Schlagadern als „dynamisch" und rückbildungsfähig und konnte bei der Durchleuchtung in manchen Fällen nur in der Phase des systolischen Druckanstieges eine buckelige Pulmonalisvorwölbung beobachten. Es wird aber allgemein vermutet, daß mit der Dauer der Erkrankung die Dilatation des Pulmonalisstammes durch Gefäßwandveränderungen anatomisch fixiert wird.

Die Ursache der Pulmonaliserweiterung bei Hyperthyreose konnte lange Zeit nicht hinreichend geklärt werden. Die ursprüngliche Vorstellung, daß eine Erhöhung des intraarteriellen Druckes infolge Kompression der Trachea durch die Struma zur Dilatation der Arterie führe (KREHL, ORTNER, VON ROMBERG), wurde schon bald durch die experimentellen Untersuchungen SULGERS (1927) widerlegt. Auch die Annahme, daß unter den Thyreotoxikosepatienten hypoplastische Konstitutionstypen mit kleinen pulmonalisbetonten Tropfenherzen überwiegen (MISSKE und SCHÖNE u. a.), oder die Charakterisierung des vorspringenden Pulmonalisbogens als „degeneratives Stigma" war wenig befriedigend. Erst in letzter Zeit erkannte man in der vermehrten hämodynamischen Volumenbelastung die wesentliche Ursache für die Ektasie des Pulmonalisstammes, obwohl bereits seit langem bekannt ist, daß beim Morbus Basedow das Herzminutenvolumen oft auf das Mehrfache der Norm ansteigt. Durch neuere kreislaufphysiologische Untersuchungen einschließlich Herzkatheterung wurde die Steigerung des Herzminutenvolumens bei den Hyperthyreosen bestätigt (MYERS und Mitarb., STEAD und Mitarb.). Sie kommt vorwiegend durch Frequenzerhöhungen zustande. Bei Druckmessungen in der A. pulm. erwies sich der diastolische Druck als normal, während die systolischen Werte teilweise leicht erhöht waren.

Ähnlich wie bei den Hyperthyreosen wurden auch bei manchen Fällen von *chronischer Anämie* flachbuckelige Vorwölbungen des Pulmonalisbogens neben einer allseitigen Herzvergrößerung beschrieben (ZDANSKY). Sowohl die Aorta als auch die Pulmonalis zeigten lebhafte Pulsationen. Diese Veränderungen des Herzschattens gingen aber weder mit dem Grad noch mit der Dauer der Anämie parallel. Die Pulmonalisausweitung und die großen Randbewegungen der Pulmonalarterie und Aorta wurden wie bei den Thyreotoxikosen hauptsächlich mit einer erhöhten Volumenbelastung der beiden Schlagadern durch die Zunahme des Herzminutenvolumens erklärt. Neue kreislaufphysiologische Untersuchungen ergaben indessen bei schweren Anämien in den weitaus meisten Fällen normale Herzzeitvolumina, so daß die Herzvergrößerungen vorwiegend hypoxämisch bedingt und weniger Folge der Hyperzirkulation sein dürften. Mit diesen Untersuchungsergebnissen steht auch unsere Beobachtung in Einklang, daß bei chronischen Anämien das Pulmonalissegment nur außerordentlich selten prominent ist.

Bei *erworbenen arteriovenösen Kurzschlüssen* des Körperkreislaufes wurde gelegentlich ebenfalls neben einer allseitigen Herzvergrößerung eine Vorwölbung des Pulmonalisbogens mit großen pulsatorischen Randbewegungen gefunden (ZDANSKY). Die hämodynamischen Bedingungen und auch das Röntgenbild des Herzens ähneln weitgehend den Verhältnissen bei Thyreotoxikosen (MYERS und Mitarb., ZDANSKY). Bei kongenitalen arteriovenösen Fisteln wurden Veränderungen im allgemeinen vermißt. ZDANSKY vertritt deshalb die Auffassung, daß die angeborenen Formen ohne wesentlichen Einfluß auf die Hämodynamik des Herzens bleiben.

Die Ursache der wiederholt beschriebenen Pulmonalisvorwölbungen bei *Beriberi* (AALSMER und WENCKEBACH, LUCKNER und SCRIBA, REINHARD u. a.) konnte noch nicht völlig geklärt werden. Pathologisch-anatomisch besteht im Gegensatz zur beidseitigen Herzvergrößerung der Hyperthyreosen und arteriovenösen Fisteln oft eine isolierte Hypertrophie und Dilatation des rechten Herzens und des Pulmonalarterienstammes. Dem entspricht klinisch besonders bei der orientalischen kardiovasculären Form der Beriberi eine bisweilen foudroyant verlaufende isolierte Rechtsherzinsuffizienz (WENCKEBACH). Dieser Befund läßt in erster Linie an eine Druckbelastung infolge erhöhter Widerstände im kleinen Kreislauf denken. BURWELL und DEXTER konnten mit dem Herzkatheter bei der okzidentalen Beriberi auch tatsächlich erhöhte Druckwerte in der Pulmonalis messen, doch ist bei der abendländischen Beriberi auch das linke Herz mitbetroffen und eine Lungenstauung bei dieser Form nicht ungewöhnlich. Der Entstehungsmodus der auffällig isolierten Rechtsherzvergrößerung, insbesondere der rechtsventrikulären Ausflußbahn, bei der orientalischen Beriberi bleibt demnach weiter ungeklärt (Literaturübersicht bei LASCH und MATTHES).

Bei der sehr seltenen *organischen Pulmonalklappeninsuffizienz,* die als erworbene Form im Gefolge einer rheumatischen oder bakteriell septischen Endocarditis beobachtet wurde und die auch als angeborene Mißbildung der Pulmonalisklappen vorkommt, wurde im Schrifttum übereinstimmend eine starke Ausweitung des Pulmonalisstammes mit schleudernden Gefäßbewegungen beschrieben (EMMERICH und STEIN, FORD und Mitarb., HOLZMANN, KAUTZKY, KJELLBERG und Mitarb., NORTON und STERN, SEGEL und Mitarb., SMITH und Mitarb., SCHAUB und BÜHLMANN, THURN, ZDANSKY). Die Schleuderzacken am Pulmonalisbogen wurden sowohl im Flächenkymogramm als auch elektrokymographisch registriert und ähneln den Kurven der Aorta bei Aorteninsuffizienz (ENGSTRÖM u. Mitarb.). Nach SCHAUB und BÜHLMANN sowie ZDANSKY laufen die verstärkten Pulmonalispulsationen ähnlich den Verhältnissen bei Rezirkulationsherzen bis in die Hilus- und Segmentarterien beider Lungen fort. Doch konnte dieser Befund von THURN, der bewegungsarme, schmale Hilusarterien fand, nicht bestätigt werden. HECKMANN beschrieb an der Eky-Kurve einen vorzeitigen Beginn und eine vergrößerte Amplitude des Steilanstiegs, die der stark beschleunigten Lateralbewegung entsprechen, einen spitzen Kurvengipfel, das Fehlen der Incisur und einen beschleunigten diastolischen Abfall.

Für den rechten Ventrikel und den herznahen arteriellen Windkessel der Lungenschlagader besteht bei der Pulmonalklappeninsuffizienz eine erhebliche Volumenbelastung, weil sich das Schlagvolumen der rechten Kammer um das Pendelblut vergrößert. Wie Herzkatheteruntersuchungen ergaben, ist bei einem Teil der Patienten der Pulmonalarteriendruck erhöht, so daß die Lungenschlagader noch zusätzlich einer vermehrten Druckbelastung ausgesetzt ist.

Die *relative Pulmonalinsuffizienz,* die bei allen Formen der pulmonalen Hypertonie und bei Pulmonalisaneurysmen anderer Genese vorkommen kann, geht wegen des meist hohen Pulmonalarteriendruckes im allgemeinen nicht mit einer beträchtlichen Erhöhung des Schlagvolumens der rechten Kammer einher. THURN vermutet deshalb, daß sich bei der relativen Pulmonalinsuffizienz keine charakteristische kymographische Bewegungsform der Pulmonalarterie registrieren läßt. Die Häufigkeit der relativen Pulmonalklappeninsuffizienz bei pulmonaler Hypertonie, zum Beispiel bei den Mitralvitien wurde im älteren Schrifttum überraschend hoch mit etwa 20% aller dekompensierten Fälle angegeben (PAWINSKI, SCHERF, zitiert nach SCHAUB und BÜHLMANN). In neueren Arbeiten fanden wir über die Frequenz der relativen Pulmonalklappeninsuffizienz bei Mitralstenose, Cor pulmonale oder primären Lungengefäßprozessen überhaupt keine Angaben. Mit der zunehmenden Zahl operierter Pulmonalklappenstenosen wird die bei einem kleineren Prozentsatz postoperativ auftretende relative Pulmonalinsuffizienz häufiger zu beobachten sein, denn nach eigenen Erfahrungen umfaßt die postoperative Pulmonalklappeninsuffizienz bereits heute den größten Teil aller Beobachtungen dieses Vitiums.

Eigene Untersuchungen

1. Kongenitale Vitien mit Links-Rechts-Shunt

Das untersuchte Krankengut umfaßt insgesamt 121 Fälle. Die Diagnose wurde bei 111 Patienten durch Herzkatheterung und in 30 Fällen zusätzlich durch selektive Angiokardiographie oder durch Aortographie gesichert. Die Zusammensetzung des Materials geht im einzelnen aus Tabelle 3 hervor. Von 69 Patienten lagen Verlaufserien über mehrere Jahre vor, 36 Fälle konnten wir auch postoperativ kontrollieren.

Von den 121 Patienten mit gesicherter intra- oder extrakardialer Kommunikation zwischen beiden Kreisläufen und Links-Rechts-Shunt zeigten 95 eine deutliche bis extreme *Vorwölbung des Pulmonalisbogens*, während in 26 Fällen dieses Symptom fehlte. Es ist bemerkenswert, daß

Tabelle 3

Zusammenstellung der untersuchten kongenitalen Vitien mit Links-Rechts-Shunt

Diagnose	Fälle *ohne* pulmonale Hypertonie	Fälle *mit* pulmonaler Hypertonie	Gesamtzahl
1. Offener Ductus arteriosus	25	7	32
2. Aorto-pulmonaler Defekt	—	2	2
3. Isolierter Vorhofseptumdefekt	33	6	39
4. Atrium commune (Cor triloculare)	—	2	2
5. Vorhofseptumdefekt und Ventrikelseptumdefekt (atrioventrikulärer Kanal)	—	5	5
6. Vorhofseptumdefekt und Ventrikelseptumdefekt + Dextroposition der Aorta (Eisenmenger)	—	2	2
7. Vorhofseptumdefekt und partielle Lungenvenentransposition	9	—	9
8. Isolierter Ventrikelseptumdefekt	2	12	14
9. Ventrikelseptumdefekt und partielle Lungenvenentransposition	1	2	3
10. Partielle Lungenvenentransposition ohne Septumdefekt	10	—	10
11. Komplette Lungenvenentransposition (Fehlmündung in die persistierende li. obere Hohlvene)	—	3	3
	80	41	121

von den letzteren Patienten fast die Hälfte (11) der Gruppe fehlmündender Lungenvenen (mit und ohne Vorhofseptumdefekt) zugehörte, deren Anteil am Gesamtmaterial nicht einmal ein Viertel betrug. Von den isolierten Vorhofseptumdefekten zeigten 8, von den Ventrikelseptumdefekten 4 und von den Patienten mit Ductus arteriosus persistens 3 einen unauffälligen Pulmonalisbogen. Die Größe des Shuntvolumens war in diesen Fällen sehr unterschiedlich. Zum Teil wurden hohe Shuntvolumina errechnet (bis zum dreifachen Minutenvolumen des Körperkreislaufes), in anderen Fällen, vor allem bei Fehlmündung einzelner Lungenvenen in den rechten Vorhof oder die Hohlvenen, war die Rezirkulation nur relativ gering. Bei falschem Rückfluß von Lungenvenen in die Vena cava caudalis wurde die Prominenz des Pulmonalissegments durch die bei dieser Mißbildung häufig vorkommende Dextrocardie zum Teil aufgehoben.

Postoperativ konnten wir bei 29 von 36 Fällen eine Verkleinerung des prominenten und verlängerten Pulmonalisbogens feststellen. Abb. 43 zeigt das am Beispiel eines Vorhofseptumdefektes. Bei 7 Patienten blieb die Pulmonalisvorbuckelung auch nach der Operation unverändert bestehen. In diesen Fällen bestand als Komplikation des Links-Rechts-Shunts bereits eine ausgeprägte pulmonale Hypertonie. Nur selten ging die Pulmonalisvorwölbung nach der Operation vollständig zurück. In den meisten Fällen blieb eine mehr oder weniger deutliche restliche Prominenz des Bogens selbst bei Vollkorrektur des Vitiums noch nach Jahren nachweisbar.

Die durch pulmonale Hypertonie komplizierten Rezirkulationsherzen wiesen ausnahmslos einen deutlich oder stark vorgewölbten Pulmonalisbogen auf. Im Vergleich zu den vorgeschrittenen Mitralvitien war die Prominenz bei diesen kongenitalen Vitien aber durchschnittlich stärker ausgeprägt. Die Ursache dafür dürfte einmal in der besonderen hämodynamischen Belastung des Trunc. pulm. durch den vermehrten Durchfluß und den zusätzlich erhöhten Druck zu suchen sein, und zweitens kommt es hier sehr viel seltener (nur bei komplizierten Mißbildungen) als bei den Mitralvitien zu einer extremen Volumenzunahme des linken Vorhofs, der bei entsprechender Vergrößerung den unteren Teil des Pulmonalisbogens überragen kann. Wie unsere kymographischen Untersuchungen ergaben, war bei der Mehrzahl der Rezirkulationsherzen das linke Herzohr durch den dilatierten Conus pulm. bis auf einen schmalen Randsaum oder vollständig nach dorsal abgedrängt (Abb. 44 u. 45). Das traf auch für den Ductus arteriosus persistens und den Ventrikelseptumdefekt zu, die bekanntlich mit einer (mäßigen) Vergrößerung des volumenbelasteten linken Vorhofes einhergehen können (Abb. 46 u. 47).

Zur Beurteilung des Kaliberverhältnisses zwischen Aorta und Pulmonalisstamm eigneten sich besonders die Hartstrahlaufnahmen mit Oesophagogramm. Bei einer Reihe von Patienten mit offenem Ductus arteriosus fanden wir einen auffällig großen Aortenknopf mit langer Oesophagusimpression (Abb. 48). Dieses im Schrifttum als Zwiebelform der Aorta bekannte Kriterium war aber für die Diagnostik keineswegs zuverlässig. So konnten wir beispielsweise bei einem Patienten mit persistierendem Ductus arteriosus und gleichzeitigem Ventrikelseptumdefekt eine Hypoplasie des gesamten Aortenbogens beobachten. Andererseits kam auch bei manchen Vorhofseptumdefekten, Ventrikelseptumdefekten oder bei Lungenvenenfehlmündungen ein mehr oder weniger betonter Aortenknopf vor.

Im *linken Seitenbild* waren ausgeprägte aneurysmatische Veränderungen des Trunc. pulm. und der linken Pulmonalarterie manchmal gut zu erkennen. Das Retrosternalfeld zeigte sich ähnlich wie bei den Mitralvitien mehr oder weniger stark eingeengt, und der Trunc. pulm. wölbte sich meist spindelförmig nach cranial vor. Der Herzschatten lag mit dem erweiterten Conus pulm. oft der vorderen Brustwand unmittelbar an (Abb. 44). Bei Fällen von offenem Ductus arteriosus gelang es aber meist nicht, im Seitenbild den Trunc. pulm. vom verbreiterten Schattenband der Aorta ascendens und des Aortenbogens zu trennen (Abb. 48), weil die aufsteigende Aorta und besonders die Isthmusregion gewöhnlich stark ektatisch waren (SUSSMANNsche Erweiterung) und im Summationsbild mit dem Pulmonalisstamm zu einer Schattenmasse vera

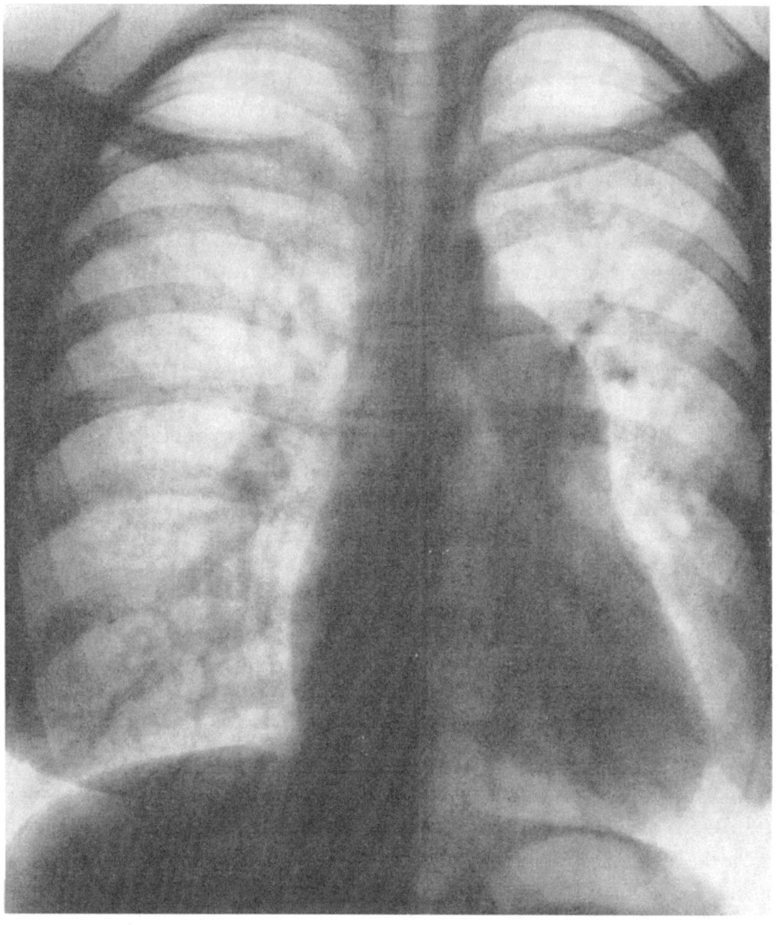

c

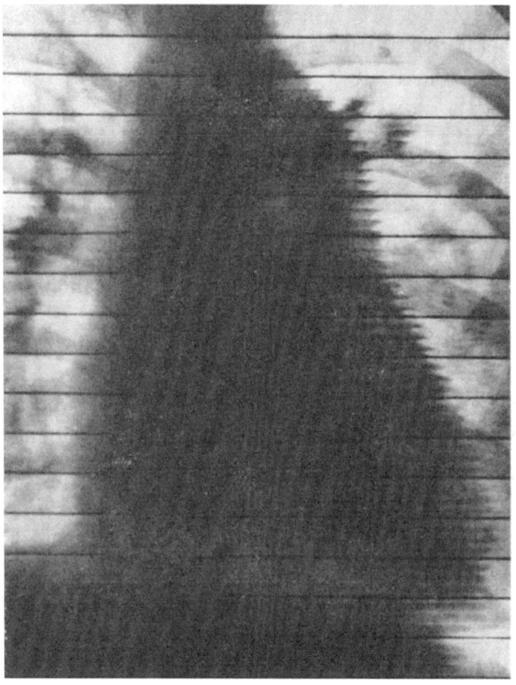

Abb. 43
Vorhofseptumdefekt vor und nach erfolgreicher Operation.

a) Praeoperatives Bild.
Verlängerter und vorspringender Pulmonalisbogen und charakteristische verstärkte Lungengefäßzeichnung bei Rezirkulation. Nach der Herzkatheterung wurde ein Links-Rechts-Shunt von 6,7 l/min errechnet. Der Pulmonalarteriendruck war normal.

c) Praeoperatives Kymogramm.
Die Pulmonalispulsationen sind infolge des durch den Links-Rechts-Shunt erhöhten Durchflußvolumens erheblich verstärkt und übertreffen die Amplitude der Aortenzacken. Die systolische Lateralbewegung erfolgt schleudernd.

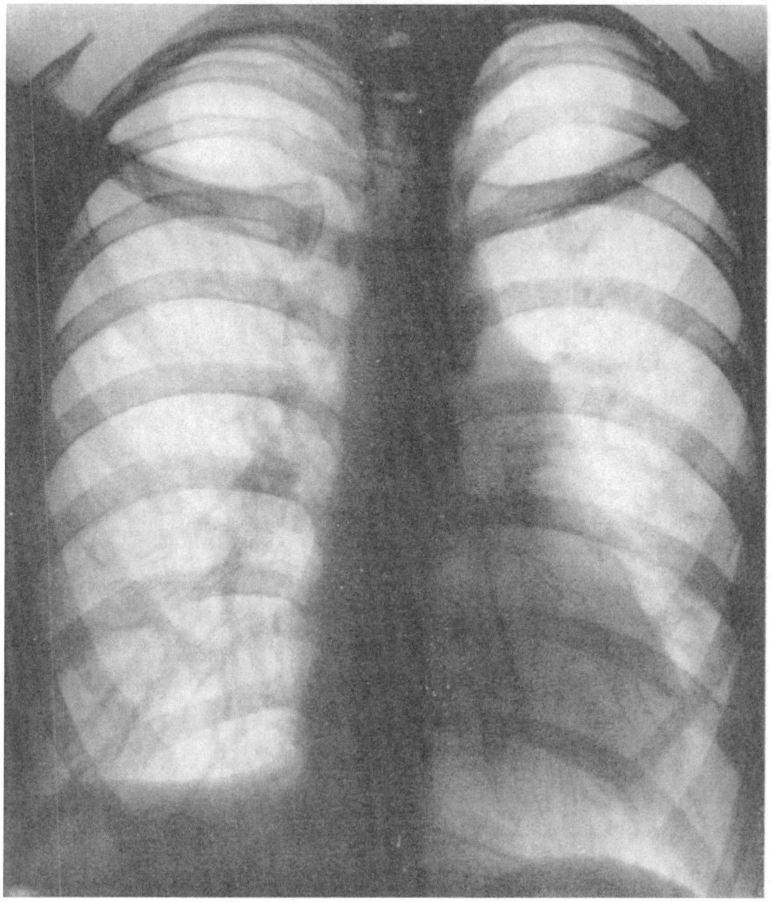

b

d

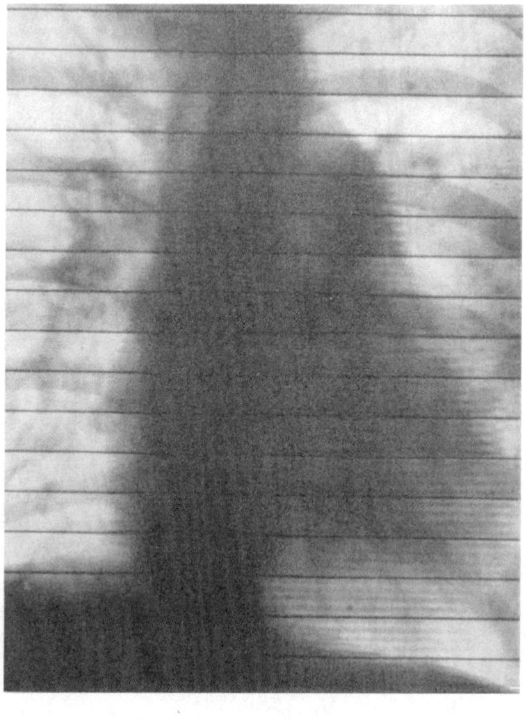

b) Nach operativem Verschluß des Vorhofseptumdefektes haben sich die Pulmonalisvorwölbung und die Gefäßzeichnung der Lungenfelder weitgehend zurückgebildet.

d) Postoperatives Kymogramm.
Als Zeichen der Abnahme des Durchflußvolumens verkleinern sich die Pulmonaliszacken. Gleichzeitig ist auch eine deutliche Abnahme der arteriellen Eigenpulsationen im rechten Hilus festzustellen.

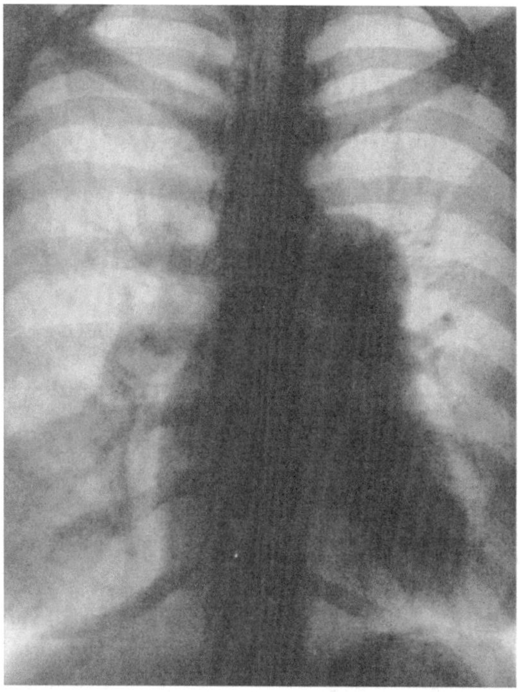

Abb. 44a. Ventrikelseptumdefekt mit pulmonaler Hypertonie. Das Pulmonalissegment springt halbkugelig vor und überragt die A. pulm. sinistra nach cranial. Die in den Lungenwurzeln verstärkte Gefäßzeichnung nimmt als Zeichen der pulmonalen Hypertonie bereits im Lungenkern rasch ab, und die Gefäßstruktur des Lungenmantels ist eher vermindert.

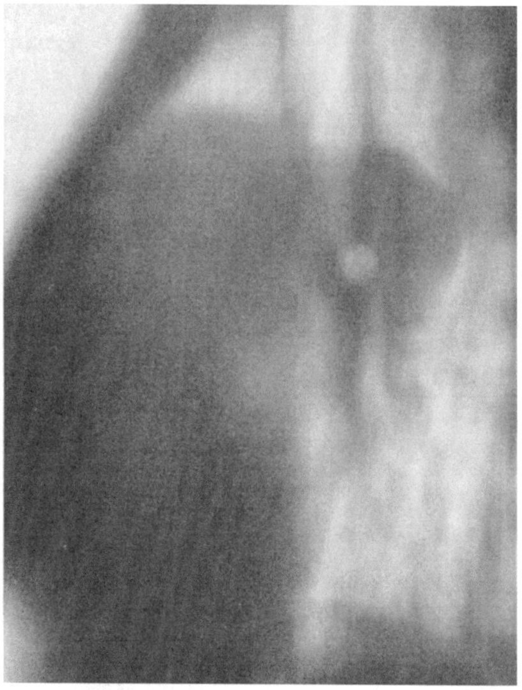

Abb. 44b. Seitliches Tomogramm des gleichen Patienten. Der aneurysmatische Trunc. pulm. wölbt sich nach cranial vor und füllt gemeinsam mit der erweiterten rechtsventrikulären Ausflußbahn das Retrosternalfeld vollkommen aus.

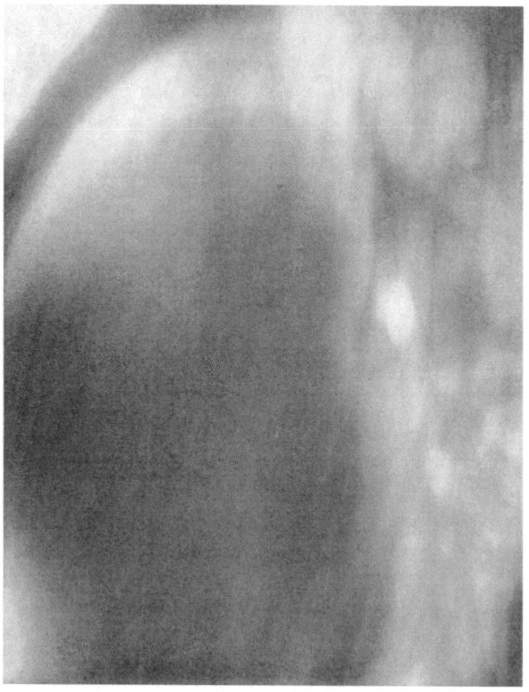

Abb. 45
Aneurysmatische Erweiterung des Trunc. pulm. bei einem großen Vorhofseptumdefekt (Primumdefekt) im seitlichen Tomogramm. Bei der Herzkatheterung war der Pulmonalarteriendruck normal.

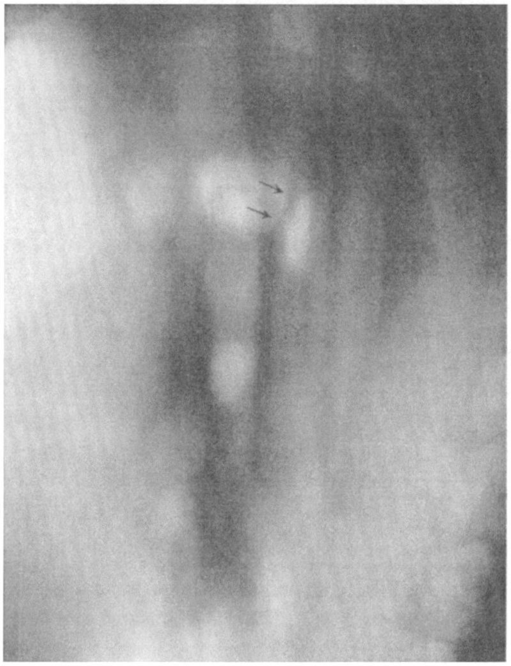

Abb. 46. Darstellung des Ligamentum Botalli im seitlichen Schichtbild (Zufallsbefund). Zwischen der Aortenisthmusregion und dem Pulmonalisscheitel ist ein schmaler Bandschatten zu erkennen.

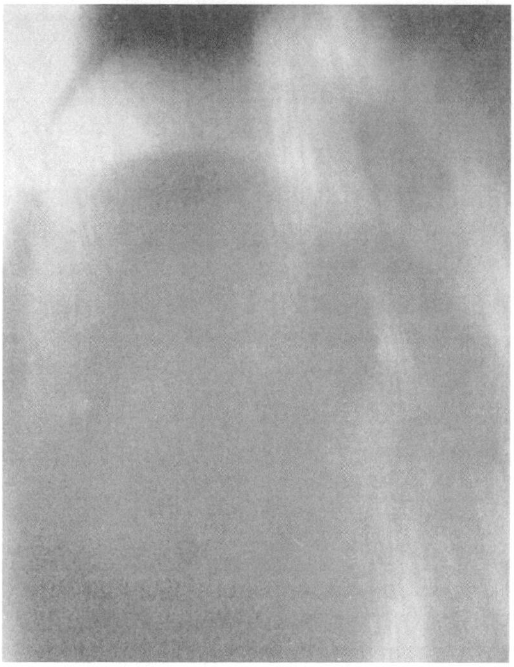

Abb. 47. Höchstgradige aneurysmatische Erweiterung des Trunc. pulm. bei einem Ductus arteriosus persistens mit pulmonaler Hypertonie. Der Conus pulm. ist stark dilatiert und liegt vorn der Brustwand an. Das Retrosternalfeld wird dadurch vollkommen ausgefüllt. Das Schattenband des Aortenbogens ist vom Trunc. pulm. eindeutig zu differenzieren (Druckwerte in der A. pulm. 78/44 Mitteldruck 56, Links-Rechts-Shunt 5,1 l/min).

schmolzen. Auch das gelegentliche Vorkommen eines hypoplastischen Arcus aortae war auf gewöhnlichen linken Seitenaufnahmen nicht zu erkennen.

Prinzipiell waren im *Schichtbild* die gleichen Kriterien der Ausweitung des Conus und Trunc. pulm. nachweisbar wie bei fortgeschrittenen Mitralstenosen und beim chronischen Cor pulmonale. In den a.p.-Schichten ließ sich in zahlreichen Fällen das Kaliber des Pulmonalisstammes mit dem des Aortenrohres gut vergleichen. Der Querschnitt der Pulmonalis übertraf fast regelmäßig den der Aorta (mittlerer Arcus), zum Teil war das Kaliber der Lungenschlagader auf das Doppelte oder sogar Dreifache angewachsen. Rezirkulationsherzen, die durch pulmonalen Hochdruck kompliziert waren, zeigten ausnahmslos stärkere aneurysmatische Ausweitungen des Trunc. pulm. Die mechanische Beanspruchung des Lungenschlagaderwindkessels ist in diesen Fällen besonders stark, weil die Arterienwand zusätzlich zur meist lange Zeit bestehenden Volumenüberlastung noch der sekundären Drucksteigerung unterliegt.

Die Diskrepanz zwischen dem Kaliber der Aorta und dem zentralen Teil der Pulmonalarterie tritt beim offenen Ductus nicht so deutlich zutage oder fehlt überhaupt, weil bekanntlich bei diesem Vitium die Aorta, insbesondere die Isthmusregion, meistens eine Dilatation aufweist und der Aortenquerschnitt dementsprechend zunimmt (Abb. 48). Für die Diagnostik ist aber zu berücksichtigen, daß auch Fälle von offenem Ductus arteriosus mit hypoplastischem Arcus vorkommen.

Die seitlichen Schichtbilder ließen in unterschiedlicher Ausprägung die bereits im Kapitel über die Mitralklappenfehler im einzelnen aufgeführten Kriterien erkennen. Spindelige Aneurysma-

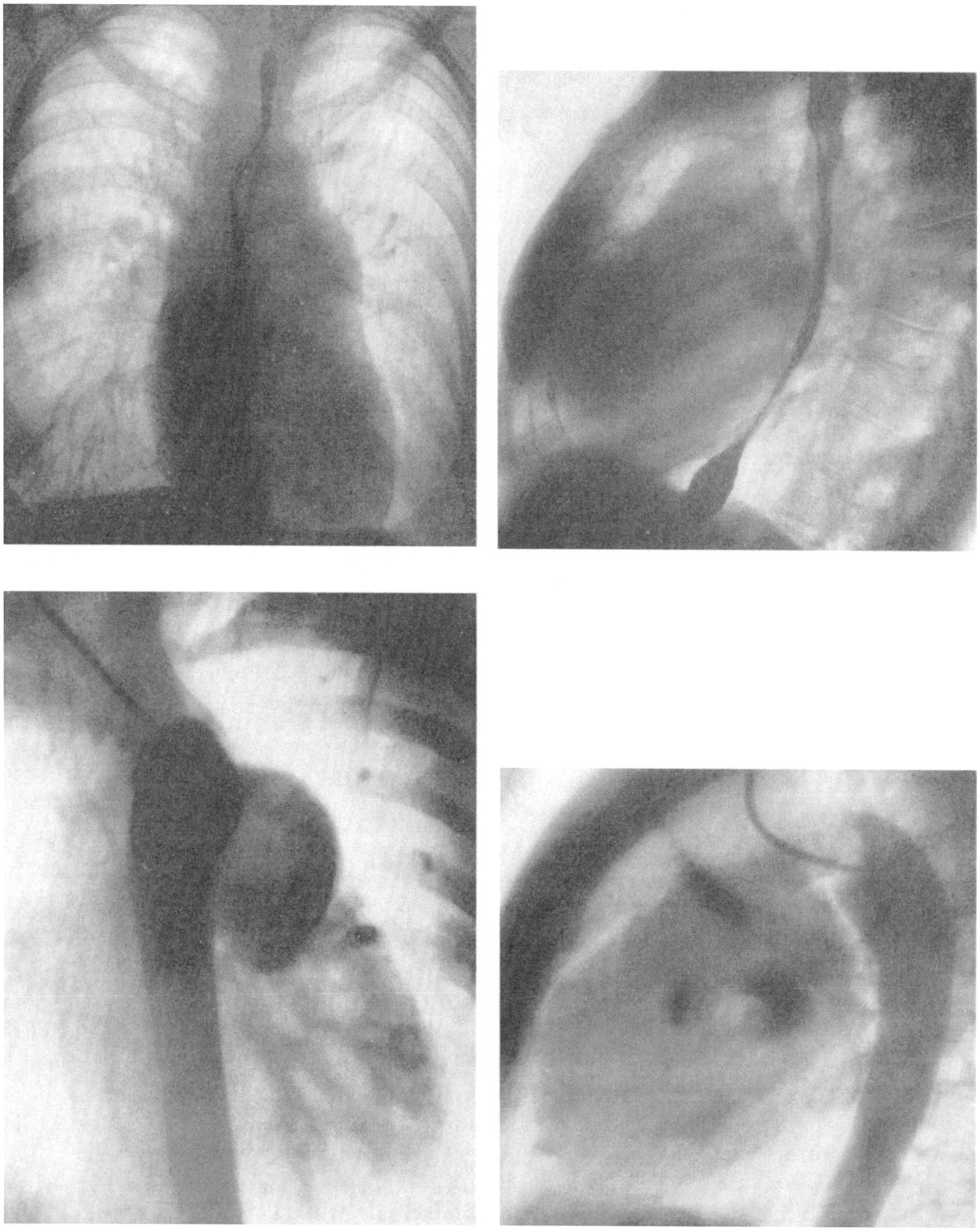

Abb. 48. Ductus arteriosus persistens.

a) Im Übersichtsbild fällt neben der verstärkten Lungengefäßzeichnung ein großes, vorspringendes Pulmonalissegment auf. Gleichzeitig ist im Gegensatz zu den Vorhof- und Ventrikelseptumdefekten auch der Aortenknopf relativ groß. Das wird an der langen Impression des Oesophagus besonders deutlich.

b) Im linken Seitenbild lassen sich in dem breiten dichten Schatten des Gefäßbandes der Trunc. pulm. und die Aorta nicht differenzieren. Das linke Atrium ist gering dilatiert.

c und d) Im Aortogramm Übertritt des Kontrastmittels über den offenen Ductus arteriosus in den aneurysmatisch erweiterten Trunc. pulm. Darstellung der Klappenebene. Geringe spindelförmige Erweiterung der Aorta in der Isthmusregion (Sussmansche Ausbuchtung).

bildungen des Trunc. pulm. waren auch ohne pulmonale Drucksteigerung sehr häufig zu sehen (Abb. 45) und nahmen bei großem Shunt und in Fällen mit pulmonaler Hypertonie teilweise extreme Formen mit vollständiger Ausfüllung des Retrosternalfeldes durch den erweiterten Conus pulm. an (Abb. 47).

Eine Dilation des Trunc. pulm. ließ sich tomographisch in allen Fällen mit einem Shuntvolumen von mehr als 2,5—3,0 l/min sowie bei sämtlichen Rezirkulationsherzen mit pulmonaler Hypertonie nachweisen. Mit der gleichen Häufigkeit war auch die Gefäßzeichnung der Hili und Lungenfelder verstärkt. Wir sahen aber außer mehreren Fällen von offenem Ductus arteriosus auch einen Vorhofseptumdefekt ohne deutlich vermehrte Lungengefäßzeichnung, obwohl das Shuntvolumen mehr als 3 l/min betrug. Auch bei diesen Patienten war im Schichtbild eine deutliche Erweiterung des Trunc. pulm. festzustellen, während der Pulmonalisbogen im Übersichtsbild keine sichere Vorwölbung zeigte.

Im Gegensatz zum seitlichen Summationsbild gelang im Tomogramm immer eine sichere Trennung zwischen dem Schatten des Trunc. pulm. und dem des Aortenbogens. Das ermöglichte in den meisten Fällen, und zwar auch beim Ductus arteriosus, eine gute anatomische Orientierung über das Kaliber, Aneurysmabildungen und eventuelle zusätzliche Mißbildungen (z. B. Aortenisthmusstenosen). Die direkte tomographische Darstellung des Ductus arteriosus gelang aber lediglich in zwei Fällen von Pseudotruncus bzw. extremer Fallotscher Tetralogie, bei denen das verbreiterte Schattenband des Ductus wegen des fehlenden Pulmonalarterienschattens überlagerungsfrei sichtbar wurde (Näheres s. Abschn. II über Hypoplasien u. Aplasien, S. 120). Vereinzelt konnten wir aber auf Schichtbildern, die zur Klärung anderer Fragen angefertigt waren, ein Ligamentum Botalli als Zufallsbefund beobachten (Abb. 46).

Im Einzelfall variierte das Kaliber der linken Pulmonalarterie stark. Als kleinsten Durchmesser fanden wir einen Wert von 20 mm bei einem unkomplizierten Vorhofseptumdefekt (Shuntvolumen 2,1 l/min). Der größte Durchmesser betrug 40 mm bei einem Cor triloculare biventriculare mit pulmonaler Hypertonie.

Zur statistischen Prüfung der Frage, ob eine Korrelation zwischen der Zunahme des Lungendurchflusses und den röntgenologischen Kriterien der Rezirkulation im Lungenkreislauf besteht, bewerteten wir ähnlich wie bei den Mitralvitien die Röntgensymptome nach Punkten und setzten sie zu den hämodynamischen Funktionsgrößen in Beziehung. Auf diesem Wege wurde in zwei Berechnungen die Korrelation des Röntgenbildes einmal zur absoluten Größe des Shuntvolumens und zweitens zur relativen Zunahme des Kleinkreislaufminutenvolumens (Quotient rechtsventrikuläres/linksventrikuläres Minutenvolumen) untersucht. Für die röntgenologische Bewertung verwendeten wir folgende Symptome:

		Punktezahl
Pulmonalissegment im Übersichtsbild:	prominent	1
	stark prominent	2
Retrosternalfeld:	eingeengt	1
Trunc. pulm. im seitlichen Tomogramm:	verbreitert	1
	stark verbreitert	2
Pulmonalispulsationen im Kymogramm:	verstärkt	1
	extrem verstärkt	2
Hilus- und Segmentarterien:	verbreitert	1
	stark verbreitert	2
Eigenpulsationen der Hilusarterien:	deutlich nachweisbar	1
	Höchste Punktezahl	10

Vor Berechnung der Regressionsgeraden wurden die Fälle mit pulmonaler Hypertonie eliminiert und nur die Wertepaare der nicht komplizierten Rezirkulationsherzen mit normalem Pulmonalarteriendruck herangezogen. Die Ausbildung einer pulmonalen Hypertonie führt bekanntlich zur Verringerung des Shuntvolumens and andererseits verstärkt sie die von uns verwendeten Röntgensymptome, so daß die geprüfte Korrelation verfälscht würde. Die Anordnung des Punkteschwarms in beiden Diagrammen (Abb. 49a und 49b) bestätigt diese Tatsache, denn die Wertepaare nahezu aller Vitien mit pulmonalem Hochdruck fielen aus der linearen Korrelation heraus. Die berechneten Regressionsgeraden waren für beide Korrelationen relativ gut definiert. Das Bestimmtheitsmaß betrug bei Verwendung des relativen Lungendurchflusses als hämodynamische Bezugsgröße $B = 0{,}61$ (Korrelationskoeffizient $r = 0{,}78$). Die Korrelation zur absoluten Größe des Shuntvolumens war etwas weniger streng. Das Bestimmtheitsmaß der Regressionsgeraden betrug hier $B = 0{,}34$. Der zugehörige Korrelationskoeffizient $r = 0{,}58$ lag aber mit 99% statistischer Sicherheit noch über dem entsprechenden Zufallshöchstwert, so daß die lineare Beziehung beider Größen als für biologisches Material gut gesichert gelten kann. Wenn man außerdem berücksichtigt, daß sowohl die berechneten Shuntvolumina als auch die röntgenologische Punktebewertung nur Annäherungswerte darstellen können, steht eine relativ enge Abhängigkeit der röntgenologischen Zeichen von der Zunahme des Lungendurchflusses außer Zweifel, vorausgesetzt, daß noch keine pulmonale Drucksteigerung vorliegt.

Im Gegensatz zu den Mitralvitien und zum Cor pulmonale mit ganz überwiegend normal großen Gefäßzacken am Pulmonalisbogen waren die *Pulmonalispulsationen* bei mehr als vier Fünfteln der angeborenen Herzfehler mit Links-Rechts-Shunt deutlich, zum Teil extrem verstärkt. Bei den übrigen Vitien lag die Exkursionsbreite im Bereich des Normalen. Abgeschwächte oder aufgehobene Randbewegungen wie bei manchen Fällen fortgeschrittener Mitralvitien sahen wir in keinem einzigen Fall. Die Häufigkeit normal großer Pulmonaliszacken lag beim offenen Ductus arteriosus und bei fehlmündenden Lungenvenen etwas höher als bei den anderen Mißbildungen (Tab. 4). Dabei muß man einerseits berücksichtigen, daß beim Ductus arteriosus das Auswurfvolumen der rechten Kammer nicht vergrößert ist und das Shuntvolumen erst an der Einmündungsstelle des Ductus in die Pulmonalarterie zugemischt wird, und andererseits enthält die Gruppe der partiellen Lungenvenentranspositionen eine Reihe von Fehlmündungen lediglich

Tabelle 4

Pulmonalispulsationen im Kymogramm bei 94 Vitien mit Links-Rechts-Shunt

	Zahl der Fälle	*Pulmonalispulsationen*			diast. Zwischenzacken	*Relation der Pulsationen Pulmonalis/Aorta*		
		extrem verstärkt	verstärkt	normal		P > A	P = A	P < A
Offener Ductus arteriosus und aortopulmonaler Defekt	34	13	7	7	10	4	8	22
Vorhofseptumdefekt	50	17	7	7	9	42	8	—
Ventrikelseptumdefekt	17	7	2	2	—	11	6	—
Atrioventrikulärer Kanal	3	3	—	—	—	3	—	—
Partielle Lungenvenentransposition	10	1	4	5	—	5	5	—

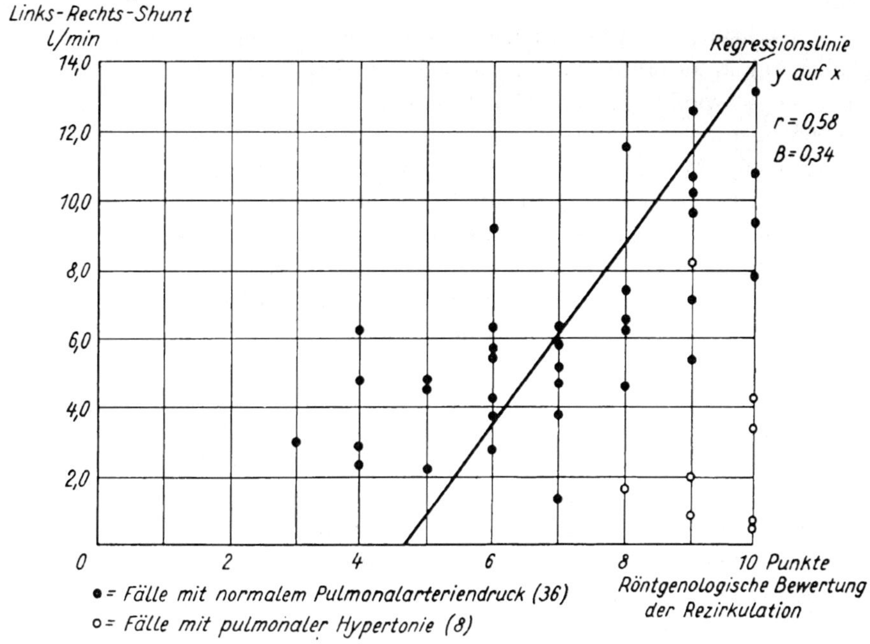

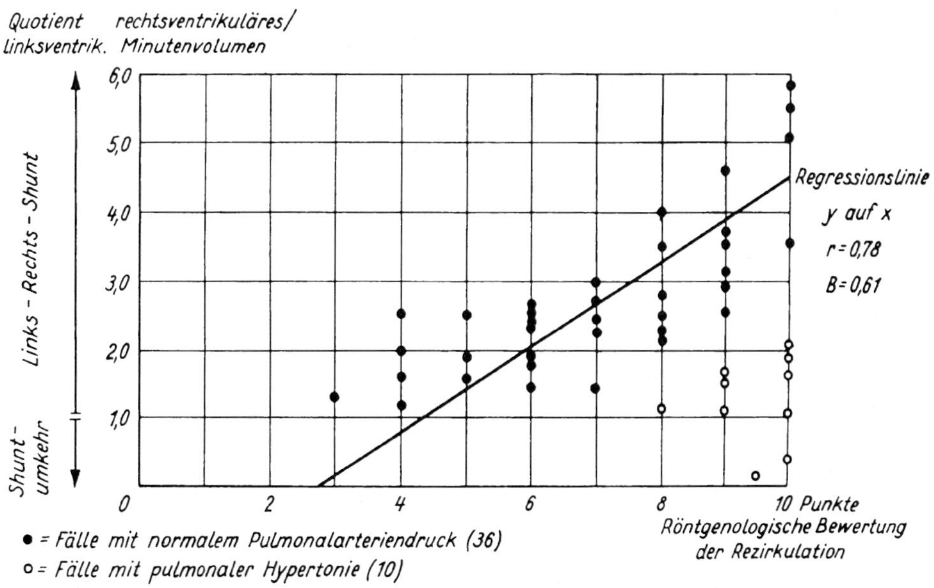

Abb. 49. Graphische Darstellung der Korrelation zwischen dem Shuntvolumen bzw. der relativen Zunahme des rechtsventrikulären Minutenvolumens und den röntgenologischen Zeichen der Rezirkulation im Lungenkreislauf bei angeborenen Herzfehlern mit Links-Rechts-Shunt.

einzelner Venen, die zu einer nur geringen Steigerung des Durchflusses in der pulmonalen Strombahn führten.

Die genaue Betrachtung der Einzelzacken ließ allgemein rasche, geradlinige Lateralbewegungen von hoher Amplitude erkennen. Innerhalb des Pulmonalissegmentes waren als Ausdruck der großen Volumenschwankungen des Gefäßrohres sehr häufig ungewöhnlich starke densographische Linien nachweisbar. Die Medianbewegung während der Diastole zeigte indessen Unterschiede (Abb. 50). Bei zahlreichen Fällen von Vorhofseptumdefekt, Ventrikelseptumdefekt und auch bei mehr als zwei Dritteln der Patienten mit offenem Ductus arteriosus verlief sie rasch und glatt. Bei den übrigen Fällen, am häufigsten beim persistierenden Ductus, aber auch zum Teil beim Vorhofseptumdefekt war der diastolische, medianwärts verlaufende Zackenschenkel durch eine zweite Lateralbewegung aufgesplittert, manchmal kam es auch zu mehrfachen Aufsplitterungen (Abb. 51). Dieser Befund entspricht den von Heckmann beschriebenen diastolischen Zwischenzacken, die nach dem Schrifttum bisher nur für den offenen Ductus bekannt sind.

Über die Relation der Bewegungsamplitude zwischen Lungenschlagader und Aorta bei den verschiedenen Mißbildungen mit Links-Rechts-Shunt unterrichtet die Tabelle 4. Beim persistierenden Ductus pulsierte erwartungsgemäß in der überwiegenden Mehrzahl der Fälle der Aortenknopf stärker als der Pulmonalisbogen, während bei den übrigen Kurzschlußverbindungen immer das umgekehrte Verhalten zu beobachten war. Bei einem kleineren Teil des Krankengutes, relativ am häufigsten bei fehlmündenden Lungenvenen, hatten die Pulmonalis- und Aortenzacken gleiche Amplitudenhöhe. Postoperativ registrierten wir unter 27 erfolgreich operierten Fällen 23mal eine deutliche Abnahme der Pulsationen sowohl am Pulmonalisbogen als auch an den Hilusarterien (Abb. 43), während bei 4 Patienten (Vorhofseptumdefekt und Ductus arteriosus persistens) die vergrößerten Pulmonaliszacken nach der Operation eine unverändert hohe Amplitude beibehielten.

Die mit pulmonaler Hypertonie einhergehenden Rezirkulationsherzen zeigten ebenfalls am Pulmonalisstamm verstärkte Gefäßbewegungen, zum Teil sogar sehr große Schleuderzacken. Dagegen registrierten wir ausgesprochen kleine Randbewegungen lediglich bei einem offenen Ductus mit sehr starker Druckerhöhung in der A. pulm. (136/104 mm Hg, Mitteldruck 108) und Shuntumkehr.

Im Elektrokymogramm kamen die verstärkten Pulmonalispulsationen in einer großen Amplitude und einem meist spitzen Kurvengipfel zum Ausdruck. Die Amplitudenhöhe übertraf beim Vorhofseptumdefekt und Ventrikelseptumdefekt fast durchgehend die der Aorta, während beim Ductus arteriosus teilweise das umgekehrte Verhalten, häufig aber auch gleich große Kurven an beiden Schlagadern zu beobachten waren. Die Kurvenform entsprach beim unkomplizierten Vorhofseptumdefekt weitgehend den Literaturangaben, d. h., nach spitzem Gipfel folgte ein äußerst rascher Abfall als Zeichen des beschleunigten Blutabstromes in die Peripherie. Zum Zeitpunkt des Pulmonalklappenschlusses hatten die Kurven den Fußpunkt schon fast erreicht, die Incisur war dementsprechend tief lokalisiert (Abb. 52). Wir beobachteten aber auch andere Kurvenformen mit weniger raschem Abstieg und fehlender oder hochgelegener Incisur, und zwar ohne daß der Pulmonalarteriendruck in solchen Fällen gesteigert war. Beim offenen Ductus traten in einem Drittel der Fälle Doppelgipfel auf (Abb. 52), manchmal lag die Incisur, ähnlich wie bei den Septumdefekten, ausgesprochen tief oder fehlte vollständig.

Die Durchsicht unseres Materials ergab ferner, daß doppelgipflige Eky-Kurven der Pulmonalis auch beim Vorhofseptumdefekt, Ventrikelseptumdefekt und bei einem Patienten mit Lungenvenentransposition auftraten. Diese Beobachtung steht in Widerspruch zu der besonders von Heckmann vertretenen Meinung, daß doppelgipflige Kurven für den persistierenden Ductus arteriosus pathognomonisch seien. Auch Heckmanns Angabe, wonach eine Shuntumkehr zur „Vertauschung" der Kurvenform zwischen Aorta und Pulmonalis führe, fanden wir nicht bestätigt. Die von uns beobachteten Fälle mit Shuntumkehr wiesen an der Aorta keine Incisur

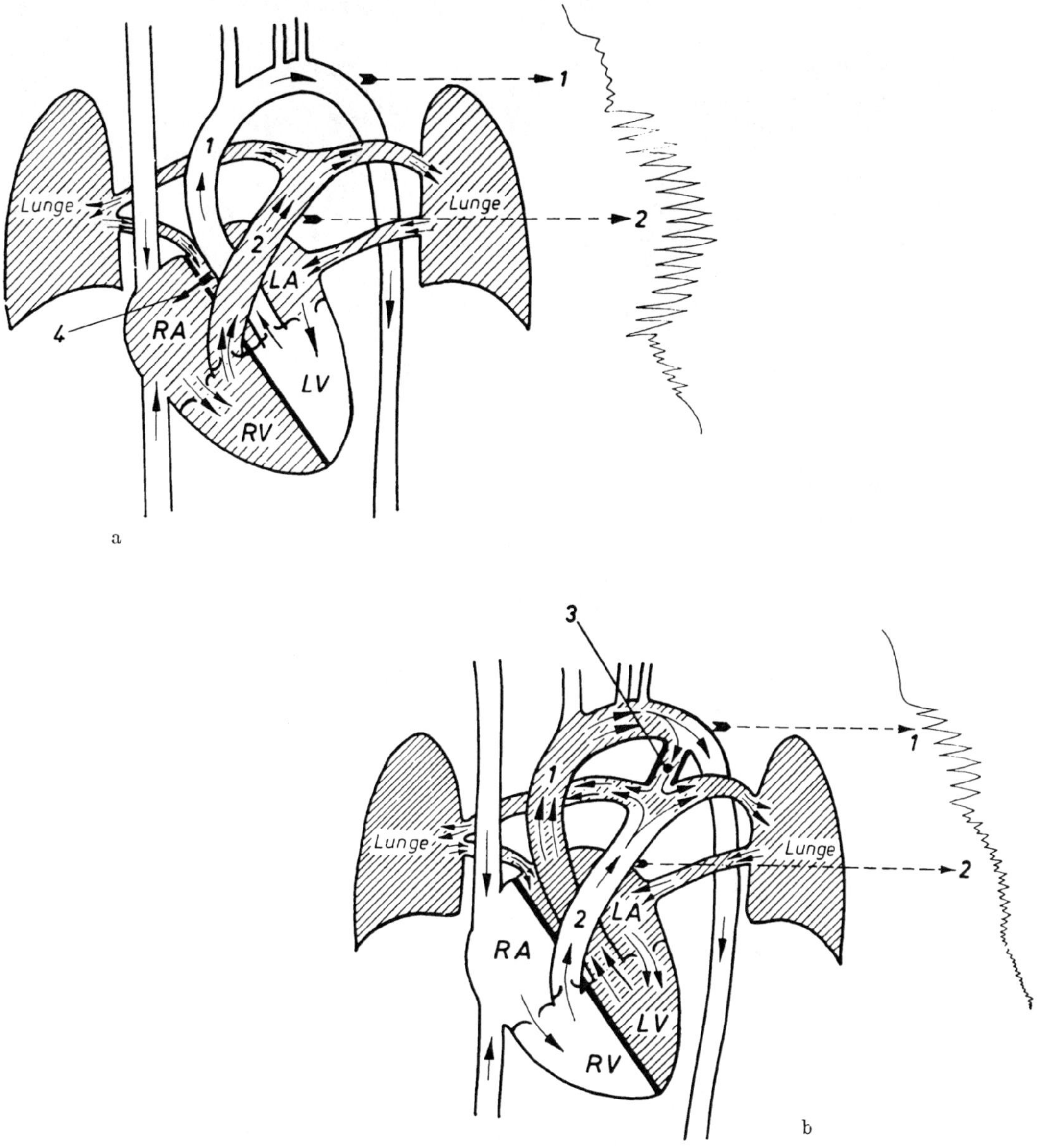

Abb. 50. Schema der Haemodynamik.

a) bei Vorhofseptumdefekt; b) bei persistierendem Ductus arteriosus.

1 = Aorta; 2 = A. pulmonalis (Truncus); 3 = Ductus arteriosus persistens; 4 = Vorhofseptumdefekt.
LA = linkes Atrium; RA = rechtes Atrium; LV = linker Ventrikel; RV = rechter Ventrikel.

Beim Vorhofseptumdefekt, Ventrikelseptumdefekt und bei fehlmündenden Lungenvenen pulsiert der Pulmonalisbogen stärker als der Aortenknopf, weil sich das Schlagvolumen der rechten Kammer um die Menge des von links zugemischten Kurzschlußblutes erhöht. Die Pulmonalarterie unterliegt deshalb bei diesen Vitien größeren pulsatorischen Kaliberschwankungen als die Aorta (50a).

Bei persistierendem Ductus arteriosus wird dagegen das Shuntvolumen erst an der Pulmonalisbifurkation dem Lungenkreislauf zugemischt, so daß der Pulmonalarterienstamm aus der rechten Kammer nur ein normales Schlagvolumen aufnimmt, während der Anfangsteil der Aorta bis zum Abgang des Ductus in die Rezirkulation mit einbezogen ist und unter erhöhter Volumenbelastung steht. Bei dieser Mißbildung pulsiert deshalb der Aortenknopf in der Regel kräftiger als der Pulmonalisbogen. Die erhöht volumenbelasteten Abschnitte sind schraffiert gezeichnet.

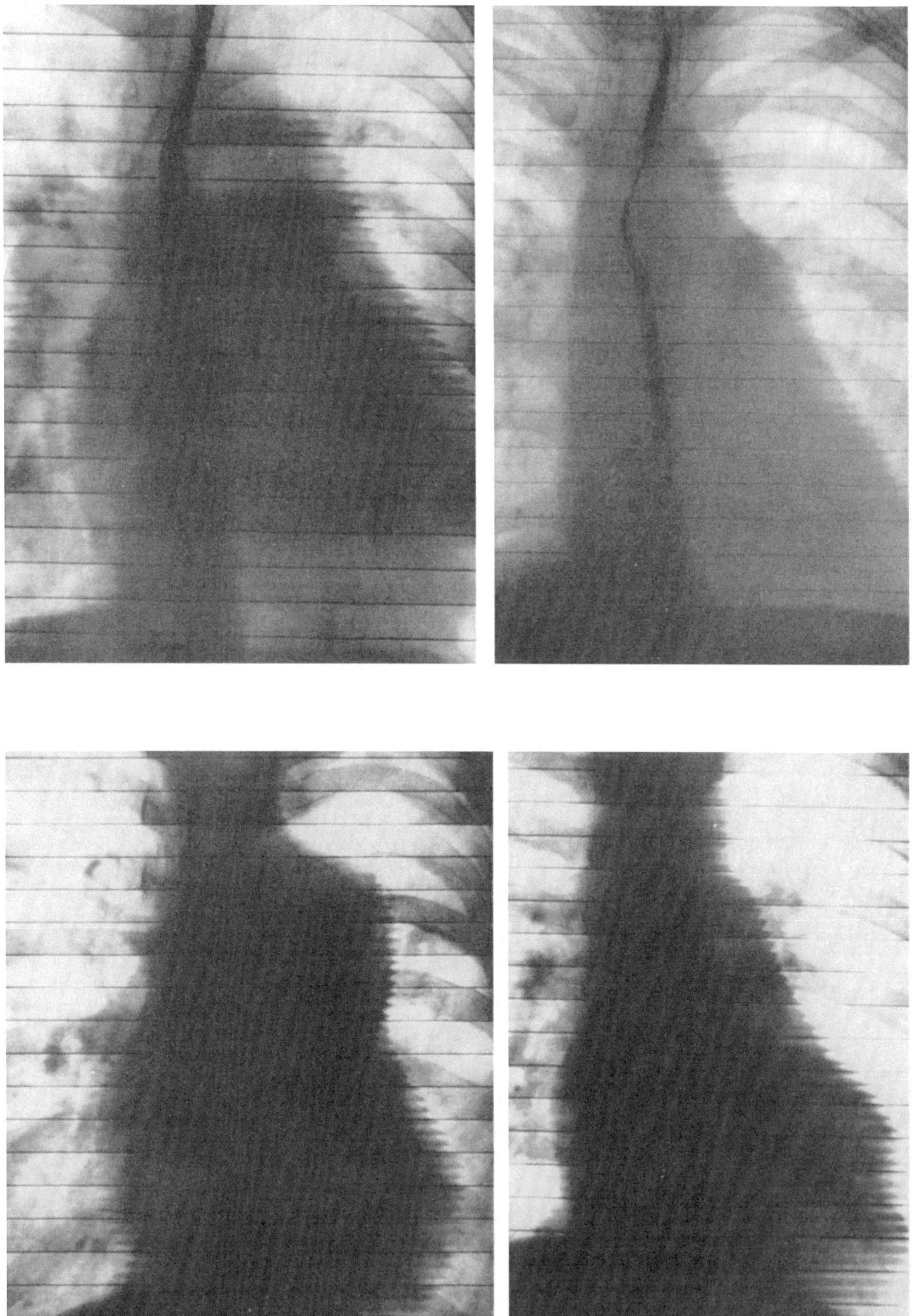

a b c d

Abb. 51. Kymographische Kurvenbilder bei Rezirkulationsherzen.

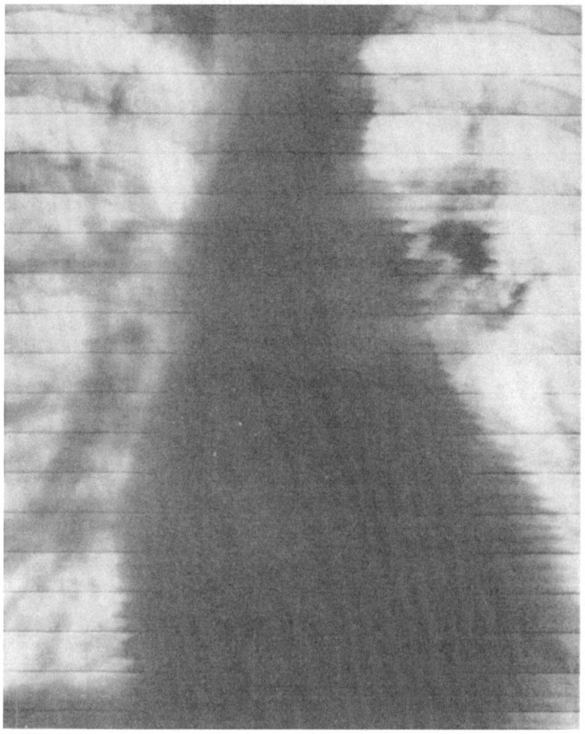

e

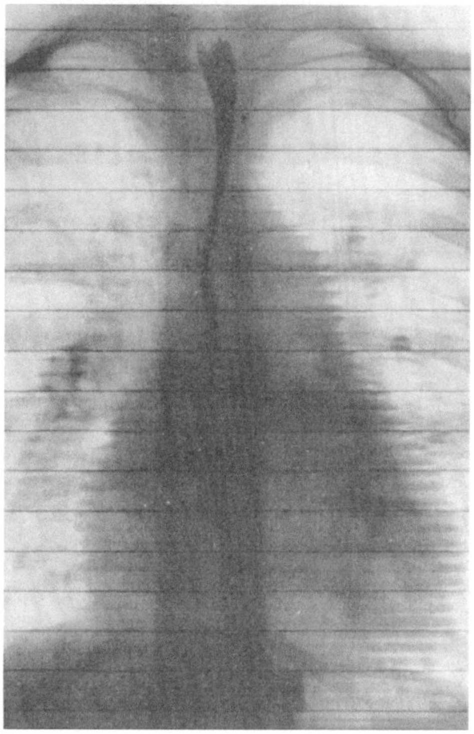

Abb. 51a. Großer Vorhofseptumdefekt mit verstärkten Pulsationen des Pulmonalisbogens und fast aufgehobenen Bewegungen am Aortenknopf. Eigenpulsationen der absteigenden rechten Pulmonalarterie im Hilus.

Abb. 51b. Ductus arteriosus persistens.

Kräftige Aortenpulsationen bei relativ kleinen Pulmonaliszacken mit Doppelgipfeln (diastolische Zwischenzacken). Die stark pulsierende Aorta ist für den offenen Ductus typisch, weil der Anfangsteil der Aorta verstärkt volumenbelastet ist.

Die Amplitude der Aorten- und Pulmonaliszacken verhält sich umgekehrt wie bei den Vorhof- oder Ventrikelseptumdefekten und den fehlmündenden Lungenvenen (siehe Schema Abb. 50).

Abb. 51c. Ductus arteriosus persistens mit pulmonaler Hypertonie und Shuntumkehr. In diesem Fall pulsiert der aneurysmatische Trunc. pulm. stärker als der Aortenknopf (entgegengesetztes Verhalten der sonst beim Ductus arteriosus zu beobachtenden größeren Aorten- und kleineren Pulmonalisbewegungen).

Abb. 51d. Vorhofseptumdefekt mit einem Shuntvolumen von 2,1 l/min. Normale Relation der Gefäßzacken beider Schlagadern.

Abb. 51e. Ventrikelseptumdefekt mit mäßiger pulmonaler Drucksteigerung (Druckwerte in der A. pulm. 46/13, Mitteldruck 23). Verstärkte Pulsationen am Pulmonalissegment und kräftige Eigenbewegungen der rechten Pulmonalarterie im Hilus.

Abb. 51f. Vorhofseptumdefekt und Ventrikelseptumdefekt. Normaler Pulmonalarteriendruck, sehr großes Shuntvolumen. Die Pulmonaliszacken sind stark vergrößert und die densographischen Linien besonders ausgeprägt. Auch im rechten Hilus pulsiert die A. pulmonalis sehr kräftig.

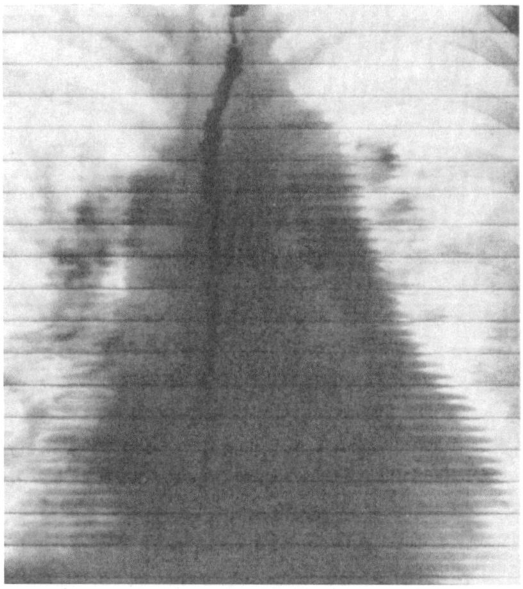

g

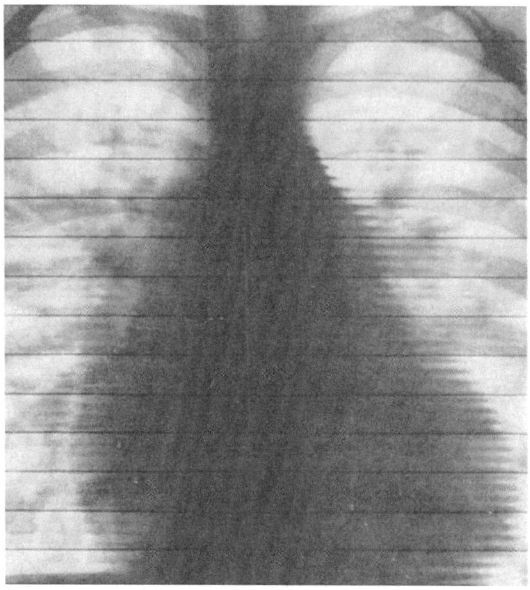

h

Abb. 51g. Partielle Lungenvenentransposition, Vorhofseptumdefekt (Fehlmündung der rechten Pulmonalvenen in das rechte Atrium).

Sehr große Randbewegungen und starke Dichteschwankungen des Pulmonalissegments.

Abb. 51h. Cor triloculare biventriculare.

Mittelgradige pulmonale Hypertonie, Kreuzshunt. Im Pulmonalissegment verstärkte densographische Linien und große Randzacken.

auf. Andererseits traten bei manchen Patienten mit offenem Ductus an den Aortenkurven ausgeprägte dikrote Wellen auf, ohne daß eine pulmonale Hypertonie vorlag. Diese diastolischen Incisuren der Aorta korrespondierten stets mit einer doppelgipfligen Pulmonaliskurve. Bei Rezirkulationsherzen mit pulmonaler Hypertonie fehlte dagegen häufig die Incisur an der Pulmonalis, beim offenen Ductus registrierten wir sie aber selbst in den 2 Fällen mit Shuntumkehr.

Auf Grund unserer eingehenden kymographischen und elektrokymographischen Untersuchungen bei Rezirkulationsherzen läßt sich sagen, daß der Nachweis kräftiger Pulsationen am prominenten Pulmonalisbogen mit schnellen Lateralbewegungen und densographischen Linien zusammen mit pulsatorischen Eigenbewegungen der Hilusarterien ein wichtiger Hinweis auf ein Rezirkulationsgeschehen im Lungenkreislauf ist. Ähnliche Verhältnisse findet man sonst nur noch bei der (seltenen) Pulmonalklappeninsuffizienz. Die Form der einzelnen Pulmonaliszacken kann aber sehr unterschiedlich sein und bietet keine sicheren diagnostischen Kriterien. So können wir insbesondere den sogenannten diastolischen Zwischenzacken im Flächenkymogramm und den entsprechenden doppelgipfligen Pulmonaliskurven im Eky nur eine zweitrangige Bedeutung zumessen. Kurvenabläufe dieser Art sahen wir nicht nur beim Ductus arteriosus persistens, für den die Zwischenzacke als pathognomonisch gilt, sondern auch bei anderen Kurzschlußverbindungen mit Links-Rechts-Shunt und selbst bei einigen Patienten mit Hyperthyreose. Heckmanns Erklärung, daß der etwas verspätete Zustrom des Shuntvolumens über einen persistierenden Ductus die Ursache des zweiten Kurvenanstieges während der Diastole sei, kann demnach nicht für alle Fälle Gültigkeit haben. Nach unserer Auffassung spielen vor allem pulsatorische Positionsänderungen der Schlagadern für das Zustandekommen des Doppelgipfels eine wesentliche Rolle, zumal wir in zahlreichen Fällen den zweiten Kurvenanstieg gleichzeitig auch an der Aorta beobachten konnten (Abb. 52). Verhältnismäßig zuverlässig und

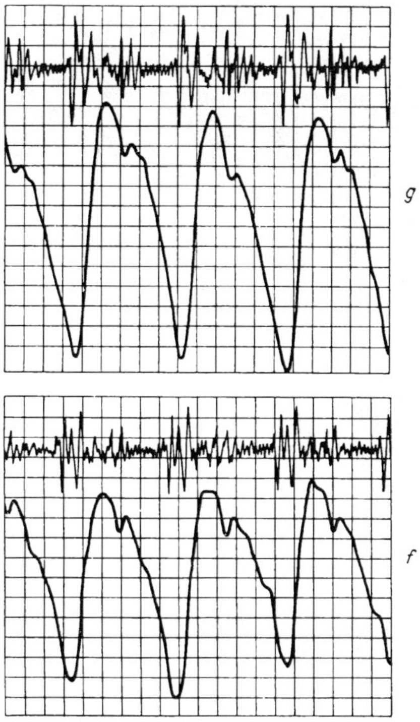

a

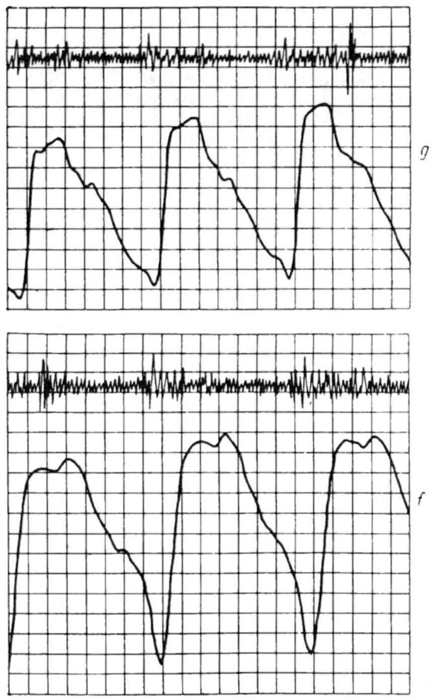

b

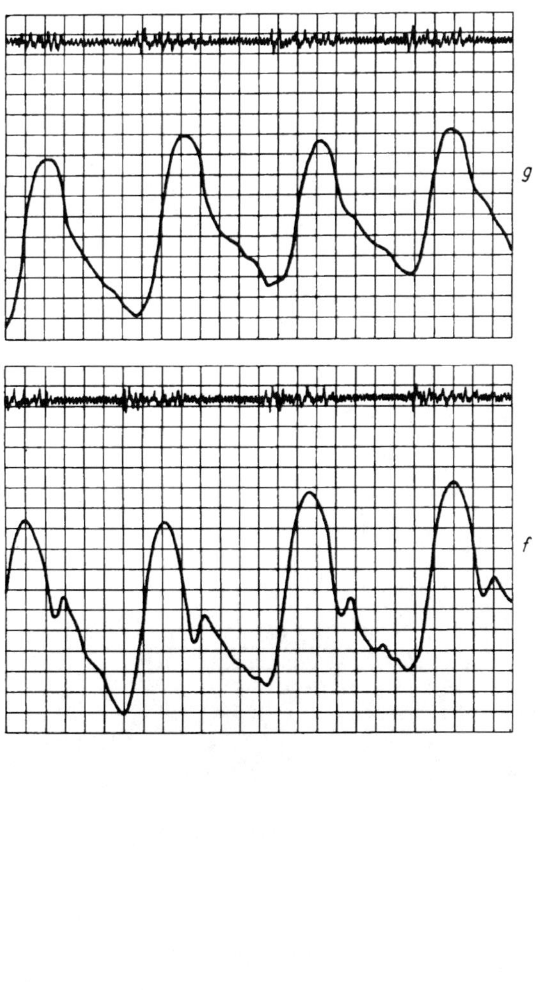

c

Abb. 52
Elektrokymographische Kurven der A. pulm. und Aorta bei Rezirkulationsherzen.

In Übereinstimmung mit der von HECKMANN gewählten Bezeichnung der Abgriffspunkte am Herzschatten sind die Ableitungen am Pulmonalisbogen mit f und am Aortenknopf mit g gekennzeichnet. Die Registrierung in rechter vorderer Schrägstellung ist aus dem Index 1 zu ersehen.

a bis f) Ductus arteriosus persistens.

Sehr häufig lassen sich analog zu den im Flächenkymogramm auftretenden diastolischen Zwischenzacken Doppelgipfel beobachten. Diese treten oft gleichzeitig auch an der Aorta auf. Bei einer ganzen Reihe von Fällen fehlen jedoch die Doppelgipfel (f). Erklärung siehe im Text.

g bis k) Vorhofseptumdefekt.

Der diastolische Kurvenabfall ist meist glatt, die Incisur sitzt teilweise sehr tief (i). In manchen Fällen treten auch Doppelgipfel auf (k). Erklärung siehe im Text.

l und m) Partielle Lungenvenentransposition.

Auch hier sind zum Teil Doppelgipfel an der Pulmonalis oder gleichzeitig an beiden Schlagadern zu beobachten.

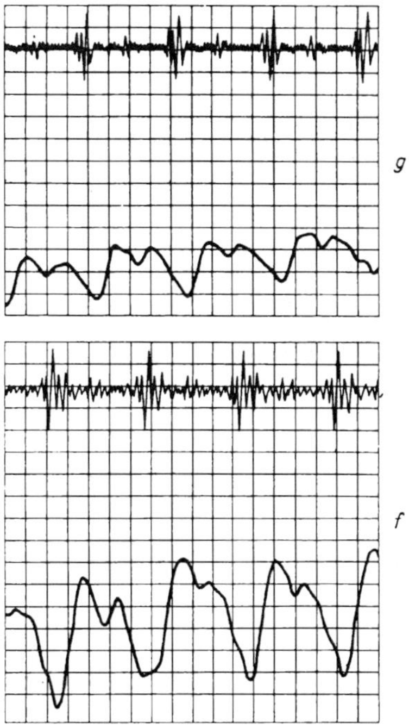

d

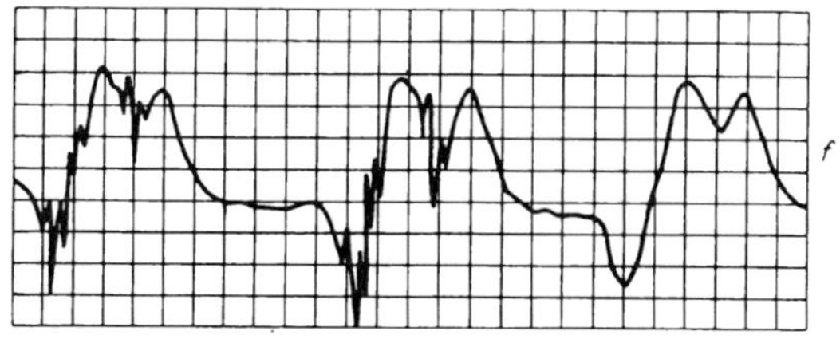

e

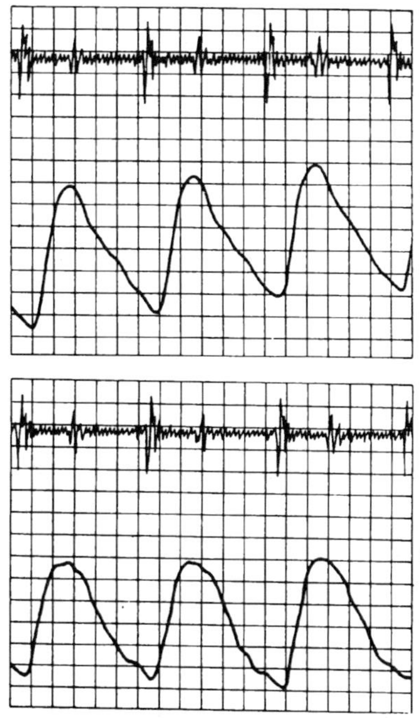

f

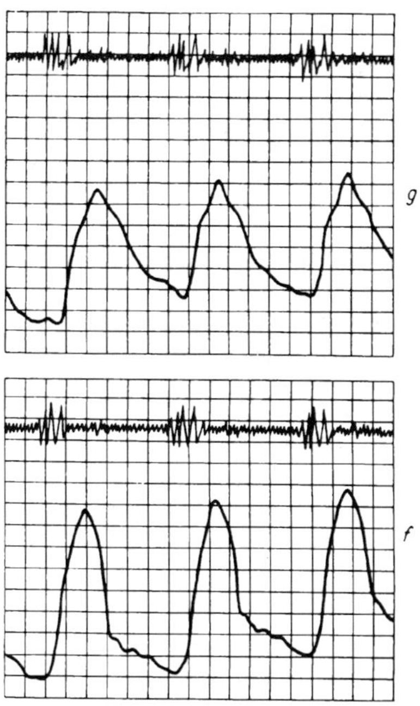

g

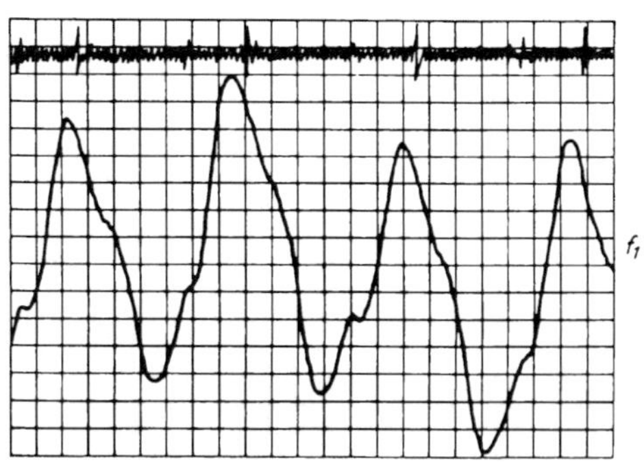

h

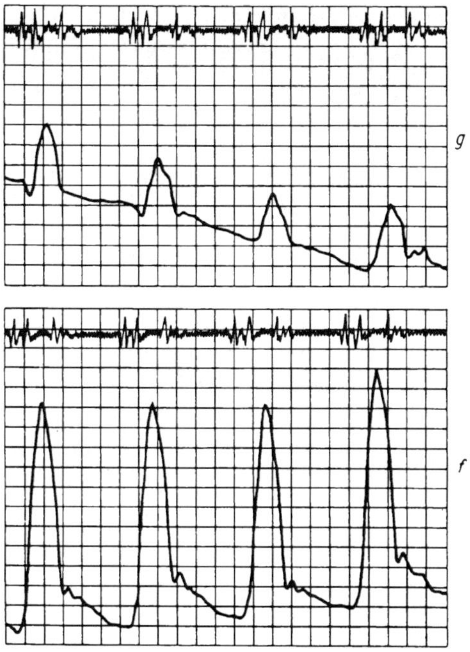

i

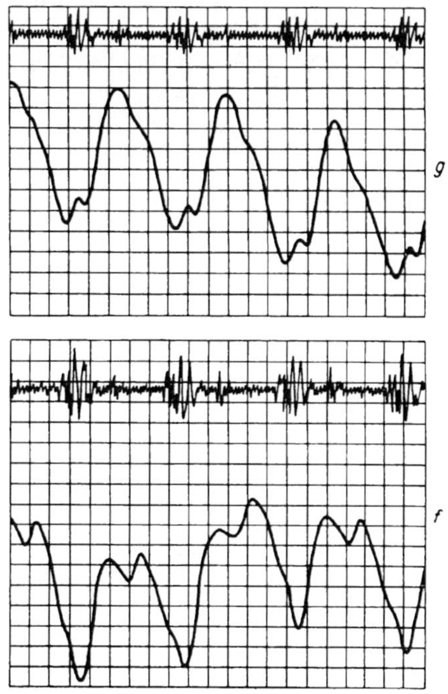

k

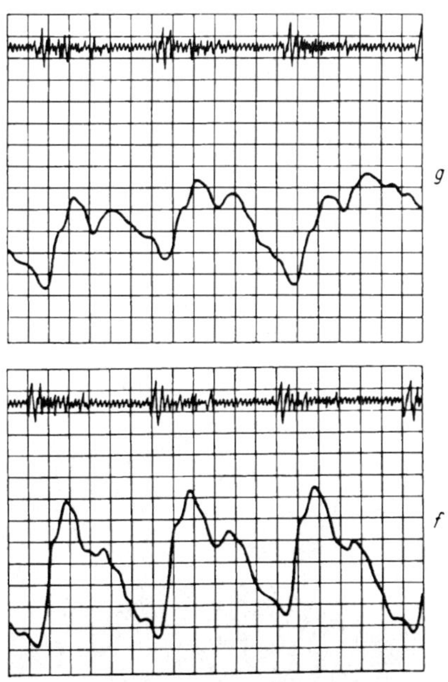

l

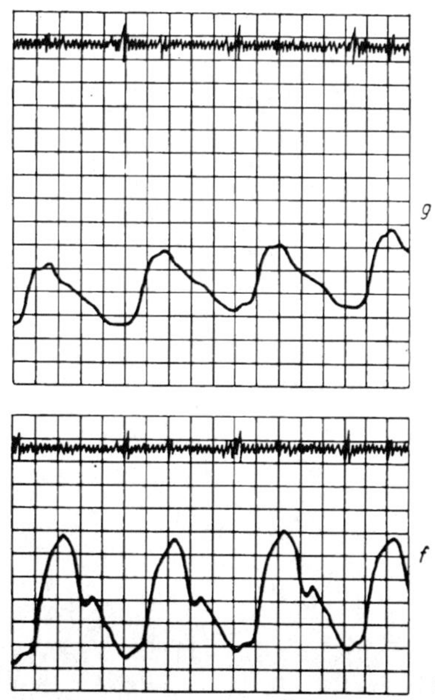

m

richtungweisend für die Diagnose ist auch die Relation zwischen den Pulmonalis- und Aortenamplituden, denn unter den Rezirkulationsherzen findet man nur beim persistierenden Ductus ein Überwiegen der Aortenpulsationen, während bei den Septumdefekten und den fehlmündenden Lungenvenen der Pulmonalisbogen stets kräftiger oder (bei kleinerem Shuntvolumen) wenigstens gleich stark pulsiert (Tab. 4).

2. *Hyperthyreosen*

Von 163 Patienten mit Hyperthyreose oder Struma war der Pulmonalisbogen in 51 Fällen, d. h. bei fast einem Drittel des Krankengutes, betont (Abb. 53). Die Vorwölbung fiel zwar in allen diesen Fällen auf den ersten Blick hin auf, doch lag eine stärkere Prominenz nur vereinzelt vor. Diese Ausnahmen betrafen ausschließlich Kranke mit bereits lange bestehender Hyperthyreose. Damit kann die von ZDANSKY vertretene Auffassung bestätigt werden, wonach die anfangs funktionelle Pulmonalisdilatation mit der Dauer der Erkrankung offenbar durch Wandveränderungen der Schlagader sekundär fixiert wird. Prinzipiell kommt es also unter der mechanischen Volumenbeanspruchung zu einer gleichartigen Wandverdickung des Gefäßrohres wie bei pulmonalem Hochdruck oder Rezirkulation. Die Gewebsveränderungen sind aber wegen der geringeren Belastung offenbar weit weniger ausgeprägt und bleiben auf einzelne Fälle beschränkt.

Um einen Einblick in die Beziehungen zwischen der Schwere des Krankheitsbildes und den röntgenologischen Veränderungen zu gewinnen, schlüsselten wir das Material nach der Grund-

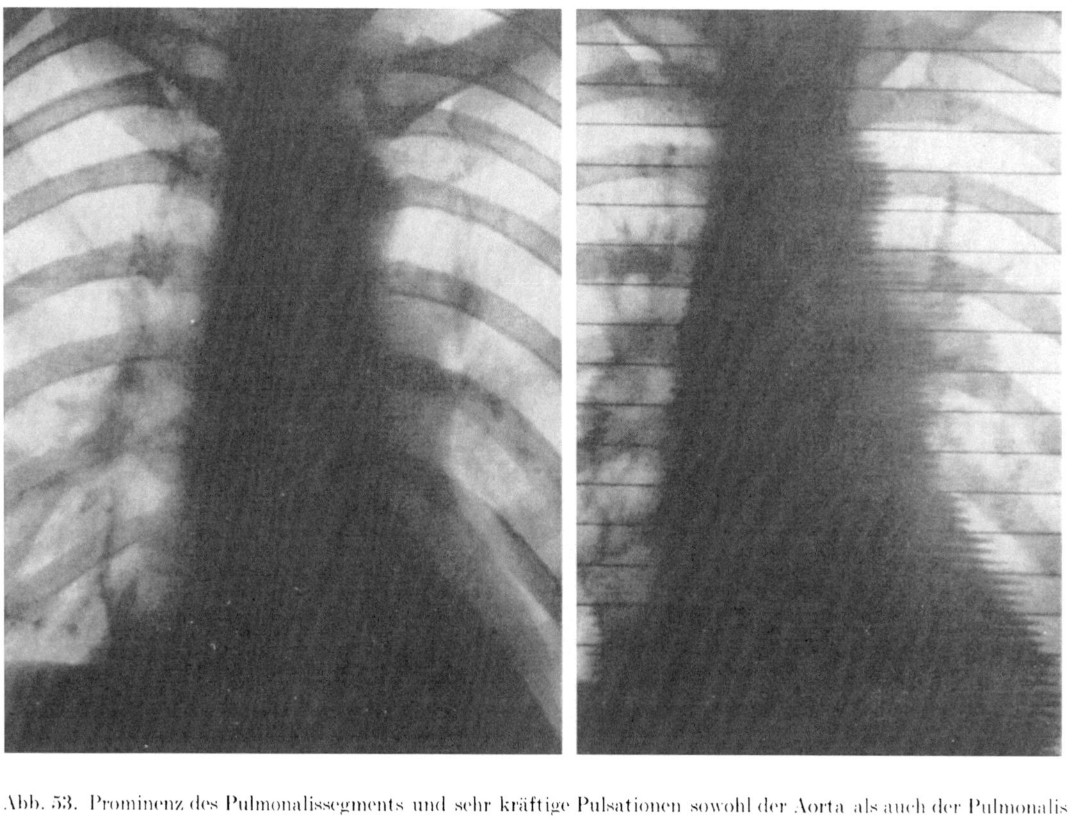

Abb. 53. Prominenz des Pulmonalissegments und sehr kräftige Pulsationen sowohl der Aorta als auch der Pulmonalis im Kymogramm bei einem 35jährigen Patienten mit Hyperthyreose (Grundumsatz + 58%).

umsatzerhöhung und nach dem Lebensalter auf (Tab. 5 u. 6). Wie aus der Zusammenstellung in Tab. 5 hervorgeht, sind bei mittelgradigen und ausgeprägten Hyperthyreosen Betonungen des zweiten Herzbogens häufiger festzustellen als bei leichteren Krankheitsfällen und bei euthyreotischen Strumen. Dieser Unterschied kann als Bestätigung dafür gelten, daß der ausschlaggebende Faktor für die Pulmonaliserweiterung die Volumenbelastung ist, zumal die Grundumsatzsteigerung mit der Zunahme des Herzminutenvolumens weitgehend parallel geht (Stead, Myers u. Mitarb.).

Vergrößerungen des Herzschattens sahen wir bei der Hälfte der Fälle, d. h. häufiger als Pulmonalisbetonungen. Neben dem Schweregrad der Erkrankung spielte auch das Lebensalter eine ausschlaggebende Rolle, denn bei den Patienten höherer Altersklassen war ein betontes Pulmonalissegment seltener zu beobachten als bei Jugendlichen (Tab. 6). Selbst eine Reihe von schweren Basedowfällen bei älteren Patienten ließ die Pulmonalisbetonung am Herzschatten völlig vermissen. Bei jugendlichen Patienten konnte man indessen nicht immer sicher entscheiden, ob die Vorwölbung des Pulmonalissegmentes besonders bei nicht vergrößertem Herzschatten mit der Hyperthyreose in Zusammenhang stand. Bekanntlich kommt eine Betonung des Pulmonalisbogens im Adoleszentenalter als Normvariante ohne pathologische Bedeutung vor. Die Ursache liegt in diesen Fällen in einer mehr lateralen Lokalisation des Pulmonalisstammes (bei normalem Durchmesser des Trunc. pulm.).

Tabelle 5

Pulmonalisbogen und Herzgröße bei 163 Hyperthyreosen und euthyreotischen Strumen

	Zahl der Fälle	Herzschatten normal	Herzschatten vergrößert	Pulmonalissegment normal	Pulmonalissegment betont
1. Leichte Hyperthyreosen (GU unter + 30%, aber klinisch deutliche Zeichen)	59	41	18	46	13
		(2,3:1)		(3,3:1)	
2. Mittelschwere Hyperthyreosen (GU + 30% bis + 50%)	56	27	29	33	23
		(0,9:1)		(1,4:1)	
3. Ausgeprägte Thyreotoxikosen (GU über 50%)	34	6	28	22	12
		(0,2:1)		(1,8:1)	
4. Große euthyreotische Strumen	14	8	6	11	3
		(1,3:1)		(3,7:1)	
Gesamtzahlen	163	82	81	112	51
		(1,0:1)		(2,2:1)	

Tabelle 6

Pulmonalisbogen bei Hyperthyreosen verschiedener Altersklassen

Lebensalter	Zahl der Fälle	Grundumsatz	Pulmonalissegment normal	Pulmonalissegment betont
16 bis 30 Jahre (mittleres Alter 24 Jahre)	30	+ 32%	17	13
			(1,3:1)	
31 bis 50 Jahre (mittleres Alter 38 Jahre)	76	+ 39%	53	23
			(2,3:1)	
über 50 Jahre (mittleres Alter 55 Jahre)	57	+ 47%	42	15
			(2,8:1)	

3. *Chronische Anämien, Polycythaemia vera, arteriovenöse Fisteln*

Um zur Frage der von Zdansky angegebenen Pulmonalisvorwölbung beim Anämieherzen Stellung nehmen zu können, sahen wir die Röntgenbilder von insgesamt 100 in unserer Klinik stationär behandelten chronischen Anämien verschiedener Genese durch. Das Material umfaßt Tumoranämien bei Carcinomen und Leukosen, Blutungsanämien, megaloblastäre Anämien, hämolytische sowie aplastische Anämien.

Während allseitige Herzvergrößerungen relativ häufig zu beobachten waren, sahen wir nur in 4 Fällen eine Betonung bzw. Prominenz des Pulmonalisbogens. Bei einem dieser Kranken, einem 21jährigen Patienten mit Panmyelophthise, bestanden lange Zeit keinerlei kardiale Dekompensationszeichen, und der Herzschatten vergrößerte sich erst im terminalen Stadium stärker. Bereits bei der Klinikaufnahme war aber röntgenologisch eine Verlängerung und leichte Vorwölbung des Pulmonalissegments festzustellen. Zu diesem Zeitpunkt bestand bereits eine starke Anämie (Hb. 3,0 g %, Ery. 0,89 Mill.). Der Beginn der Erkrankung war anamnestisch etwa 10 Monate früher zu vermuten. Im linksseitlichen Tomogramm wurden die konvexe Vorwölbung des Trunc. pulm. nach cranial und die weitgehende Ausfüllung des Retrosternalfeldes durch den Conus pulm. sichtbar. Kymographisch registrierten wir kräftige und frequente Pulsationen beider Schlagadern und des Ventrikelbogens. An der Pulmonalarterie zeigten sich angedeutet diastolische Zwischenzacken. Das Röntgenbild glich in diesem Stadium weitgehend den Veränderungen bei jugendlichen Hyperthyreosen. Ein Herzfehler und eine respiratorische Insuffizienz wurden ausgeschlossen. Tuberkulös-fibröse rechtsseitige Spitzenveränderungen blieben nach dem Ergebnis der Lungenfunktionsprüfung ohne wesentliche Rückwirkung auf die Atemfunktion.

Eine Vergleichsaufnahme aus dem Zeitraum vor der Erkrankung ließ keine Betonung der Pulmonalis erkennen, so daß der Verdacht eines ursächlichen Zusammenhanges zwischen der Anämie und der Erweiterung der zentralen Lungenschlagader hinreichend begründet ist.

Auch bei der Polycythaemia vera konnten wir nur ausnahmsweise (bei einem von 80 Fällen) eine Vorwölbung der zentralen Lungenschlagader am Herzschatten sehen. Dagegen bestanden in der überwiegenden Mehrzahl der Fälle an der Aorta ausgeprägte Sklerosezeichen, und zwar auch schon bei Patienten der mittleren Altersgruppe. Im Gegensatz zum unauffälligen zentralen Teil der Lungenschlagader war die Gefäßzeichnung der Lungenfelder sehr häufig verstärkt, die verbreiterten Schattenbänder der Arterien ließen sich mit harmonischer Verjüngung meist ungewöhnlich weit bis in den Lungenmantel verfolgen. Die fehlende Prominenz des Pulmonalissegments erwies sich in Verbindung mit der diffus verstärkten Lungengefäßzeichnung als relativ charakteristisch für die Polycythaemia vera und kann in diagnostisch unklaren Fällen für die Abgrenzung gegenüber pulmonal bedingten symptomatischen Polyglobulien gut verwertet werden (Richter).

Das Gefäßbild der Polycythaemie ist aus der besonderen hämodynamischen Situation zu verstehen. Die abnorme Erhöhung der Gesamtblutmenge und die veränderte Blutzusammensetzung mit vermehrter Viscosität führen zur Überfüllung des gesamten Kreislaufsystems, vor allem der peripheren Gefäßprovinzen und zur Blutstromverlangsamung. Das Herzminutenvolumen bleibt unter Ruhebedingungen normal. Für den zentralen Windkessel der Lungenschlagader besteht demzufolge keine erhöhte Volumenbelastung und wegen der peripheren Strombahnweitstellung offenbar auch keine wesentlich vermehrte Druckbelastung. Die verstärkte periphere Lungenzeichnung erklärt sich aus der starken Blutüberfüllung der Gefäße. Wir fanden indessen elektrokardiographisch und auch bei Atemfunktionsanalysen Hinweiszeichen dafür, daß es bei länger bestehenden ausgeprägten Polycythaemien sekundär zur Drucksteigerung in der Lungenstrombahn kommen kann (Richter und Lübeck). Der eine Fall aus unserem Material mit vorgewölbtem Pulmonalisbogen ist wohl am ehesten in diesem Sinne zu deuten.

Bei einem Patienten mit arteriovenösem Aneurysma der Femoralgefäße nach Oberschenkelschußverletzung sahen wir an dem allseitig vergrößerten Herzschatten kein auffälliges Vorspringen des Pulmonalisbogens. Nach dem Schichtbild war der Trunc. pulm. jedoch erweitert. Ganz analog verhielten sich der Pulmonalisbogen und Truncusschatten im Tomogramm bei einem Fall von multiplen arteriovenösen Fisteln des großen Kreislaufs bei Klippl-Trénaunay-Parkes-Weber-Syndrom.

Gelegentlich können auch große oder multiple arteriovenöse Fisteln der Lunge zu einer Erweiterung des Trunc. pulm. führen, wie wir am Beispiel eines Falles multipler arteriovenöser Lungenfisteln bei einer 42jährigen Patientin feststellten. Infolge der Hyperzirkulation pulsierten sowohl der vorspringende Pulmonalisbogen als auch die Aorta verstärkt und frequent. Diese Vorwölbung der Pulmonalis vermißten wir aber sonst bei den arteriovenösen Lungenfisteln regelmäßig.

4. *Pulmonalklappeninsuffizienz*

Über eigene Beobachtungen von isolierter organischer Pulmonalklappeninsuffizienz verfügen wir nicht. Dieser Klappenfehler ist so außerordentlich selten, daß man im Schrifttum fast nur kasuistische Mitteilungen findet.

In 3 Fällen unseres Krankengutes mit ausgeprägter pulmonaler Hypertonie (bei 2 Mitralstenosen und einem Patienten mit idiopathischer Pulmonalsklerose) wurde bei der Herzkatheterung eine relative Pulmonalklappeninsuffizienz nachgewiesen. Röntgenologisch fanden wir lediglich im Fall der idiopathischen Pulmonalsklerose Hinweiszeichen für eine Klappeninsuffizienz der Pulmonalis in Form großer schleudernder Pulmonaliszacken im Kymogramm und einer charakteristisch umgeformten elektrokymographischen Kurve (Abb. 54). Die negativen Befunde bei den übrigen 2 Patienten sind strömungsdynamisch offenbar in erster Linie auf die Herabsetzung des rechtsventrikulären Schlagvolumens infolge sehr hohen Pulmonalarteriendruckes zurückzuführen. Für die Richtigkeit dieser Deutung spricht auch unsere Beobachtung, daß nach operativer Korrektur valvulärer Pulmonalstenosen das Auftreten einer Pulmonalklappeninsuffizienz kymographisch gut zu erfassen war. So kam es in 5 Fällen (bei 4 isolierten Pulmonalstenosen und bei einem Patienten mit Fallotscher Trilogie) postoperativ zu einer charakteristischen Umformung der vorher plumpen, abgerundeten Pulmonaliszacken zu schleudernden Randbewegungen mit hoher Amplitude und ausgeprägten densographischen Linien, ähnlich den bei Aortenklappeninsuffizienz auftretenden Schleuderzacken des Aortenknopfes. Im Eky verliefen in allen drei Beobachtungen sowohl der systolische als auch der diastolische Kurvenschenkel ausgesprochen steil, und es fehlte stets die Incisur (Abbildung 55).

Zu der bisher ungeklärten Frage über die Häufigkeit der relativen Pulmonalklappeninsuffizienz ist zu sagen, daß wir unter 170 Mitralvitien, bei denen ein Herzkatheterismus durchgeführt wurde, nur zweimal eine relative Pulmonalinsuffizienz feststellten. Die Schlußunfähigkeit der Pulmonalisklappen bei pulmonaler Hypertonie ist demnach keineswegs so häufig, wie in älteren Arbeiten angenommen wurde. Unsere Beobachtung steht auch mit den pathologisch-anatomischen Untersuchungen Meyers in Einklang, der bei der hypertonischen Sklerose der Lungenschlagader gleichzeitig mit der Dilatation des Conus und Trunc. pulm. auch eine Größenzunahme der Pulmonalisklappen fand (Abb. 24). Die Schlußfähigkeit der Klappen bleibt demnach selbst bei stark erweitertem Ostium lange erhalten. Diese Anpassung der Klappen kommt durch Dehnung und Verstärkung des Fasergerüstes zustande und wird als unmittelbare Folge des durch den Hochdruck verstärkten Rückstoßes der Blutsäule angesehen. Auch bei kon-

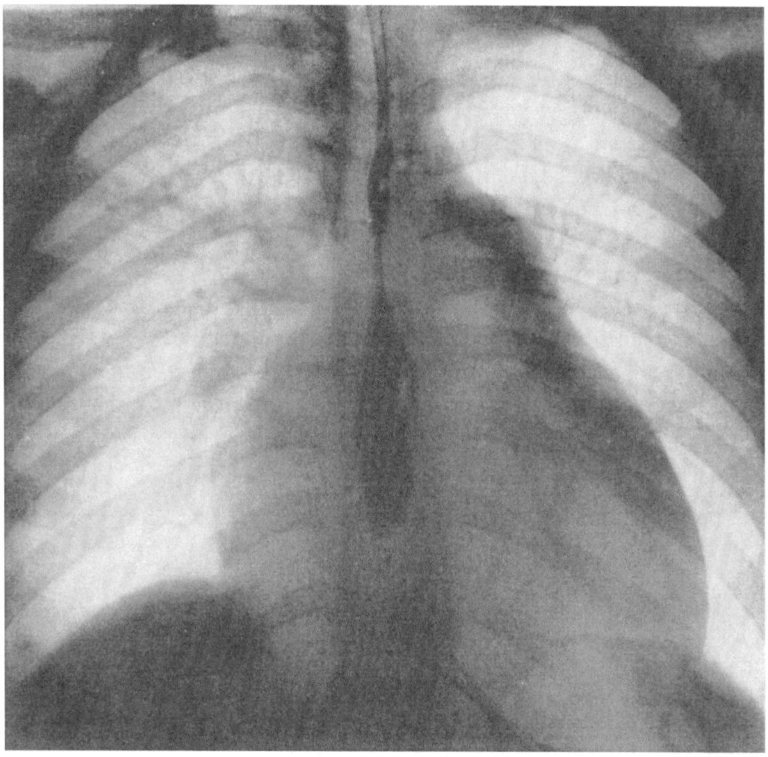

a

Abb. 54
Relative Pulmonalklappeninsuffizienz bei essentieller pulmonaler Hypertonie. Starke pulmonale Drucksteigerung, Polyglobulie, obere Einflußstauung, Leberstauung. 18jähriger Patient.

genitalen Vitien mit Links-Rechts-Shunt und aneurysmatischer Ausweitung der Lungenschlagader dürfte es zu diesem eigenartigen „Klappenwachstum" kommen, denn bei den Mißbildungen dieses Formenkreises tritt eine relative Pulmonalinsuffizienz ebenfalls verhältnismäßig selten auf. So war beispielsweise in unserem Material unter 121 Fällen nur 1 relative Pulmonalklappeninsuffizienz festzustellen (Beyer und Richter).

c) Die Erweiterungen des Truncus pulmonalis bei Pulmonalstenosen

Von den verschiedenen Stenoseformen der rechten Ventrikelausflußbahn und der Pulmonalarterie führen ganz überwiegend die Klappenstenosen zur poststenotischen Dilatation des Trunc. pulm., während bei den infundibulären Stenosen der Truncus meist normal oder leicht hypoplastisch, aber nur selten ektatisch gefunden wird (Künzler und Schad, Thurn). Bei den Doppelstenosen (Konus- und Klappenstenosen), die besonders häufig bei Fehlern der Fallotgruppe anzutreffen sind, darf man je nach dem funktionellen Anteil beider Formen an der Strombahneinengung unterschiedliche Befunde erwarten.

Die Ursache dieser Pulmonalisausweitungen wird von manchen Autoren als noch unklar bezeichnet. In neueren Arbeiten findet man vor allem die Ansicht vertreten, daß hauptsächlich die turbulente Strömung im Engpaß mit starken poststenotischen Wirbelbildungen, die eine große kinetische Energie aufweisen, zur Ausweitung des Gefäßrohres führt. Angiokardiographische Beobachtungen ergaben außerdem, daß der Ejektionsstrahl je nach der konzentrischen oder exzentrischen Lage der verengten Klappenöffnung auf verschiedene Wandstellen des Trunc. pulm. auftreffen und dort zu lokalen Buckelbildungen führen kann. Als weitere ursächliche Faktoren wurden angeborene Gefäßwandschwäche (van Buchem) und sekundärer

b

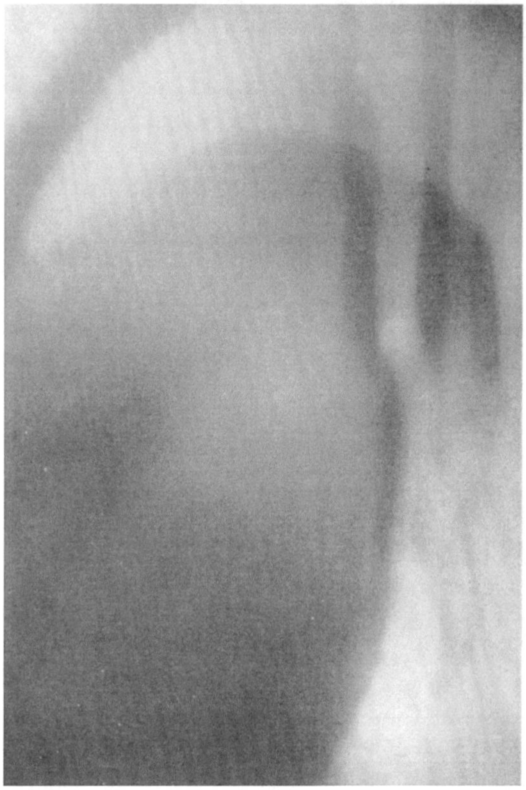

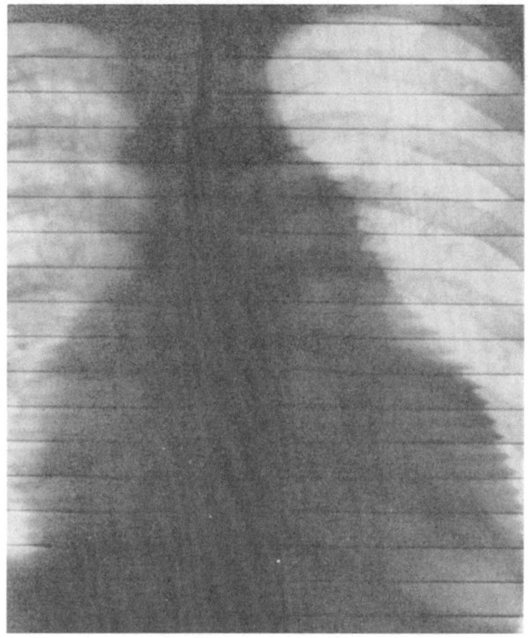

c

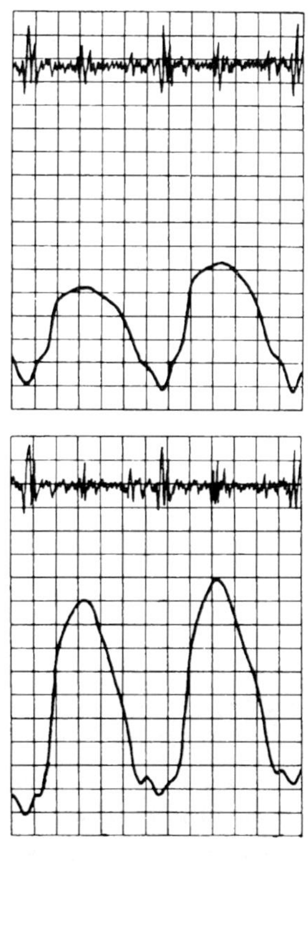

Herzkatheterbefund:
Druckwerte:

Vena cava cran.:	18/13	Mitteldruck	18;
rechter Vorhof:	21/17	,,	20;
rechter Ventrikel:	120/24	,,	56;
A. pulm.:	130/56	,,	74.

Formaler Druckkurvenablauf wie bei Pulmonalklappeninsuffizienz. Normale Blutgaswerte, kein Anhalt für einen Shunt. Spirometrisch keine Zeichen einer Ventilationsstörung.

Angiokardiographie:
Hochgradige Dilatation des rechten Vorhofes, der rechten Kammer und der zentralen Abschnitte der A. pulm. Extrem eng gestellte Arterien in der Lungenperipherie. Kein Anhalt für einen Ventrikel- oder Vorhofseptumdefekt.

a) Im Übersichtsbild vorgewölbter Pulmonalisbogen, verbreiterter Bandschatten der rechten Pulmonalarterie im Hilus mit abrupter Engstellung am unteren Hiluspol, strukturarme Lungenfelder.

b) Im seitlichen Tomogramm aneurysmatisch erweiterter Trunc. pulm. und sehr weite A. pulm. sinistra.

c) Das Kymogramm zeigt als Hinweis auf die relative Pulmonalklappeninsuffizienz Schleuderzacken am Pulmonalisbogen.

d) Im Eky rascher Kurvenabstieg und wegen des fehlenden Pulmonalisklappenschlusses keine Incisur und keine dikrote Welle.

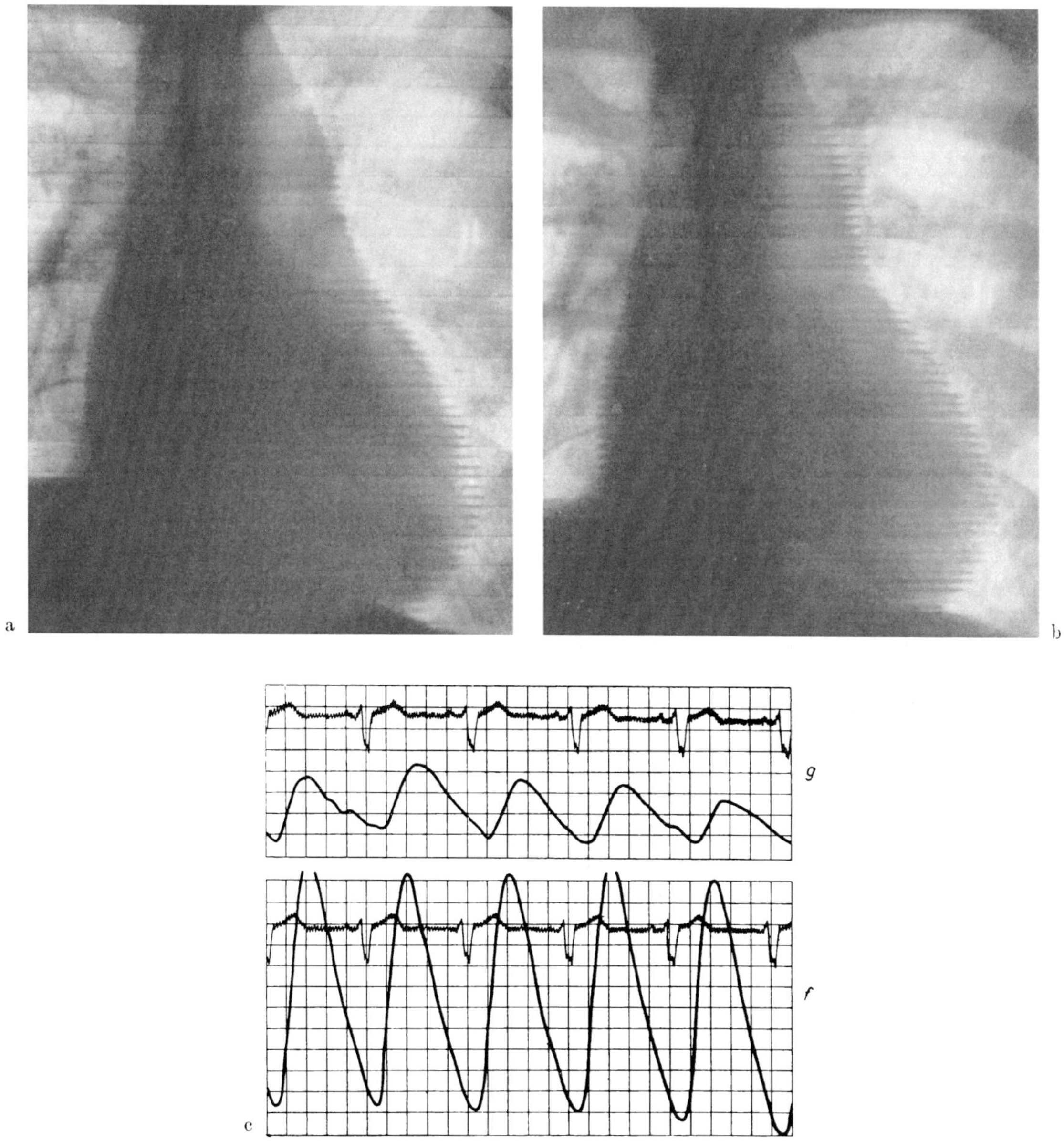

Abb. 55. Postoperative Pulmonalklappeninsuffizienz bei einer Fallotschen Trilogie mit valvulärer Pulmonalstenose.

a) Praeoperatives Kymogramm:

Abgerundete plumpe Pulmonaliszacken mit kleiner Amplitude. Densographische Linien im Pulmonalissegment nur angedeutet.

b) Postoperatives Kymogramm nach Vollkorrektur der Fallotschen Trilogie:

Große Schleuderzacken der Pulmonalis mit geradliniger Lateralbewegung, spitzem Gipfel, rascher Medialbewegung und ausgeprägte densographische Linien als Zeichen der erhöhten Volumenbelastung durch das Pendelblut bei Klappeninsuffizienz.

c) Postoperatives Elektrokymogramm:

An der Pulmonalis beschleunigter steiler Kurvenanstieg, spitzer Gipfel, im Vergleich zur Aorta sehr große Amplitude und äußerst rascher Kurvenabfall in der Diastole. Wegen des fehlenden Pulmonalklappenschlusses keine dikrote Welle nachweisbar.

rheumatischer Befall der Arterienwand diskutiert (THURN, COSTA). Bei Säuglingen in den ersten Lebensmonaten fehlt die poststenotische Pulmonalisdilatation teilweise noch völlig (KEITH und Mitarb.).

Auch bei peripheren Pulmonalstenosen (GROSSE-BROCKHOFF und Mitarb., KJELLBERG und Mitarb., OPPENHEIMER, POWELL, SHAFTER, SØNDERGAARD, VERMILLON und Mitarb.), die am Trunc. pulm. supravalvulär, in Bifurkationsnähe, im mediastinalen Abschnitt einer der beiden Pulmonalarterien oder an peripheren intrapulmonalen Arterienästen vorkommen können, wurden Erweiterungen des Trunc. pulm. beobachtet. Wenn die Strombahnenge im Pulmonalisstamm lokalisiert ist, kann es — analog den Verhältnissen bei Aortenisthmusstenosen — sowohl vor als auch hinter der Stenose zur Dilatation des Gefäßrohres kommen. Bei längeren Stenosen des Pulmonalisstammes treten im allgemeinen keine prae- oder poststenotischen Erweiterungen auf. Diese langen Truncusstenosen sind von den Pulmonalishypoplasien praktisch nicht zu unterscheiden und werden auch vom Standpunkt anatomisch-morphologischer Betrachtung nicht als dem Wesen nach verschiedene Mißbildungen aufgefaßt (DOERR). Die von uns gewählte Einteilung, die prinzipiell von der Morphologie des Trunc. pulm. ausgeht, macht aber eine getrennte Besprechung der Dilatationen des Pulmonalisstammes bei (vorwiegend valvulären) Pulmonalstenosen und der Pulmonalishypoplasien und -aplasien erforderlich.

Bei Beurteilung des konventionellen Röntgenbildes ist zu berücksichtigen, daß die Prominenz des Pulmonalisbogens auch bei der valvulären Pulmonalstenose nicht obligatorisch ist. THURN erklärte dieses gelegentliche Fehlen der Pulmonalisvorwölbung bei hämodynamisch ausgeprägten Klappenstenosen mit einer mittelständigen Lage des Truncus. Neben der mehr oder weniger starken Vorbuckelung der Pulmonalis am Herzschatten gibt es für die isolierte Pulmonalklappenstenose ein weitgehend charakteristisches Kriterium: die Ektasie der linken Pulmonalarterie bei gleichzeitig schmalen Arterienästen im rechten Hilus (THURN).

ZDANSKY beschrieb im Kymogramm am Pulmonalisbogen und an der erweiterten linken Pulmonalarterie auffallend große Pulsationen. Dagegen konnte THURN keine verstärkten Pulsationen des Pulmonalisstammes und an den schmalen Hilusarterien überhaupt keine pulsatorischen Eigenbewegungen registrieren. Am linken Herzrand war häufig die extrem vergrößerte rechte Kammer allein oder vorwiegend randbildend. Auch Ausbuchtungen unterhalb der Klappenebene als Zeichen einer umschriebenen Dilatation des Conus pulm. (2. rechte Kammer) bei tiefen Konusstenosen wurden beobachtet (THURN).

Das Elektrokymogramm ergibt diagnostisch relativ gut brauchbare Kurven, wie die eingehenden Untersuchungen verschiedener Autoren gezeigt haben (ANDERSSON, DACK und PALEY, DONCELOT und Mitarb., HAUBRICH, HECKMANN, RHUDE). Im Hinblick auf die für eine Operation wichtige Differenzierung zwischen Infundibulum- und Klappenstenosen wurde vor allem versucht, an der Pulmonaliskurve charakteristische Unterschiede zwischen beiden Stenoseformen aufzudecken. Als Ergebnis fand man folgende Kurveneigentümlichkeiten:

1. *Valvuläre Pulmonalstenose:* Verkleinerter Ausschlag, anakrote Welle, im Anfang steiler systolischer Anstieg, der mit dem Beginn der Austreibungsphase flacher wird und mitunter konkav verlaufen kann. Spitzer oder runder Kurvengipfel, der spät in die Systole fällt. Fehlen oder nur Andeutung der Incisur und der dikroten Welle.

Diese Kurvendetails wurden wie folgt erklärt: Die anakrote Welle soll Ausdruck einer bei Pulmonalklappenstenosen verstärkt ablaufenden Bewegung des Klappenringes in Richtung zur Herzspitze sein. OEDMAN vertrat die Auffassung, daß die anakrote Welle mit der angiokardiographisch zu beobachtenden Vorwölbung der Pulmonalisklappe in die Arterie kurz vor ihrer Öffnung in Zusammenhang steht. Die Abflachung des Kurvenanstieges und die Verlagerung des Kurvengipfels zum Ende der Systole bedeuten eine Verlangsamung und Verlängerung der Austreibung. Die Verkleinerung der dikroten Welle gilt als Zeichen des verminderten Rückstoßes der Blutsäule auf die Pulmonalisklappen.

2. *Infundibuläre Pulmonalstenose:* Vorzeitiger Kurvenanstieg, plateauförmige Kurve in der Systole, zum Teil mit sattelartiger Senkung (M-förmige Kurve), verlängerter absteigender Schenkel und deutliche dikrote Welle, welche die systolische Welle noch übersteigen kann.

Der frühzeitige, rasche Kurvenanstieg erklärt sich aus dem niedrigen Druck der A. pulm. und einer raschen Pulmonalklappenöffnung. Letztere soll durch die hypertrophische rechte Kammermuskulatur noch begünstigt werden. Das systolische Plateau kommt wahrscheinlich dadurch zustande, daß der Blutzustrom in die Pulmonalarterie stark gedrosselt ist und dem Blutabstrom in die Peripherie gleichkommt. Wenn die Abströmung zuweilen überwiegt, findet sich eine sattelförmige Kurveneinsenkung. Die verstärkte dikrote Welle mit tiefsitzender Incisur wird nach Ansicht HECKMANNS durch den steilen Druckabfall im Infundibulum am Ende der Systole verursacht, der die Vorbedingungen für einen verstärkten Rückstoß des Blutes auf die Pulmonalisklappen schafft.

Nach der Auffassung HECKMANNS beruht die unterschiedliche Kurvenform zum Teil auch darauf, daß bei den Infundibulumstenosen wegen der fehlenden systolischen Ausbauchung des Conus pulm. am Pulmonalisstamm keine Lokomotionsbewegung auftritt.

Eigene Untersuchungen

Wir untersuchten 11 hämodynamisch wirksame isolierte Pulmonalstenosen und einen Fall mit supravalvulärer Einengung des Trunc. pulm. (periphere Pulmonalstenose) ohne meßbare strömungsdynamische Auswirkungen. In 9 Fällen wurde zusätzlich zum Herzkatheterismus eine selektive Angiokardiographie vom rechten Ventrikel durchgeführt. Die Stenosierung betraf bei 9 der Kranken ausschließlich die Pulmonalisklappen, und in 2 Fällen bestand eine Kombination von valvulärer und infundibulärer Stenose (Tab. 7). Bei 17 vergleichsweise untersuchten Pulmonalstenosen mit intrakardialen Septumdefekten, die überwiegend der Fallotschen Mißbildungsgruppe zugehörten, lagen in der Mehrzahl Doppelstenosen, zum Teil reine Konusstenosen und nur bei einem Patienten eine rein valvuläre Pulmonalstenose vor (Tab. 8).

Der Pulmonalisbogen war bei 10 der 11 isolierten Pulmonalstenosen vorgewölbt, davon zweimal sehr stark (Tab. 7). Die Vorwölbungen betrafen die rein valvulären Stenosen und 2 Patienten mit Doppelstenose. Wie aus Tab. 7 ersichtlich, ging die Prominenz des Pulmonalissegmentes dem Druckgradienten zwischen rechter Kammer und A. pulm. nicht parallel. Auch bei hämodynamisch gering wirksamen Stenosen beobachteten wir schon ein deutliches Vorspringen der Pulmonalis am Herzschatten. Dagegen fanden wir den Pulmonalisbogen lediglich bei 2 der valvulären Formen unauffällig, und zwar bei einer nur geringfügigen Stenosierung (Druckgradient 25) und bei einem ausgeprägten Fall mit einem Druckgradienten von 100.

Alle 10 Patienten mit prominentem Pulmonalisbogen zeigten auch eine Erweiterung der linken Pulmonalarterie, die zum Teil bereits im Übersichtsbild (Abb. 56), zuverlässiger aber auf Hartstrahlaufnahmen und besonders gut im *Schichtbild* (Abb. 57) über dem linken Stammbronchus zu erkennen war. Kalibermessungen ergaben Werte zwischen 26 und 40 mm Durchmesser. Diese Dilatation der linken Lungenschlagader stand stets in Diskrepanz zu den schmalen oder in manchen Fällen normal breiten Arterienschatten im rechten Hilus (Truncus intermedius, Truncus inferior der absteigenden rechten Pulmonalarterie). Im Angiokardiogramm wurde zwar bisweilen eine Erweiterung auch der A. pulm. dextra gesehen (KÜNZLER), diese betraf aber ausschließlich den mediastinalen Arterienteil innerhalb des Mittelschattens und niemals die im Nativbild zur Darstellung kommenden Abschnitte im rechten Hilus. Die linksseitige Pulmonalarterienerweiterung erstreckte sich stets nur auf den epibronchialen Verlaufsabschnitt. Das Schattenband des linken Truncus intermedius verengte sich bereits deutlich, aber ohne sprung-

Tabelle 7

Isolierte Pulmonalstenosen

Name, Alter, Geschlecht	Form der Pulmonalstenose	Druckwerte mm Hg		Pulmonalisbogen	Pulmonalispulsation im Kymogramm	Tomogramm		
		re. Ventr.	A. pulm.			A. pulm. li./re.	Trunc. pulm.	li. A. pulm. mm
1. E. H. 19 ♀	valvulär	194/13	17/12	+	+	+	+	30
2. G. G. 27 ♀	valvulär	110/9	22/9	+	+	++	+	32
3. M. Sch. 20 ♂	valvulär	128/6	28/8	+	n.	+	+	26
4. P. R. 17 ♂	valvulär	68/3	18/6	+	—	+	+	29
5. G. H. 20 ♂	valvulär	48/2	12/8	+	n.	+	+	30
6. C. R. 16 ♀	valvulär	37/0	13/6	n.	n.	n.	n.	22
7. E. R. 19 ♀	valvulär	nicht gemessen		+	(+)	+	+	27
8. M. B. 23 ♂	valvulär	231/18	12/7	++	+	+	+	40
9. D. E. 20 ♂	valvulär	120/10	20/8	n.	n.	n.	+	25
10. J. T. 30 ♀	valv. + infund.	80/0	21/6	++	n.	+	+	28
11. A. M. 19 ♀	valv. + infund.	172/12	23/18	+	n.	+	++	32
12. G. W. 25 ♀	supravalvulär (subklinisch)	20/9	15/4	+	+	+	+	28

Erklärungen:

Pulmonalisbogen u. Trunc. pulm.: n. = normal; + = prominent; ++ = stark prominent.

Pulsationen: n. = normal; + = verstärkt; — = gedämpft.

Kaliberdifferenz zwischen li. und re. A. pulm.: n. = normale Relation; + = deutliche Differenz; ++ = sehr starke Differenz.

artige Kaliberabnahme. Die Lappenarterien beider Seiten imponierten im allgemeinen schon ausgesprochen schmal. Die Diskrepanz zwischen dem Durchmesser der epibronchialen linken und der rechten absteigenden Pulmonalarterie vermißten wir lediglich bei 2 Klappenstenosen, die auch keine Pulmonalisvorwölbung zeigten.

Eine *Einengung* des *Retrosternalfeldes* konnten wir nur bei 4 Patienten mit isolierter valvulärer Stenose feststellen, obgleich der Truncusschatten auch in den übrigen Fällen verbreitert und nach cranial vorgewölbt war (Abb. 58). Dem entspricht auch die Beobachtung, daß der ventrodorsale Verlauf des Trunc. pulm. bei den isolierten Pulmonalstenosen meist eine mehr schräge als horizontale Richtung hatte. Bei 3 Klappenstenosen verlief der dilatierte Truncus allerdings annähernd horizontal. Für die Infundibulumstenosen und die kombinierten Stenoseformen ist dabei zu berücksichtigen, daß sich bei tiefsitzenden Conusstenosen auch eine dritte Herzkammer bei entsprechender Größe relativ weit nach cranial entwickeln kann. In solchen Fällen vermag ein Kymogramm durch den Nachweis von Kammerzacken unter Umständen Hinweise zu geben (Abb. 59).

Im Fall 9 unserer Übersicht (Tab. 7) erbrachte das *seitliche Schichtbild* eine wertvolle Befunderweiterung, denn es ließ einen erheblich dilatierten Trunc. pulm. bei im Vorderbild unauffälligem Pulmonalisbogen erkennen. Die Form des dilatierten Pulmonalisstammes war im Einzelfall unterschiedlich, wie man es auch von angiographischen Bildern zu sehen gewohnt ist. Neben insgesamt aneurysmatisch ausgeweiteten Truncusformen beobachteten wir vor allem buckelige Vorwölbungen nach cranial (Abb. 58) oder nach lateral. Diese Abweichungen in der Truncusform sind hauptsächlich auf die unterschiedliche (exzentrische oder konzentrische) Lage der stenosierten Klappenöffnung zurückzuführen, denn je nach der Richtung und dem Auftreffen des Ejektionsstrahles erfahren verschiedene Wandbezirke des Truncus eine Ausweitung.

In der Gruppe von Pulmonalstenosen, die mit einem intrakardialen Septumdefekt gekoppelt waren, herrschten Doppelstenosen vor, während nur in einem Fall von Fallotscher Trilogie eine reine Klappenstenose bestand (Tab. 8). Unter 24 Fällen dieser Mißbildungsgruppe zeigten 3 eine Vorwölbung des Pulmonalisbogens, und 4 ließen im seitlichen Tomogramm eine poststenotische Truncusdilatation erkennen (valvuläre und kombinierte Pulmonalstenosen). Angiokardiographisch waren etwas häufiger, insgesamt in 7 Fällen, poststenotische Erweiterungen des Pulmonalisstammes festzustellen, die aber zum Teil nur mäßig ausgeprägt waren. Die reinen Infundibulumstenosen (3) zeigten tomographisch und angiographisch keine Pulmonalisausweitungen.

Für die Beurteilung des seitlichen Schichtbildes sei in diesem Zusammenhang darauf hingewiesen, daß man bei valvulären Pulmonalstenosen oft von der relativ geringen Schattendichte des poststenotisch dilatierten Trunc. pulm. überrascht ist. Nach unseren Beobachtungen besteht insbesondere zu den sehr dichten Truncusschatten bei Mitralstenosen und Rezirkulationsherzen ein deutlicher Unterschied, der bei vergleichender Betrachtung von Vitien der verschiedenen Formenkreise selbst in Fällen mit gleichem äußerem Pulmonalisdurchmesser unverkennbar ist. Der Grund hierfür dürfte hauptsächlich in der unterschiedlichen Wanddicke des Arterienrohres

Tabelle 8

Pulmonalstenosen mit intracardialen Septumdefekten

Mißbildungsform	Form der Pulmonalstenose	Zahl der Fälle	Lebensalter (mittl.)	Pulmonalisbogen			Truncus pulmonalis: Tomogramm			Truncus pulmonalis: Angiokardiogramm		
				a	b	c	a_1	b_1	c_1	a_2	b_2	c_2
A *Links-Rechts-Shunt* VSD + Pulmonalstenose (1)	infund.	1	22 Jahre	—	1	—	—	1	—	—	1	—
B *Rechts-Links-Shunt*												
1. Fallotsche Trilogie (3)	infund. + valv.	2	17 Jahre	—	2	—	—	2	—	—	2	—
	valv.	1	18 Jahre	1	—	—	1	—	—	1	—	—
2. Fallotsche Tetralogie (11)	infund. + valv.	10	23 Jahre	2	5	3	3	4	3	5	5	—
	infund.	1	23 Jahre	—	—	1	—	1	—	—	1	—
3. Fallotsche Pentalogie (3)	infund. + valv.	2	18 Jahre	—	1	1	—	1	1	1	1	—
	infund.	1	17 Jahre	—	—	1	—	—	1	—	1	—
4. Extremer Fallot und Pseudotruncus aortalis	Pulmonalisatresie	7	16 Jahre	—	—	7	—	—	7	—	1	5
										(in einem Fall noch keine Angiokardiographie)		

Pulmonalisbogen: a = prominent; b = vorhanden; c = fehlend bei ausgeprägter Taille.

Truncus pulmonalis:

im seitlichen Tomogramm: a_1 = poststenotisch erweitert; b_1 = Truncusschatten zu erkennen, aber ohne Erweiterung; c_1 = Truncusschatten fehlend;

im Angiokardiogramm: a_2 = poststenotisch erweitert; b_2 = mäßig hypoplastisch oder normal weit; c_2 = ohne Kontrastfüllung.

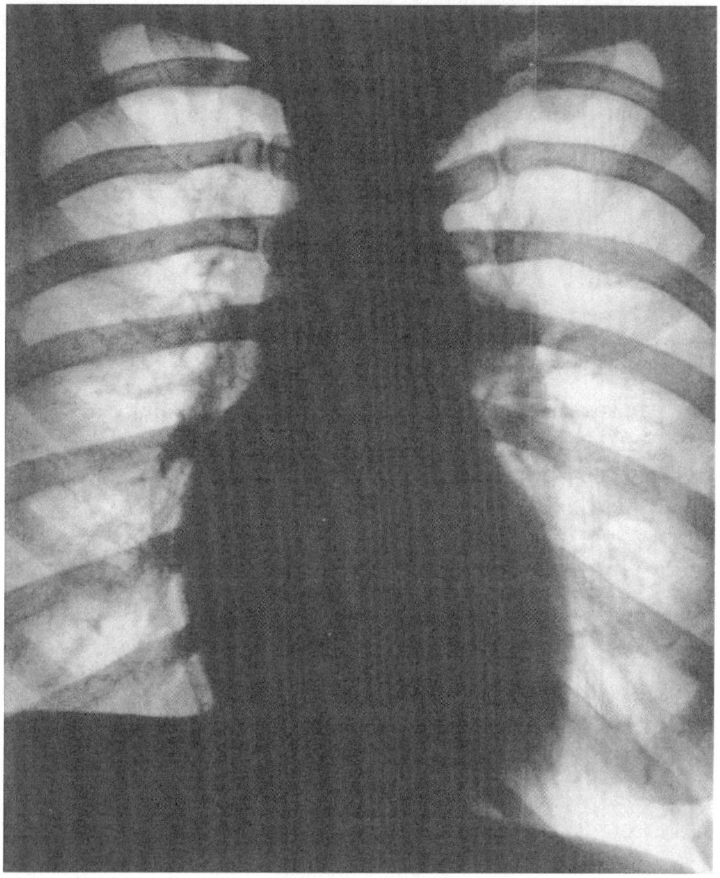

Abb. 56
Isolierte valvuläre Pulmonalstenose.

Prominenz des Pulmonalisbogens, deutlich erweiterte linke und gleichzeitig verschmälerte rechte Pulmonalarterie. In den Hili besteht eine deutliche Seitendifferenz im Kaliber beider Pulmonalarterien, die für die meisten Fälle valvulärer Pulmonalstenosen typisch ist. Zarte Gefäßzeichnung der Lungenfelder.

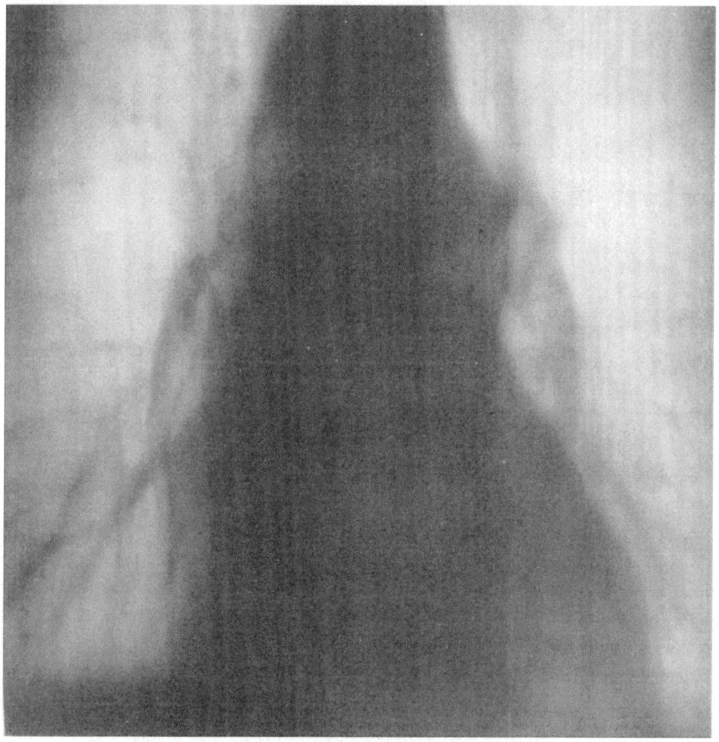

Abb. 57
a. p.-Tomogramm bei isolierter valvulärer Pulmonalstenose.

Die Differenz im Kaliber der linken und rechten Pulmonalarterie ist im Schichtbild besonders deutlich zu erkennen.

zu suchen sein, denn die zentrale Lungenschlagader erfährt bekanntlich bei den Vitien mit Druck- bzw. Volumenbelastung eine erhebliche Gewebsmassenzunahme ihrer Wand, die bei Pulmonalstenosen nicht beobachtet wird.

Die kymographischen *Pulmonalispulsationen* waren zum Teil normal groß, in manchen Fällen betont, und vereinzelt (in 2 von 13 Fällen) wiesen sie auch eine große Exkursionsbreite auf. Die letztere Beobachtung steht in Einklang mit den angiographisch manchmal feststellbaren starken systolisch-diastolischen Weiteänderungen des poststenotisch dilatierten Trunc. pulm. (KÜNZLER). Die Einzelzacke verlief abgerundet oder plateauförmig, die Lateral- und Medialbewegungen waren meistens verzögert (Abb. 59). Die Pulmonalisamplituden stimmten größtenteils mit denen der Aorta überein, waren aber in manchen Fällen auch größer. Wenn am Pulmonalisstamm verstärkte Pulsationen registriert wurden, erstreckten sich diese fast regelmäßig auch auf die erweiterte linke Pulmonalarterie im epibronchialen Abschnitt (Abb. 59b). Dagegen traten an den schmalen Arterien des rechten Hilus niemals Eigenpulsationen auf. An dem vielfach links randständigen Conus pulm. waren bei den reinen Klappenstenosen oft erschwerte, verzögerte Medialbewegungen zu erkennen (Abb. 59), so daß annähernd dornenförmige Zacken (ähnlich denen des linken Ventrikels bei Aortenklappenstenosen) resultierten.

a

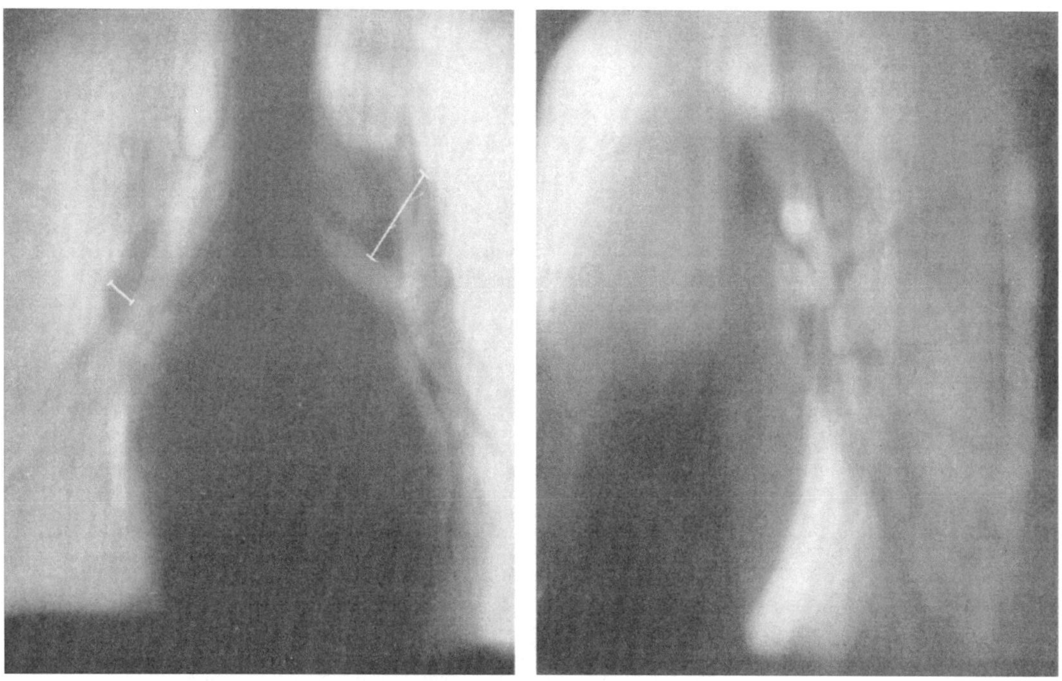

Abb. 58. Isolierte valvuläre Pulmonalstenose.

a) a.p.-Tomogramm. Dilatierte linke und enge rechte Pulmonalarterie. Vorspringendes Pulmonalissegment.

b) Seitliches Tomogramm. Poststenotische Dilatation des Trunc. pulm. mit Vorbuckelung der ventralen Arterienwand nach cranial. Diese Ausbuchtung der Vorderwand des Trunc. pulm. findet man bei einem großen Teil der valvulären Pulmonalstenosen. Nach angiokardiographischen Beobachtungen soll sie vor allem bei konzentrischen Klappenstenosen vorkommen, weil hier der im Engpaß entstehende Preßstrahl gegen die vordere Arterienwand gerichtet ist und diese allmählich vorwölbt. Für die Darstellung der poststenotischen Pulmonalisdilatationen im seitlichen Schichtbild ist eine sorgfältige Abstimmung der Belichtungstechnik und der Dunkelkammerarbeit notwendig, weil der Arterienschatten im Vergleich zu den aneurysmatischen Veränderungen bei Mitralvitien, Cor pulmonale oder bei angeborenen Herzfehlern mit Rezirkulation eine nur relativ geringe Dichte aufweist. Die Ursache für diese bei Pulmonalstenosen und auch bei idiopathischen Pulmonalisdilatationen auffällig geringe Schattendichte des erweiterten Trunc. pulm. sehen wir in der fehlenden Wandverdickung der Arterie.

Postoperativ konnten wir keine wesentliche Verkleinerung der Truncusdilatationen beobachten. Bei 3 Patienten wurden im Kymogramm die Lateral- und Medialbewegungen des Pulmonalisstammes rascher, so daß die vor der Operation fast kuppelförmigen Zacken in eine mehr spitze Form übergingen. Das gleiche Verhalten ließ sich auch elektrokymographisch nachweisen (Abb. 60). Der flache systolische Kurvenanstieg wurde postoperativ steiler, die Höhe des Ausschlags nahm zu, und es trat andeutungsweise eine Incisur auf. In weiteren 5 Fällen (bei 4 isolierten valvulären Pulmonalstenosen und einem Patienten mit Fallotscher Trilogie) kam es postoperativ zum Auftreten einer ausgeprägten Pulmonalklappeninsuffizienz. Hier war die Umformung der vorher plumpen kymographischen Pulmonaliszacken zu großen Schleuderbewegungen sehr typisch. Im übrigen fanden wir die in der Literatur eingehend beschriebenen unterschiedlichen Kurvenverläufe bei den valvulären und infundibulären Pulmonalstenosen im wesentlichen bestätigt. Die relativ charakteristische Kurve der Infundibulumstenose war besonders häufig bei der Fallotschen Tetralogie zu finden. Bei Doppelstenosen entsprachen die Eky-Kurven mehr dem infundibulären Typ (Abb. 60d—g).

Eine supravalvuläre Pulmonalstenose (subklinische Form ohne strömungsdynamische Rückwirkungen) sei wegen des besonderen Verlaufs kasuistisch erwähnt:

In einer anderen Klinik war bei einer 25jährigen Patientin wegen Verdachtes auf persistierenden Ductus arteriosus eine Probethorakotomie durchgeführt und ein sehr dünner Ductus unterbunden worden. Bei der Operation stellte man eine Einschnürung am Pulmonalisstamm dicht oberhalb der Klappenregion fest, an die sich eine stärkere Ausweitung des Truncus schloß. Die Ursache dieser Veränderungen war intra operationem nicht zu ermitteln. Mehrere Jahre später wurde die Patientin in unserer Klinik stationär aufgenommen.

Der röntgenologische Befund ergab eine Vorwölbung des Pulmonalisbogens bei ausgefüllter Herztaille und betonte pulsatorische Bewegungen am Pulmonalisstamm. Die Gefäßzeichnung der Lungenfelder war leicht herabgesetzt, die Gefäßschatten im rechten Hilus erschienen schmal (angiographisch bestätigt) und ohne kymographische Eigenbewegung. Zwischen dem Durchmesser der betonten linken und der schmalen rechten Pulmonalarterie im Hilus bestand eine Diskrepanz wie bei valvulären Pulmonalstenosen. Im seitlichen Schichtbild kam eine konkave Eindellung der cranialen Truncuskontur dicht oberhalb der Klappenebene zur Darstellung, welcher eine mäßige, bis zur Bifurkation reichende spindelförmige Dilatation folgte. Dieser Befund sprach in Zusammenhang mit der bei der Operation beobachteten Einziehung am Pulmonalisstamm für die Möglichkeit einer supravalvulären Stenose des Trunc. pulm.

Die selektive Angiokardiographie vom rechten Ventrikel bestätigte den tomographischen Befund und ergab eine taillenartige Einschnürung am Anfangsteil des Trunc. pulm. mit anschließender Erweiterung des Gefäßrohres. Die Lumeneinengung war aber nur relativ gering und ohne hämodynamische Rückwirkungen, wie die normalen und gleichen Druckwerte vor und hinter der Enge beim Herzkatheterismus bewiesen.

Bemerkenswert ist im vorliegenden Fall, daß im konventionellen Röntgenbild deutliche Kriterien im Sinne einer Pulmonalstenose nachweisbar waren, ohne daß eine hämodynamisch wirksame Strombahnenge bestand (subklinische Stenoseform). Für die Röntgendiagnostik der supravalvulären Pulmonalstenosen gilt demnach im gleichen Maße wie für die Aortenisthmusstenosen die Einschränkung, daß die Ausprägung der röntgenologischen Symptome dem Grad der Stenosierung nicht parallelgeht und daß manchmal hämodynamisch unbedeutende Arterienverengungen (an der Aorta auch bestimmte Verlaufsanomalien, zum Beispiel Fälle von kinking of the aortic arch) im Röntgenbild das Vorliegen einer ausgeprägten Stenose vortäuschen können.

d) Die Erweiterungen des Truncus pulmonalis bei Wandveränderungen der Arterie

Für die Entstehung von Ektasien und Aneurysmen der Pulmonalarterie kommen neben Störungen der Strömungsdynamik auch Gefäßwandfaktoren ätiologisch in Betracht. Das gilt sowohl für erworbene als auch für angeborene Pulmonalisaneurysmen.

Die kongenitalen Formen werden im neueren Schrifttum allgemein unter dem Begriff *idiopathische Pulmonalisdilatationen* und *-aneurysmen* zusammengefaßt. Ihre Pathogenese ist noch umstritten. Doch vermuten die meisten Autoren, daß Anomalien im histologischen Bau der

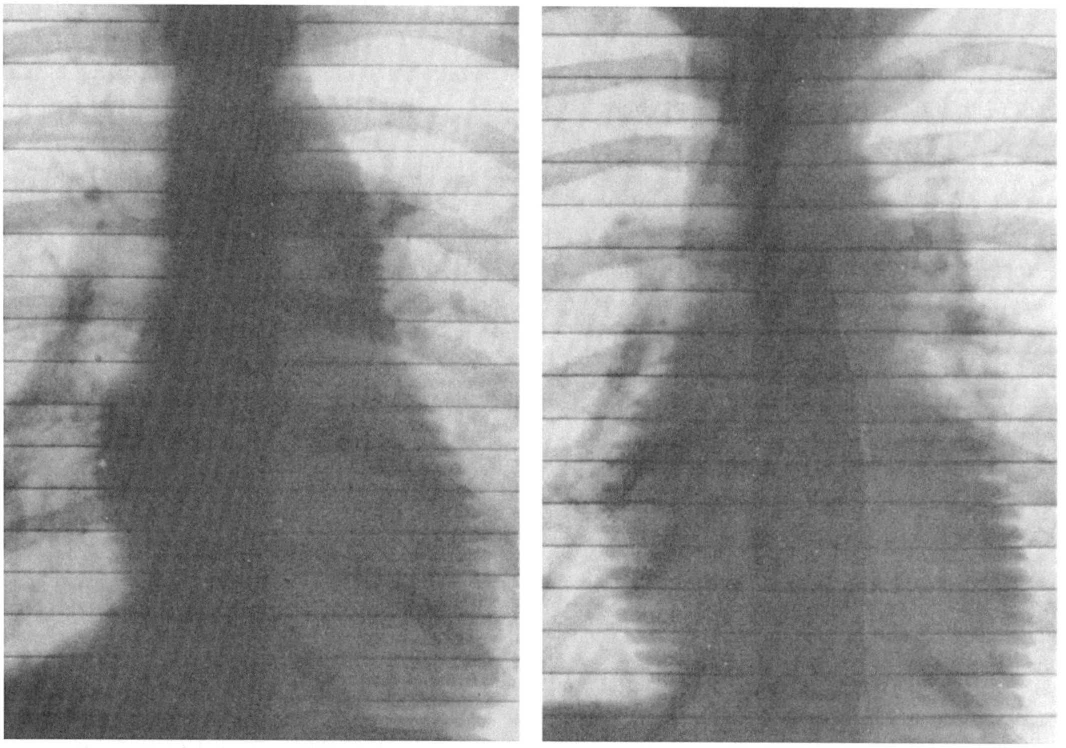

a b

Abb. 59. Kymographische Kurvenbilder bei Pulmonalstenosen.

a) Isolierte valvuläre Pulmonalstenose.

Am vorgewölbten Pulmonalisbogen abgerundete plumpe Zacken und relativ kleine Exkursionsbreite. Im rechten Hilus keine arteriellen Eigenpulsationen. Die stark vergrößerte rechte Kammer bildet einen großen Teil des linken Herzrandes (durch Kathetersondierung bewiesen).

b) Isolierte valvuläre Pulmonalstenose.

Am vorgewölbten Pulmonalisbogen verstärkte Randbewegungen. Die Einzelzacken sind abgerundet. Verzögerte Lateralbewegung und abgeplattete Gipfel. An den Hilusarterien keine Eigenbewegungen. Der linke Herzrand wird ausschließlich von der rechten Kammer gebildet (Herzkatheterung).

Arterienwand vorliegen (Bayer und Mitarb., Dotter und Steinberg, Goetz und Nellen, Greene und Mitarb., Holthusen). Diese Annahme wird durch die pathologisch-anatomischen Untersuchungen Costas und Essers gestützt, die eine Hypoplasie des elastischen Mediagerüstes nachweisen konnten. Auch Septierungsanomalien des Truncus arteriosus wurden als mögliche Ätiologie diskutiert, weil zum Teil Hypoplasien der Aorta in Verbindung mit der Pulmonalisektasie vorkommen (Bayer und Mitarb., Gold, Lauby, Metianu und Mitarb., Oppenheimer, Stecken).

Die Prognose der angeborenen idiopathischen Pulmonalisektasien und -aneurysmen ist relativ günstig, weil sie im allgemeinen nicht mit pulmonalem Hochdruck oder entzündlichen Affektionen der Gefäßwand einhergehen. Die idiopathische Pulmonalisdilatation unterscheidet sich demnach grundlegend von der sogenannten idiopathischen oder „primären" Pulmonalsklerose (von manchen Verfassern wird das Krankheitsbild auch als „essentielle pulmonale Hypertonie" bezeichnet), deren Prognose weitaus ungünstiger zu beurteilen ist. Für die Diagnose der idiopathischen Pulmonalisdilatation intra vitam wird im Schrifttum übereinstimmend der Ausschluß folgender anderer Ursachen gefordert (Bayer und Mitarb., Braun und Mitarb., Goetz und Nellen, Kaplan und Mitarb., Schulze):

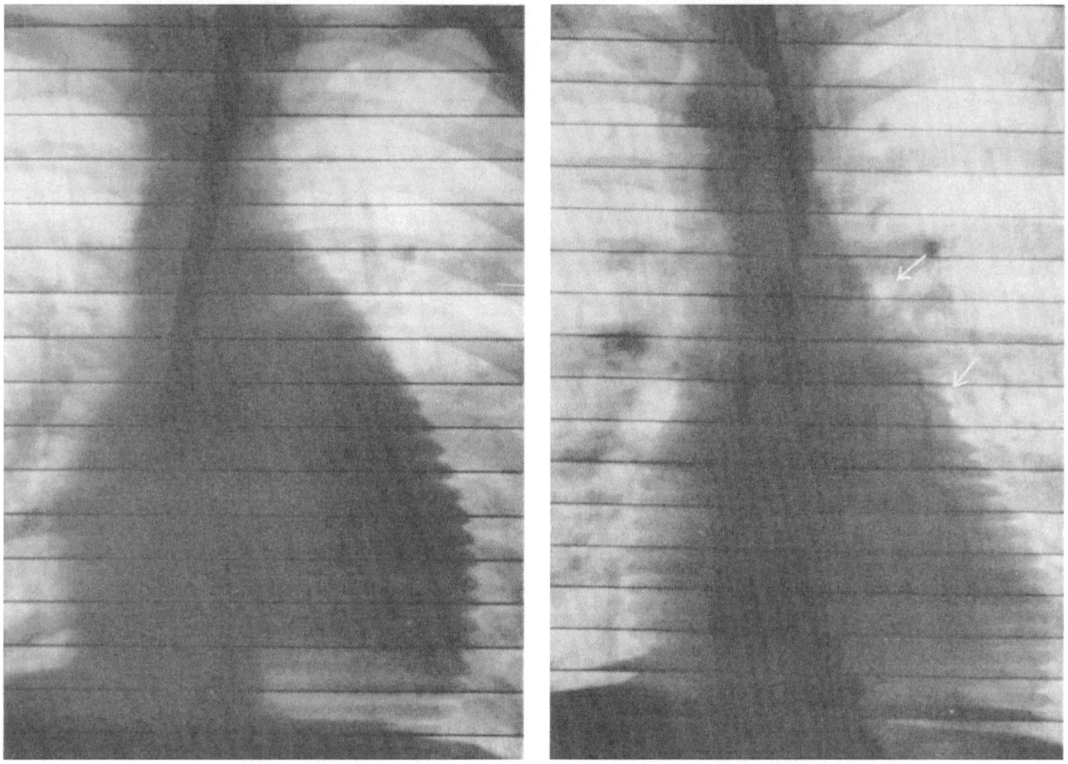

c d

c) Isolierte valvuläre Pulmonalstenose.
Am Pulmonalissegment nur kleine abgerundete und plumpe Randzacken. Die Herzbucht wird von der stark erweiterten rechtsventrikulären Ausflußbahn ausgefüllt (Kathetersondierung und Angiokardiographie). Keine Eigenbewegungen der absteigenden rechten Pulmonalarterie.

d) Doppelstenose der Pulmonalis bei Fallotscher Tetralogie.
Bei einer tiefsitzenden Konusstenose findet sich vor der Klappenstenose ein zweites Infundibulum, das fast die Größe einer zweiten rechten Herzkammer angenommen hat und sich am linken Herzrand unterhalb der Pulmonalis vorwölbt. Im Kymogramm wird dieser Befund an der veränderten Form der Kammerzacken erkennbar. Die Diagnose ist angiokardiographisch gesichert.

1. Intra- und extracardiale Kurzschlußverbindungen zwischen kleinem und großem Kreislauf
2. Erkrankungen des Herzklappenapparates, des Herzmuskels oder Herzbeutels
3. Lungenkrankheiten mit Widerstandserhöhung im kleinen Kreislauf
4. Entzündliche und degenerative Erkrankungen der Lungenarterie.

Nach diesem Maßstab kann man nur die neueren kasuistischen Mitteilungen, in denen auch detaillierte kreislaufphysiologische Untersuchungen (Herzkatheter) vorgelegt wurden, dem Formenkreis der idiopathischen Pulmonalisdilatationen zuordnen (Bayer, Dotter, Gishlandzoni, Goetz, Holthusen, Schulze). In älteren Beiträgen, zum Beispiel von Lexow oder Horn, wurde hingegen oft ein kongenitales Vitium mit Shunt vermutet, und auch die größeren Literaturübersichten (Boyd und McGavack, Deterling und Clagett) enthalten eine ganze Reihe von Herzfehlern mit Kurzschlußverbindungen. Miller bezeichnete sogar Pulmonaliserweiterungen bei Bronchialcarcinom und Lungentuberkulose als idiopathisch. Diese Begriffsverwirrung im Schrifttum sollte durch eine kritische diagnostische Einstellung heute vermieden werden. Umfassende Literaturübersichten über die idiopathische Pulmonalisektasie finden sich bei Bayer und Mitarb. sowie Grosse-Brockhoff und Mitarb.

Abb. 60
Elektrokymographische Kurven bei Pulmonalstenosen.

a) Charakteristische Eky-Kurve des Trunc. pulm. bei valvulärer Pulmonalstenose. Verzögerter An- und Abstieg und gerundeter Gipfel (Näheres im Text).

b) Isolierte valvuläre Pulmonalstenose prae- und postoperativ. Nach der Operation Zunahme der Kurvenhöhe, steilerer Anstieg und schnellerer Kurvenabfall. Auftreten einer angedeuteten Incisur.

c) Valvuläre Pulmonalstenose bei Fallotscher Trilogie. Träger Anstieg, runder Gipfel und verzögerter Kurvenabfall.

d) Eky-Kurve des Trunc. pulm. (a. p. und rechte vordere Schrägstellung) bei Doppelstenose der Pulmonalis, Fallotsche Tetralogie. Die Kurvenform entspricht der Infundibulumstenose mit sattelartiger Senkung des Gipfels (Näheres im Text).

e bis g) 3 weitere Fälle Fallotscher Tetralogie mit Doppelstenose der Pulmonalis. Die Kurvenform wird jeweils von der sattel- oder plateauartigen Infundibulumstenose bestimmt.

h) Pseudotruncus aortalis mit Aplasie des Trunc. pulm. Ductus arteriosus persistens (Pulmonalisableitung an der A. pulm. sinistra).

An der Aorta hohe dikrote Welle mit tiefer Incisur, die wir als Ausdruck starker rhythmischer Positionsänderungen der über die rechte Kammerausflußbahn zu zwei Dritteln teiltransponierten volumenbelasteten Aorta ansehen. An der linken Pulmonalarterie sehr träger Anstieg und Doppelgipfel (als Ausdruck des Ductus arteriosus persistens und gleichzeitiger Fortleitung der Sekundärbewegung von der Aorta).

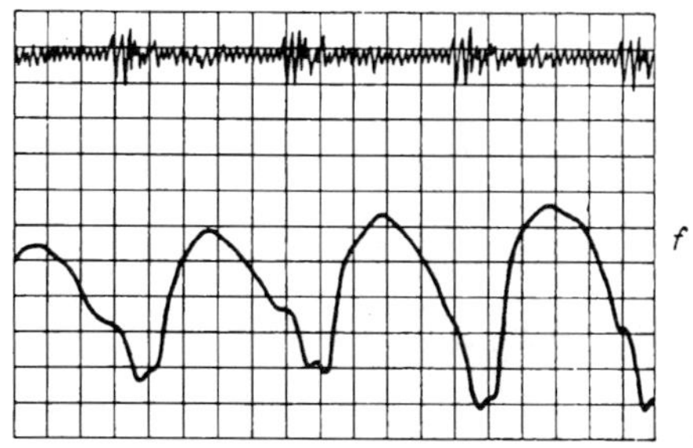

a

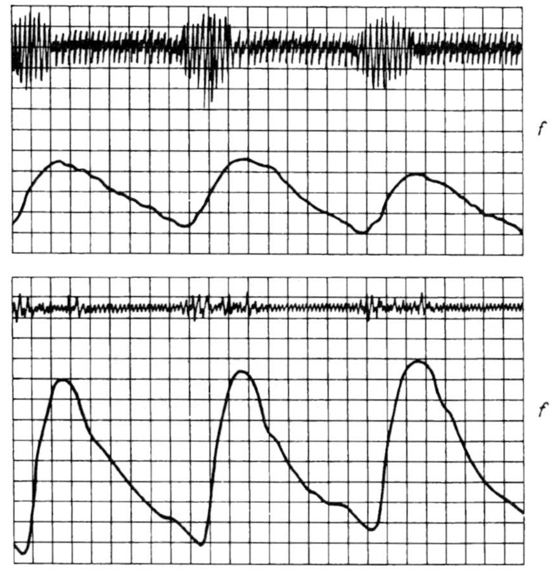

b

c
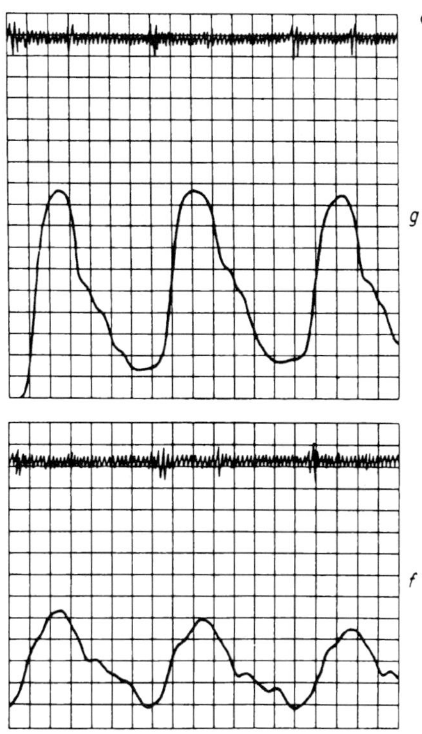

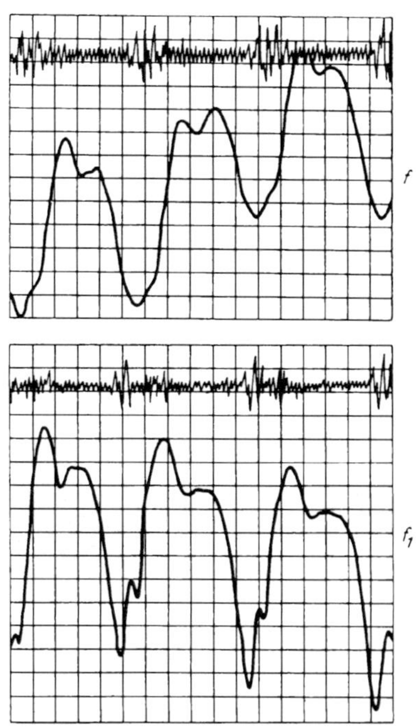

d

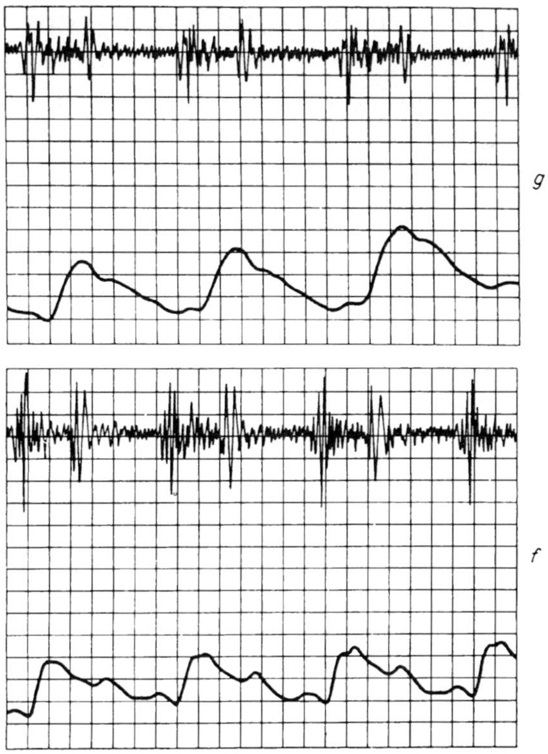

e

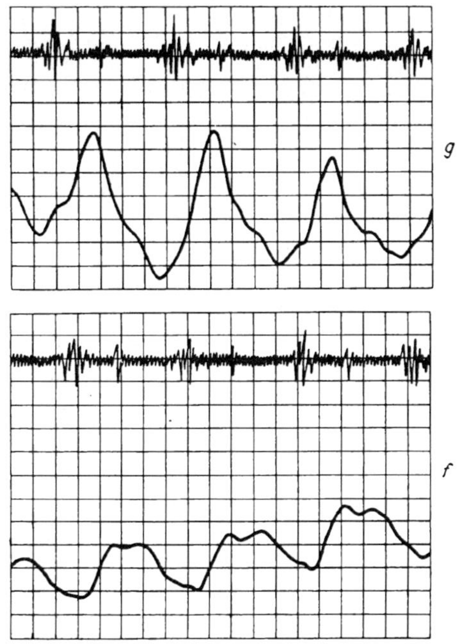

f

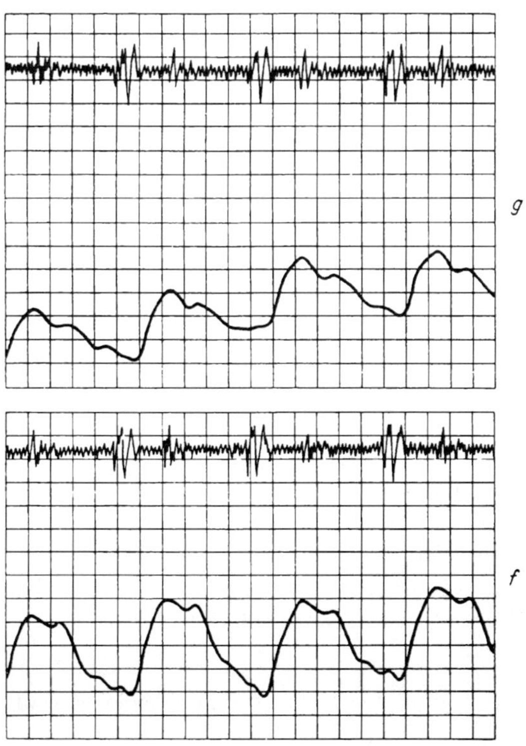

g

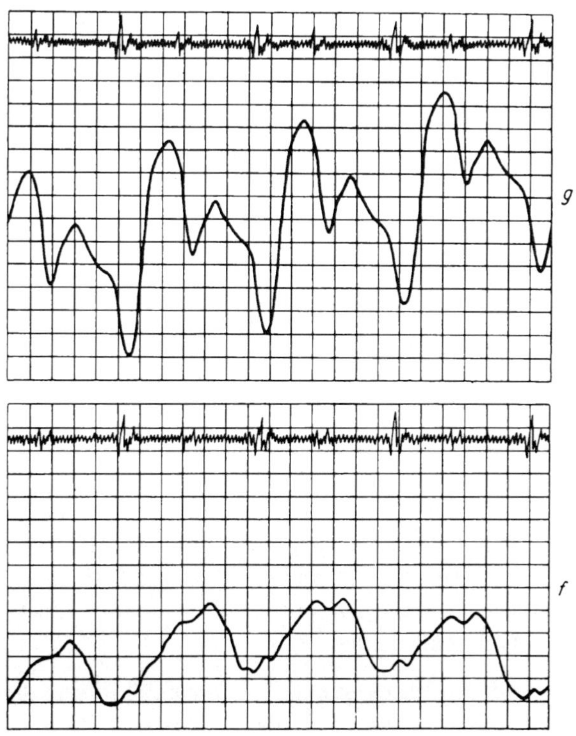

h

In der Genese der *erworbenen Pulmonalisaneurysmen* können prinzipiell folgende Erkrankungen der Lungenschlagader selbst eine wesentliche Rolle spielen:

1. Entzündliche und arteriosklerotische Veränderungen
2. Thrombotischer oder embolischer Verschluß
3. Traumatische und toxische Ursachen
4. Arrosion des Gefäßes von außen durch Erkrankungen benachbarter Organe.

Zu 1. DETERLING und CLAGETT kamen in einer Literaturübersicht über 147 autoptisch untersuchte Pulmonalisaneurysmen, von denen 111 Fälle bereits von BOYD und MCGAVACK zusammengestellt worden waren, zu dem Ergebnis, daß nahezu bei einem Drittel die Lues eine wesentliche Rolle spielte. Dieser Anteil erscheint überraschend hoch. Man muß aber bedenken, daß die meisten Fälle einer Zeit mit wesentlich mehr Syphiliserkrankungen als heute entstammen. NEUBURGER und PLENGE wiesen indessen bereits 1930 darauf hin, daß die syphilitische Erkrankung der Pulmonalarterie relativ selten sei. In mehreren Beobachtungen konnten die Autoren histologisch echte syphilitische Entzündungen der zentralen Lungenschlagader bis zum Eintritt in die Lungenwurzeln und eine Beteiligung der Pulmonalisklappen nachweisen. In einem Fall kam es durch einen Intimariß zur Bildung eines sehr großen Aneurysma dissecans, das in den Herzbeutel perforierte. Als eine weitere Form der syphilitischen Gefäßerkrankung wurden Gummen der Pulmonalarterienwand beschrieben.

Eine zweite Gruppe umfaßt die mykotischen Aneurysmen, die sowohl am Hauptstamm der Pulmonalarterie als auch an peripheren Ästen (gelegentlich mit multipler Lokalisation) beobachtet wurden und meist im Gefolge bakterieller Endocarditis oder anderer septischer Prozesse auftraten (KETTLER, MODER, PALMER und KEMPF, SCHLUDERMANN, URBANEK, WEDLER). Wir selbst sahen bei einer septischen Endocarditis mit Befall sämtlicher Herzklappen eine seröse Arteriitis des Pulmonalisstammes mit starker Ektasie (Sektion).

Schließlich gibt es primär-entzündliche Erkrankungen der Pulmonalarterien, deren verschiedene Formen ausführlich von BREDT und GOEDEL beschrieben wurden und die vorwiegend als Endarteriitis auftreten. Die von BRENNER, SCHLUDERMANN, SCHNEIDER, URBANEK und WEISE berichteten Fälle sind ebenfalls dieser Gruppe zuzuordnen.

Arteriosklerotische Wandveränderungen der Lungenschlagader kommen relativ häufig vor. Sie bilden sich sekundär bei langdauernden Druck- und Volumenbelastungen mit der Ektasie des Gefäßrohres aus und sind dann direkte Folge der erhöhten mechanischen Beanspruchung der Arterienwand. Daß es nur außerordentlich selten zur Ruptur dieser sklerotischen Ektasien und Aneurysmen der Lungenschlagader kommt, beruht in erster Linie auf dem Umbau der Arterienwand mit starker Vermehrung und Verdichtung des elastischen Gerüstes. Im Zusammenhang hiermit konnten MEYER und SCHOLLMEYER eine wesentliche Zunahme der Volumendehnbarkeit der zentralen Pulmonalarterie beim pulmonalen Hochdruck nachweisen, die einer funktionellen Anpassung an die veränderten hämodynamischen Bedingungen entspricht. Andererseits wurden Aneurysmabildungen mit Ruptur des Pulmonalisstammes auch in einzelnen Fällen von „idiopathischer“ Pulmonalsklerose, ferner beim Marfan-Syndrom (ANDERSON und Mitarb., BAER und Mitarb., FABER und Mitarb., MCKUSICK) oder anderen angeborenen Mißbildungen beschrieben (KÄPPELI, RAWSON). Histologisch ließen sich in diesen Fällen Veränderungen der Arterienwand nachweisen, die als cystische Medianekrosen (GSELL-ERDHEIM) auch an der Aorta oder anderen Arterien bekannt sind und mit erhöhter Brüchigkeit der elastischen Elemente und Anhäufungen metachromatischen Materials (Chondroitinsulfat B und C) in der Media einhergehen.

Zu 2. Ektasien und Aneurysmabildungen des Trunc. pulm. und beider Pulmonalarterien sind auch bei massiven Embolien oder ortsständigen arteriellen Thrombosen im Gefolge entzündlicher Wanderkrankungen bekannt. BALL und Mitarb. konnten in einer Serie von 23 autoptisch gesicherten thrombotischen Verschlüssen der großen Pulmonalarterien (16 sekundäre Thrombosen bei Lungenembolie und 7 primäre Thrombenbildungen) im Röntgenbild regelmäßig eine starke Prominenz des Pulmonalissegments, verbunden mit den Zeichen rechtsventrikulärer Dilatation und Dekompensation, beobachten. Soweit bei den Kranken Durchleuchtungen vorgenommen werden konnten, ließen die großen Arterienäste nur sehr geringe pulsatorische Bewegungen erkennen, worauf auch CANADA und Mitarb. hinwiesen. STEIN und Mitarb. untersuchten 72 Patienten mit Embolien vorwiegend peripherer Lungenarterien und stellten ebenfalls bei einigen Vorwölbungen des Pulmonalisbogens fest. Über gleichsinnige röntgenologische Ergebnisse bzw. entsprechende pathologisch-anatomische Befunde berichteten auch zahlreiche andere Autoren (BRENNER, CAWLEY und STOFER, GORHAM, HANELIN, KEATING, MAGIDSON, MIDDLETON, NOVEL, OWEN, SCHNEIDER, SCHULZE, SOVACOAL, THOMPSON).

Die thrombotischen und embolischen Okklusionen der zentralen Lungenschlagader oder ihrer peripheren Äste führen bei stärkerer Strombahneinengung stets zur pulmonalen Drucksteigerung und sind im Hinblick auf die Strömungsdynamik dem Cor pulmonale zuzuordnen. Im röntgenologischen Schrifttum überwiegen aus verständlichen Gründen bei weitem die Mitteilungen chronisch verlaufender Gefäßverschlüsse, doch gibt es auch Einzelbeobachtungen eines akuten Cor pulmonale bei Embolien (SÖVENYI u. Mitarb., NIGHTINGALE und WILLIAMS, ZDANSKY).

Zu 3. Traumatisch bedingte Aneurysmen der Lungenschlagader wurden nach Lungenschußverletzungen bekannt (HOHLWEG, SAUERBRUCH). Vereinzelt verdächtigte man auch Kontusionstraumen (BALABAN, GROEDEL) oder in anderen Fällen toxische Wandschäden (SCHLUDERMANN, WEISE) als auslösende Ursachen. Doch ist die Entstehung von Pulmonalisaneurysmen auf dieser Basis bisher nicht bewiesen und in den kasuistischen Mitteilungen fragwürdig.

Zu 4. SCOTT und WEINBERGER berichteten über den Durchbruch von Aneurysmen der Aorta in den Pulmonalisstamm mit konsekutiver aneurysmatischer Überdehnung der Lungenschlagader. REICHE teilte einen seltenen Fall mit, bei dem es durch Traktion actinomykotischen Granulationsgewebes in der Lunge zur Aneurysmabildung am Trunc. pulm. gekommen war. In ähnlicher Weise führen vereinzelt auch andere Prozesse, zum Beispiel abszedierende Pneumonie (URBANEK) oder tuberkulöse Kavernen (AREL und SAKA) zur Arrosion der zentralen Lungenarterie.

Eigene Untersuchungen

1. Idiopathische Pulmonalisdilatation

Bei einem 15jährigen Patienten, der unter der Verdachtsdiagnose eines angeborenen Herzfehlers stationär aufgenommen wurde, stellten wir eine starke Dilatation des Trunc. pulm. fest, ohne daß nach eingehender Untersuchung hierfür ein kongenitales Vitium mit Kurzschlußverbindung, eine Erkrankung des Klappenapparates oder ein Lungengefäßprozeß als Ursache nachweisbar waren. Die Einweisung in die Klinik erfolgte wegen des auffälligen Röntgenbildes, das bei nicht wesentlich vergrößertem Herzschatten einen stark vorspringenden Pulmonalisbogen aufwies und in Verbindung mit einem systolischen Geräusch ein Vitium vermuten ließ.

Die Anamnese bot keine Besonderheiten. Lediglich in den letzten Monaten vor der stationären Aufnahme klagte der Patient über rasche Ermüdbarkeit.

Auskultatorisch waren beide Herztöne laut und paukend, und es bestand ein systolisches Geräusch im 2. ICR links parasternal. Bei der klinischen Untersuchung wurde im übrigen kein pathologischer Befund erhoben. Blutbild und Blutsenkung normal.

Im EKG angedeuteter Rechtstyp, intraventriculäre Erregungsausbreitung leicht verzögert und respiratorische Sinusarrhythmie.

Beim Herzkatheterismus wurden folgende normale Druckwerte gemessen:

rechter Vorhof:	−2/−4	
rechter Ventrikel:	18/−2	Mitteldruck 7
A. pulm.:	17/2	Mitteldruck 8
PC:	5/2	Mitteldruck 2

Die Form der PC-Druckkurve bot keine Veränderung im Sinne eines Mitralklappenfehlers. Die Blutgasanalysen ergaben in allen sondierten Abschnitten eine normale Sauerstoffsättigung ohne Hinweise für einen Links-Rechts-Shunt. In der A. fem. Sauerstoffsättigung 95%, CO_2-Gehalt 42,2 Vol.-%.

Auch ein Aortenklappenfehler konnte wegen des unauffälligen Formablaufs der Druckkurven in der Brachialarterie ausgeschlossen werden. Spirometrische Werte ebenfalls ohne Besonderheiten, kein Anhalt für eine Ventilationsstörung.

Auf Grund der vorliegenden Befunde ließen sich ein angeborenes oder erworbenes Vitium, eine Herzmuskelerkrankung oder ein pulmonales Krankheitsbild mit Sicherheit ausschließen.

Das Röntgenbild zeigte als auffälligste Veränderung ein verlängertes und prominentes Pulmonalissegment. Im linken Seitenbild Vorwölbung des erweiterten Trunc. pulm. nach cranial, aber keine stärkere Einengung des Retrosternalfeldes. Der linke Hilus wurde im Vorderbild vom Pulmonalisbogen vollständig überlagert, der rechte erschien durch die betonten Gefäße groß und dicht. An den harmonisch schmaler werdenden Arterienschatten der Lungenfelder ließen sich bis zur Mantelzone keine sprunghaften Kaliberverengungen erkennen. Schmales Aortenrohr. Im Kymogramm kräftige Pulsationen der Pulmonalarterie mit rascher systolischer Lateralbewegung und unauffälligem diastolischem Schenkel. An den Arterienschatten des rechten Hilus Eigenpulsationen.

Die Angiokardiographie bestätigte den Befund einer gleichmäßig erweiterten zentralen Pulmonalarterie, die sich kontinuierlich in die erweiterten intrapulmonalen Arterienaufzweigungen fortsetzte. Demgegenüber war die Aorta insgesamt schmal. Für eine Kurzschlußverbindung zwischen kleinem und großem Kreislauf oder ein anderes Vitium bestand kein Anhalt.

Den Befund kann man als idiopathische Pulmonalisdilatation bezeichnen, nachdem eine andere Genese der Lungenschlagaderausweitung ausgeschlossen wurde. Auf Grund der angiographischen und tomographischen Bilder reiht sich unsere Beobachtung in diejenigen Formen der Anomalie ein, welche eine Kombination von Ektasie der Pulmonalarterie und Hypoplasie der Aorta aufweisen und die ätiologisch neben einer angeborenen Gefäßwandschwäche auch an eine Septierungsstörung der Truncusanlage denken lassen.

2. *Erworbene Pulmonalisaneurysmen*

Bei einem von uns röntgenologisch eingehend untersuchten Fall von hochgradiger aneurysmatischer Erweiterung des Trunc. pulm. und beider Pulmonalarterien wurden autoptisch eine chronische Wandentzündung der zentralen Schlagaderabschnitte (Trunc. pulm. und Aa. pulmonales) und eine Panarteriitis der muskulären Lungenarterien nachgewiesen. Durch sekundäre Thrombenbildung war die Lichtung des Trunc. pulm. sehr stark eingeengt und nur noch in einem kleinen Querschnitt durchgängig.

Bei der 50jährigen Frau bestanden eine Einflußstauung im oberen Hohlvenengebiet und eine Leberstauung (4 Querfinger). Über dem Herzen war ein systolisches Geräusch mit p. m. im 4. ICR parasternal links zu hören. Im EKG Rechtstyp und Zeichen für Rechtshypertrophie, Verzögerung der atrioventriculären Überleitung. Im Blutbild Polyglobulie, Hb. 19,6 g-%, Ery. 6,2 Mill., Leuko. 9.650, BSR 15/35.

Die Lungenfunktionsprüfung ergab eine Einschränkung der Vitalkapazität auf 60%, des Atemgrenzwertes auf 65% der Sollwerte und eine relative Zunahme der Residualluft auf 42% der Totalkapazität. Tieffeneauwert 64% der Vitalkapazität.

Unter zunehmender Verschlechterung des Allgemeinzustandes kam die Patientin ad exitum.

Sektionsbefund (Pathologisches Institut der Charité, Direktor: Prof. Dr. Kettler):

Chronische Wandentzündung der Arterien des kleinen Kreislaufs, obliterierende Panarteriitis der muskulären Lungenarterien, Wandentzündung der zentralen Lungenschlagader (Trunc. pulm. und beider Pulmonalarterien) mit Narbenbildungen in der Elastica. Sekundäre Arteriosklerose, große Thrombenbildungen in dem sehr stark zylindrisch aneurysmatisch ausgeweiteten Pulmonalisstamm und beiden Pulmonalarterien. Die Gefäßlichtung war durch die Thromben hochgradig eingeengt. Stärkste Hypertrophie und Dilatation der rechten Herzkammer, linker Ventrikel und linker Vorhof nicht erweitert, Aorta unauffällig. Klappenapparat des Herzens nicht verändert.

Das Röntgenbild (Abb. 61) zeigt an dem in der Querdimension nach beiden Seiten verbreiterten Herzschatten einen stark vorspringenden Pulmonalisbogen, der den linken Hilus überdeckt. Der rechte Hilus ist durch die extrem erweiterte rechte Pulmonalarterie „tumorös" verdichtet und vergrößert. Es bestehen abrupte Verengungen der Arterienschatten am Übergang in die Lappen- und Segmentgefäße mit verminderter Zeichnung im Lungenmantel. Im Kymogramm sind kräftige, verstärkte Pulmonalispulsationen zu erkennen, welche die Aortenbewegungen übertreffen. Im Eky Doppelgipfel der Pulmonaliskurve. Auf den Schichtbildern kommt die zylindrische Aneurysmabildung des Trunc. pulm. und der beiden Pulmonalarterien eindrucksvoll zur Darstellung. Die in das Aneurysma mit einbezogene rechte Pulmonalarterie ist in den medialen Schichtebenen (frontaler Strahlengang) orthograd als große runde Verdichtung zu erkennen. Sowohl die linke als auch die rechte Lungenschlagader behalten bis zum Eintritt in die Lungenpforten ihr extrem erweitertes Kaliber bei.

Auch bei einer Mitralstenose im klinischen Stadium IV konnte eine entzündliche Wanderkrankung der zentralen Pulmonalarterie mit sekundärer Thrombosierung des Gefäßlumens autoptisch gesichert werden. In diesem Fall übertraf die Aneurysmabildung des Trunc. pulm. die sonst bei fortgeschrittenen Mitralstenosen zu beobachtenden Pulmonalisausweitungen beträchtlich (Abb. 62), so daß wir von vornherein eine zusätzliche Wanderkrankung der Pulmonalarterie in Betracht zogen.

Die Herzkatheterung ergab bei der 25jährigen Frau folgende Druckwerte:

Rechter Vorhof	11/2	
Rechter Ventrikel	110/0	
A. pulm.	110/45	Mitteldruck 80
P. C.	42/24	Mitteldruck 32

Auf Drängen der Patientin wurde nach langem Zögern schließlich die operative Mitralklappensprengung vorgenommen. 13 Stunden nach der Operation kam die Patientin durch ein Lungenödem ad exitum. Auszug aus dem Sektionsbefund (Pathologisches Institut der Charité, Direktor: Prof. Dr. Kettler):

Zustand nach Mitralklappensprengung wegen hochgradiger Mitralstenose. Dilatation und Hypertrophie des linken Herzvorhofes. Narbige Verkürzung der Sehnenfäden und Verdickungen des Mitralklappenrandes. Sagittale Schnittstelle im hinteren Segel unter Einbeziehung einzelner Trabekel (postoperative Klappenweite 7 cm). Intakte Wundnähte unterhalb des linken Herzohres mit fingerkuppengroßem Umgebungshaematom. Wandhypertrophie beider Herzventrikel (links 12, rechts 10 mm). Stärkste Ektasie der A. pulmonalis. Massive, das Lumen fast vollständig verschließende Thrombose des Hauptstammes und beider Hauptäste der A. pulmonalis bis zum Bereiche der mittleren Strombahn. Periphere Verzweigungen frei. Dilatation des rechten Herzvorhofes und Ventrikels. Hochgradiges akutes Lungenödem.

Histologischer Befund der A. pulm.:

Erhebliche Wandverdickung mit Quellung der Wandung und hochgradiger Verfettung der Intima und Media. In der Adventitia diffuse Rundzellinfiltrate. Der Thrombus war teils hyalinisiert, andernteils bindegewebig umgewandelt und fest mit der Intima verbunden. In den peripheren Ästen der A. pulm. bestanden ein starkes Wandödem, kleine Rundzellansammlungen in der Adventitia und an einigen Stellen polsterförmige Intimaaufquellungen mit Verfettung, die auch auf die Media übergriffen.

Histologische Diagnose: Wandständige Thrombose bei schwerer Arteriosklerose, subakute reaktive Arteriitis.

Einen röntgenologisch ähnlichen Befund starker aneurysmatischer Erweiterung des Trunc. pulm. und beider Pulmonalarterien stellten wir noch bei einem dritten Patienten fest (Abb. 63).

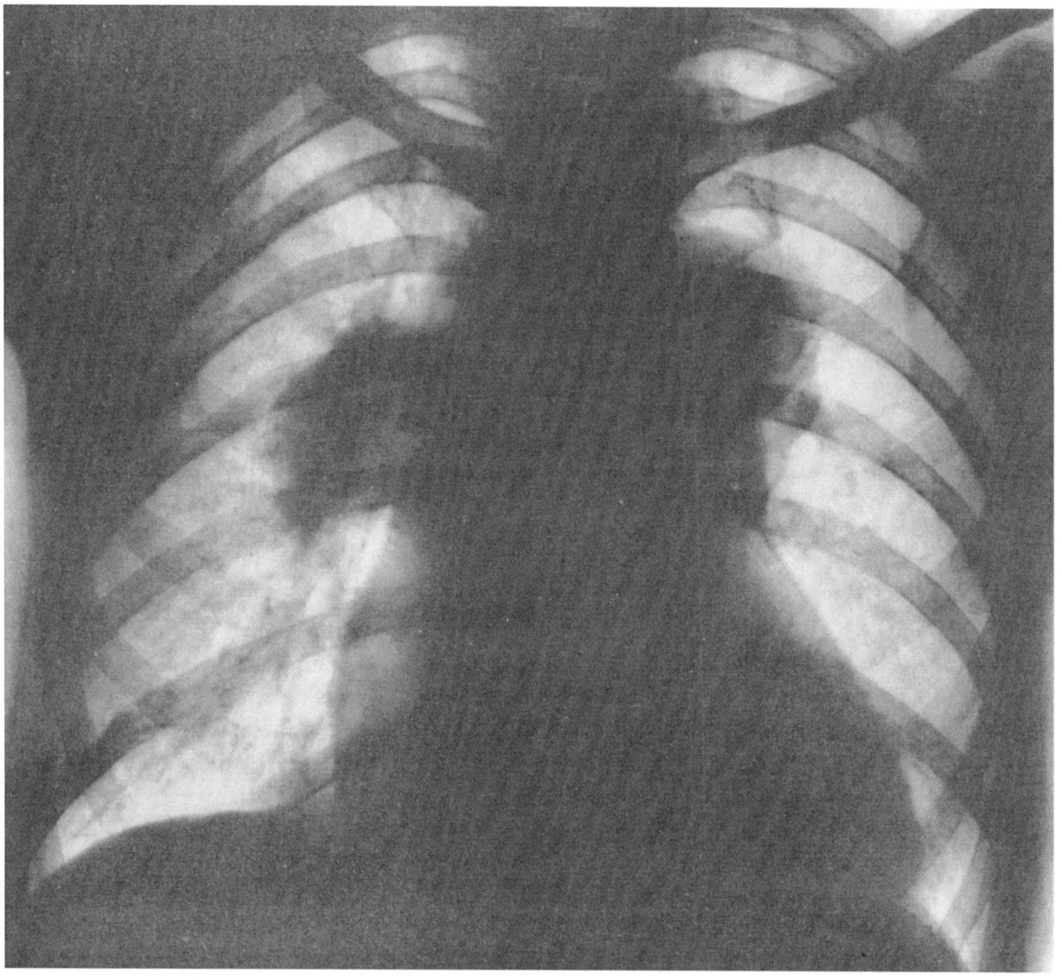

a

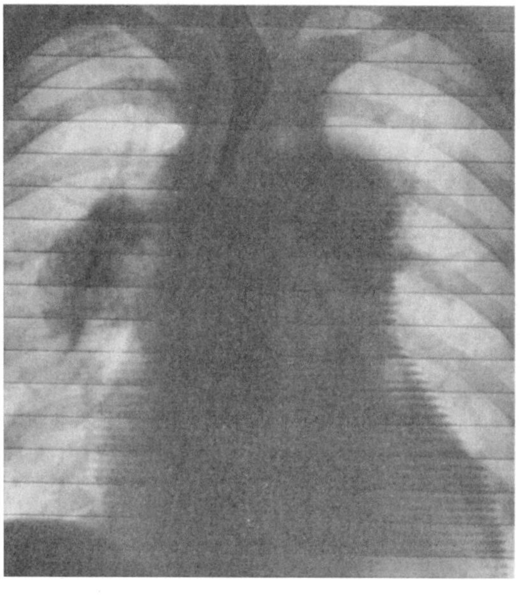

b

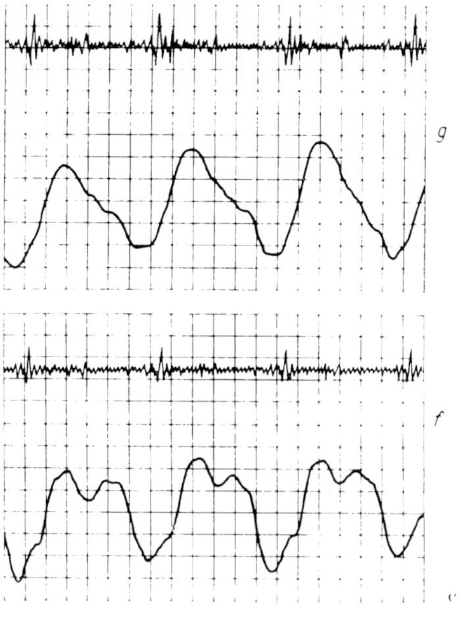

c

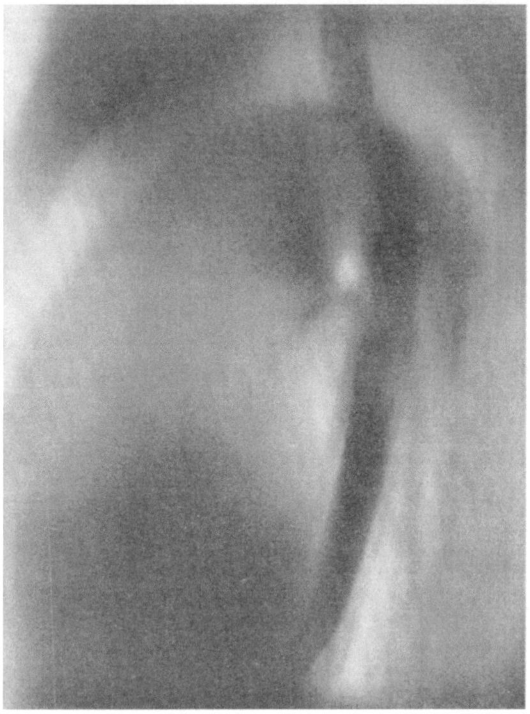
d

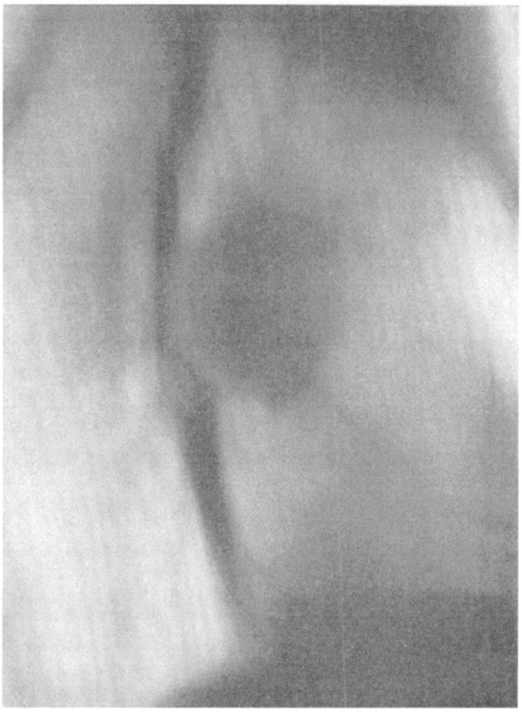
e

Abb. 61
Großes zylindrisches Aneurysma des Trunc. pulm. und beider Pulmonalarterien mit großen Thrombenbildungen, welche die Arterienlichtung stark einengten (Autopsie). Histologisch chronische Wandentzündung der zentralen Lungenschlagader mit Medianekrosen und Panarteriitis der muskulären Lungenarterien.
Im Kymogramm zeigt die stark erweiterte rechte Pulmonalarterie im Hilus keine pulsatorischen Bewegungen. Extreme knollige Vergrößerung und Verdichtung des rechten Hilus, die fast einen Tumor vortäuscht. In Diskrepanz zu der Aneurysmabildung der zentralen Lungenschlagader ist die Gefäßzeichnung der Lungenfelder vermindert. Der Pulmonalisbogen zeigt trotz hochgradiger Thrombosierung relativ große Randzacken, die vorwiegend durch pulsatorische Positionsänderungen des Pulmonalisstammes zustande kommen. Im Elektrokymogramm findet sich dementsprechend eine doppelgipflige Pulmonaliskurve. Im Schichtbild kommt die zylindrische Aneurysmabildung am Trunc. pulm. (d) und an den Aa. pulmonales (e und f) eindrucksvoll zur Darstellung. Die extrem erweiterte rechte Pulmonalarterie ist bei frontalem Strahlengang im Mittelschatten bis zum Eintritt in die rechte Lungenwurzel orthograd als großer dichter Rundschatten zu erkennen (e).

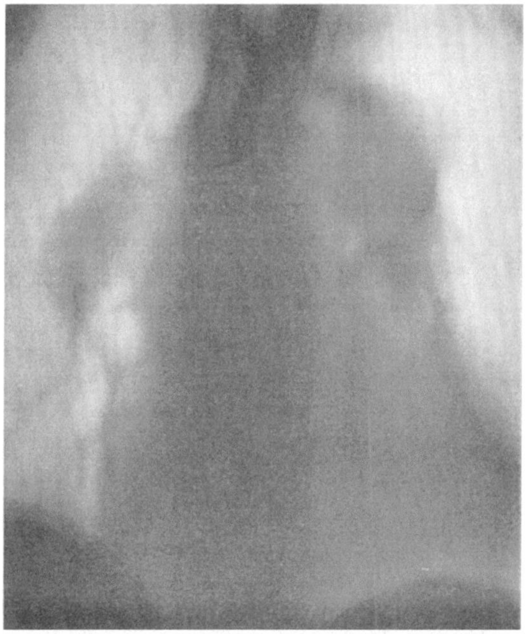
f

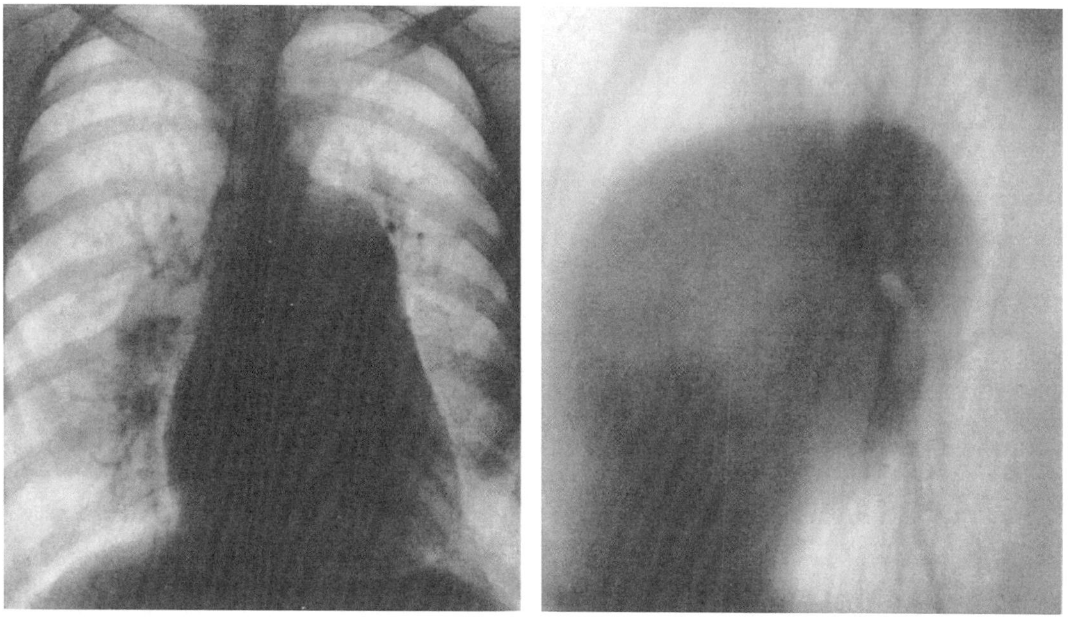

Abb. 62. Zylindrische Aneurysmabildung des Trunc. pulm. und beider Pulmonalarterien bis in die Lungenwurzeln bei hochgradiger Arteriosklerose der A. pulm. mit Thrombosierung der gesamten zentralen Lungenschlagader (Autopsie). Grundkrankheit Mitralstenose im klinischen Stadium IV bei einer 24jährigen Patientin.
Druckwerte bei der Herzkatheterung siehe Text.
Die Aneurysmabildung übertrifft in diesem Fall die sonst bei Mitralstenosen zu beobachtenden Pulmonalisausweitungen beträchtlich. Die Pulmonaliswurzel ist durch den dilatierten und verlängerten Conus pulm., dessen Kontur der vorderen Brustwand anliegt, angehoben. Der Trunc. pulm. verläuft horizontal. Die extrem erweiterten, fast vollständig thrombosierten Aa. pulmonales dextra et sinistra verengen sich als Zeichen der pulmonalen Hypertonie am Übergang in die Lappen- und Segmentarterien sprunghaft auf ein schmales Kaliber. Im Übersichtsbild wird dieser Befund an dem großen gefäßdichten Hilus und den zeichnungsarmen peripheren Lungenfeldern erkennbar. Im linksseitlichen Tomogramm sind im Anschluß an die aneurysmatische A. pulm. sinistra abrupte Kaliberengstellungen in schmale Lappen- und Segmentarterien erkennbar.

Es handelt sich um einen 39jährigen Mann, der uns wegen eines ungeklärten Herzfehlers überwiesen wurde. Bei der Herzkatheterung ergab sich kein Anhalt für ein Vitium mit Shunt. Die Sauerstoffsättigung war in allen sondierten Abschnitten und in der A. femoralis normal.

Druckwerte:

Vena cava cran.:	10/4	Mitteldruck 5
Rechter Vorhof:	11/4	Mitteldruck 6
Rechter Ventrikel:	120/9	Mitteldruck 56
A. pulm.:	120/41	Mitteldruck 70

Die Pathogenese der pulmonalen Hypertonie ließ sich in diesem Fall nicht eindeutig klären. Eine Mitralstenose konnte auf Grund des Röntgenbefundes ausgeschlossen werden, und nach dem Ergebnis der Herzkatheterung bestanden keine Hinweise auf einen kongenitalen Herzfehler. Die Lungenfunktionsanalyse ergab keine ausgeprägte Ventilationsstörung, insbesondere kein Emphysem. Damit ist die Verdachtsdiagnose einer primären Lungengefäßerkrankung berechtigt, zumal das Röntgenbild dem autoptisch verifizierten Fall auffallend gleicht.

In zwei anderen Fällen mit mehr umschriebener Aneurysmabildung am Trunc. pulm. sind uns die Druckwerte in der A. pulm. und im rechten Ventrikel nicht bekannt (die Herzkatheterung wurde von beiden Patienten abgelehnt). Durch Lungenfunktionsprüfungen war eine Ventilationsstörung auszuschließen. Für eine Mitralstenose und ein kongenitales Vitium mit Links-Rechts-Shunt bestanden klinisch und röntgenologisch keine Anhaltspunkte. Damit gewinnt auch hier unsere Annahme, daß es sich um Aneurysmabildungen auf der Basis von Wandveränderungen handelt, sehr an Wahrscheinlichkeit.

Die Zusammenstellung des Bildmaterials der fünf Pulmonalisaneurysmen (Abb. 61 bis 64) zeigt den diagnostischen Wert der Röntgenuntersuchung nach verschiedenen Methoden. Der extremen Vorwölbung des Pulmonalissegmentes entspricht in allen Fällen ein Aneurysma des Trunc. pulm., das im linken Seitenbild und noch deutlicher im linksseitlichen Schichtbild sichtbar und einwandfrei zu diagnostizieren ist. In keinem Fall bestehen Unklarheiten über die Zugehörigkeit der Aneurysmabildung zur Lungenschlagader. Die Tomographie im frontalen Strahlengang unterrichtet gleichzeitig auch darüber, in welchem Ausmaß die Aa. pulmonales in das Aneurysma mit einbezogen sind. Die Kontaktflächen der Pulmonalisaneurysmen mit der Aorta sind offenbar eine Prädilektionsstelle für Wandverkalkungen, denn wir sahen einen solchen Befund in drei Fällen (Abb. 64). Im Gegensatz zu den Angaben von KREUZFUCHS, daß am Trunc. pulm. häufig Verkalkungen vorkämen, konnten wir aber in unserem gesamten Material (über 1000 Fälle) nur bei 5 Patienten (einschließlich der erwähnten drei Aneurysmen) Kalzifizierungen der zentralen Lungenschlagader nachweisen.

e) Vorgetäuschte Erweiterungen des Truncus pulmonalis

Die Vorwölbung des Pulmonalissegments am Herzschatten wird in manchen Fällen nicht wie gewöhnlich von der Pulmonalarterie hervorgerufen, sondern kann auch durch Veränderungen anderer Organe, insbesondere Gefäßanomalien, vorgetäuscht werden. Prinzipiell kommen folgende Möglichkeiten in Betracht (in Anlehnung an eine Zusammenstellung von THURN):

1. Aortenveränderungen
   links ascendierende Aorta bei Transposition der großen Gefäße, Aortenaneurysmen.
2. Venenanomalien
   persistierende linke obere Hohlvene,
   persistierende linke obere Hohlvene mit kompletter Lungenvenentransposition (figur-of-eight-Symptom) oder mit partieller linksseitiger Lungenvenentransposition.
3. Vergrößerung der Vorhöfe
   linker Vorhof bei Mitralvitien,
   rechter Vorhof bei Ebstein-Syndrom.
4. Aneurysmen des Sinus coronarius und der Coronararterien.
5. Tumoren.
6. Prozesse der Wirbelsäule oder der Pleura mediastinalis posterior.

Die differentialdiagnostische Abgrenzung der unter 6. genannten Veränderungen ist einfach und gelingt im allgemeinen bereits mittels Durchleuchtung und einer Seitenaufnahme, weil keine direkte Nachbarschaft zum Trunc. pulm. besteht. Dagegen kann das Erkennen anderer Ursachen schwierig, teilweise mit einfachen röntgenologischen Methoden auch unmöglich sein (THURN und SCHAEDE).

Zu 1. Die links ascendierende Aorta kann in manchen Fällen von Transposition der großen Gefäße, vor allem bei der sogenannten korrigierten Transposition, eine Vorwölbung des zweiten linken Herzbogens verursachen. Die Klärung eines solchen Befundes bleibt im allgemeinen der Angiokardiographie vorbehalten. Auch bei Rechtslage des Aortenbogens und bei Aorta circumflexa erscheint der Pulmonalisbogen manchmal betont. Dieser Eindruck wird aber hauptsächlich durch den an normaler Stelle fehlenden Aortenknopf vorgetäuscht, weil die craniale Kontur des Pulmonalisbogens dann weiter nach medial ausläuft.

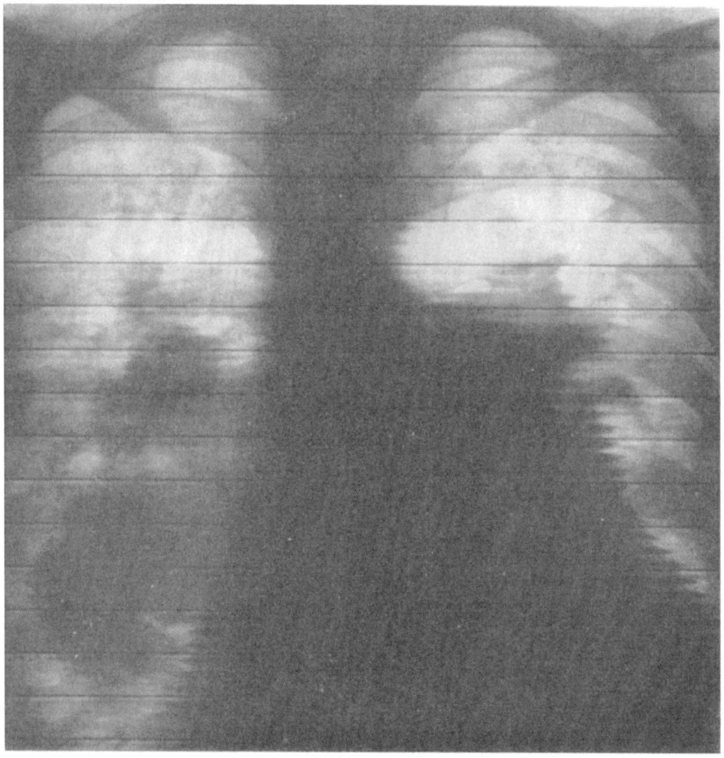

a

Abb. 63
Aneurysma des Trunc. pulm. und der Aa. pulmonales dextra et sinistra. Die Pulmonalarterien in den Hili sind extrem erweitert. Bereits im Lungenkern sind abrupte Kaliberengstellungen zu erkennen.
Durch Herzkatheterung wurde eine exzessive pulmonale Hypertonie nachgewiesen, deren Genese nicht eindeutig geklärt werden konnte (Näheres im Text Fall 3). Wahrscheinlich handelt es sich um eine primäre Lungengefäßerkrankung.

a) Im Kymogramm pulsiert der Pulmonalisstamm auffallend stark, während den extrem breiten Hilusarterien rechts die kräftigen Pulsationen des Herzens nur mitgeteilt werden.

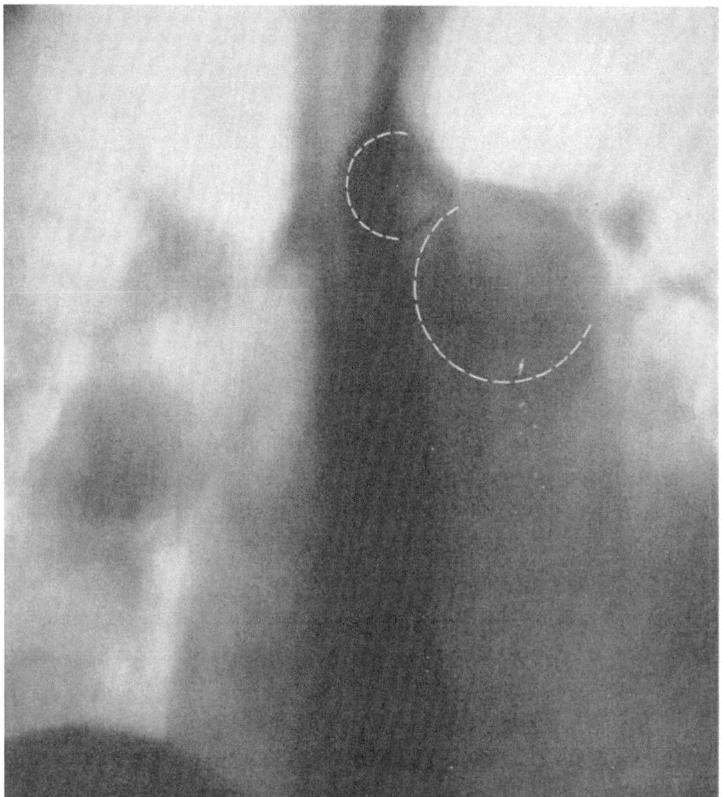

b

b) Im a. p.-Tomogramm wird der Querschnitt des Arcus aortae durch eine Kalksichel markiert. Beim Vergleich des Pulmonalisdurchmessers (Trunc. pulm.) mit dem Aortenquerschnitt wird die extreme Dilatation des Trunc. pulm. dadurch besonders deutlich erkennbar. Der Trunc. pulm. hat fast den dreifachen Querschnitt der Aorta.

c und d) Das linke Seitenbild und das linksseitliche Tomogramm zeigen die Aneurysmabildung des Trunc. pulm. und beider Pulmonalarterien. Der gesamte zentrale Teil der Lungenschlagader vom Pulmonalisostium bis in beide Hili, die sogenannte Pulmonalisgabel, ist zylindrisch aneurysmatisch erweitert.

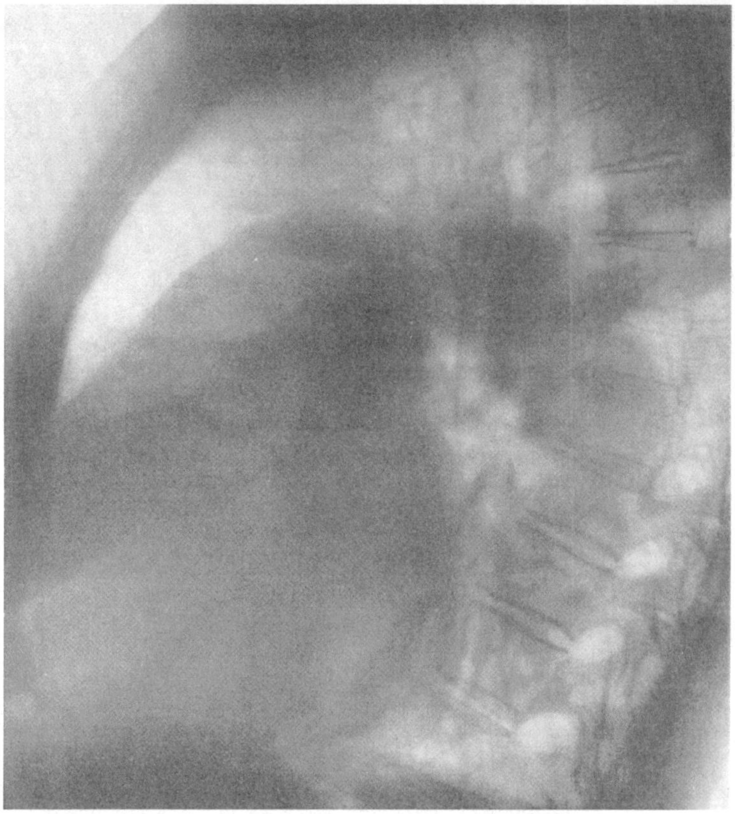

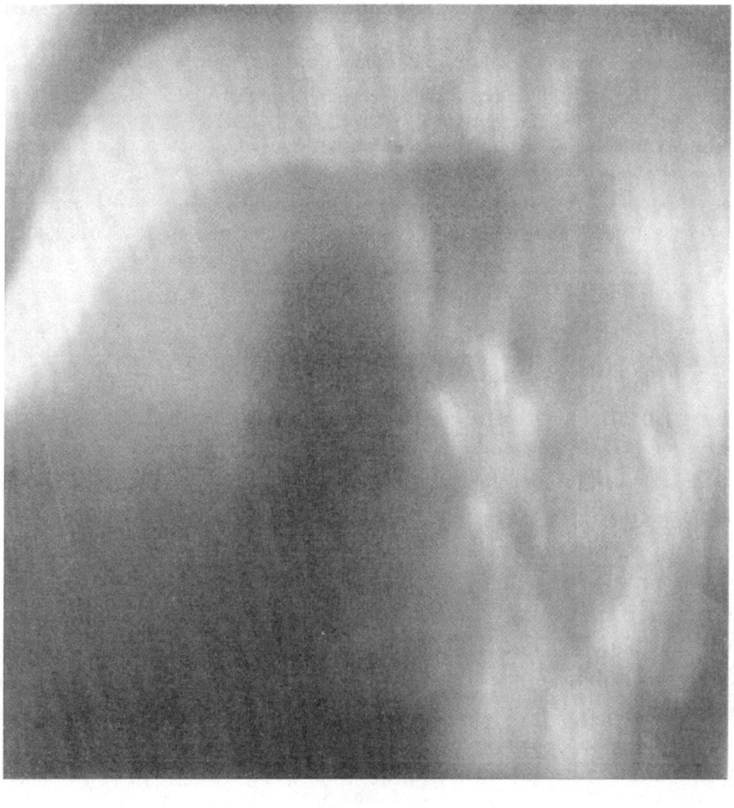

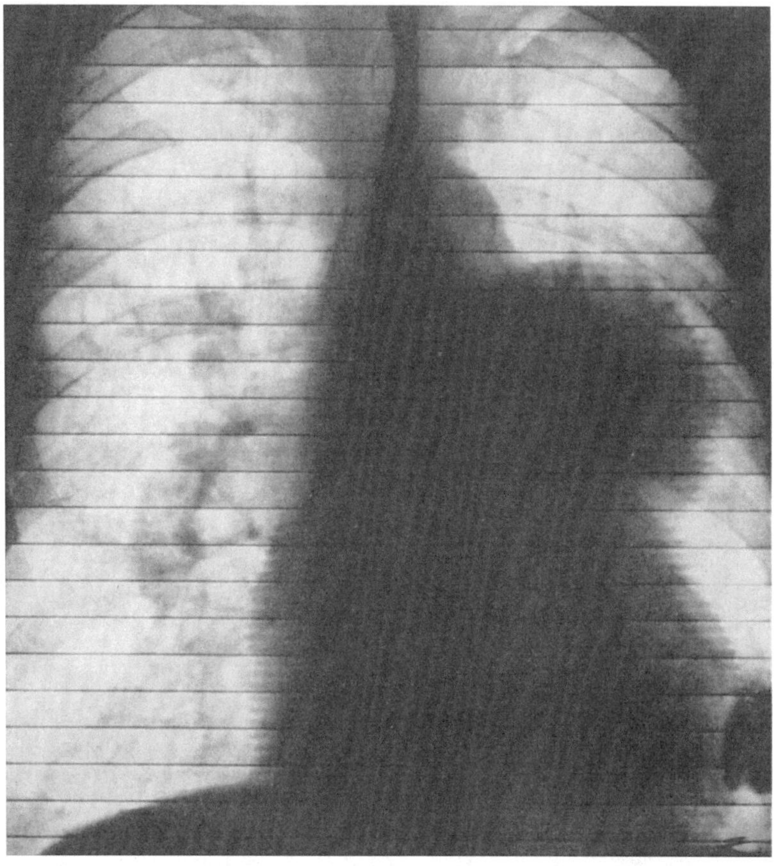

a

Abb. 64. Großes Aneurysma des Trunc. pulm. mit Kalzifizierung an der Pulmonalisbifurkation. Gleichzeitig weist der Aortenknopf eine Kalksichel auf. Die Wandverkalkungen sind an den Kontaktflächen beider Schlagadern lokalisiert. Diese Wandbezirke sind wegen der einander entgegengerichteten expansiven Pulsationen einer besonderen mechanischen Beanspruchung ausgesetzt und deshalb offenbar ein Praedilektionsort für Kalzifizierungen. Die Kalkeinlagerungen lassen sich sowohl im a. p.-Tomogramm (b) als auch im seitlichen Schichtbild und im Kymogramm erkennen. Die Aneurysmabildung erstreckt sich auch auf den Anfangsteil beider Pulmonalarterien. Der Bandschatten der epibronchialen linken Pulmonalarterie ist stark verbreitert (c und d), und der dichte Rundschatten der orthograd verlaufenden A. pulm. dextra zeigt im linken Seitenbild einen etwa dreifach vergrößerten äußeren Durchmesser.

Unter den Aneurysmen der Brustaorta gibt es Formen, die sich in Höhe des Pulmonalissegments nach links entwickeln und hier zur Vorwölbung des Herzschattens führen. Das gilt vor allem für Aneurysmen der Aorta ascendens, in zweiter Linie aber auch für solche des Arcus und der Aorta descendens. Die Arcus- und Descendensaneurysmen kann man in der Regel mittels Durchleuchtung und auf Seitenaufnahmen vom Schattenband des Trunc. pulm. trennen, selbst wenn sie vorwiegend nach links ventral bzw. links caudal gerichtet sind. Eine sichere Klärung der anatomischen Verhältnisse läßt sich nach unseren Untersuchungen stets durch die Tomographie erzielen.

Schwieriger ist die Differentialdiagnose zwischen Aneurysmen des Pulmonalisstammes und Aneurysmen der aufsteigenden Aorta, die sich nach links entwickelt haben. Die röntgenologischen Befunde im dorsoventralen Bild, in den seitlichen und den schrägen Positionen können in beiden Fällen nahezu identisch sein (Abb. 65 u. 66), wie wir bei 3 von insgesamt 72 großen Aneurysmen der Aorta thoracalis beobachtet haben. Während in 69 Fällen bereits auf Grund der Übersichts- und Seitenbilder das Aneurysma einwandfrei der Aorta zugeordnet werden

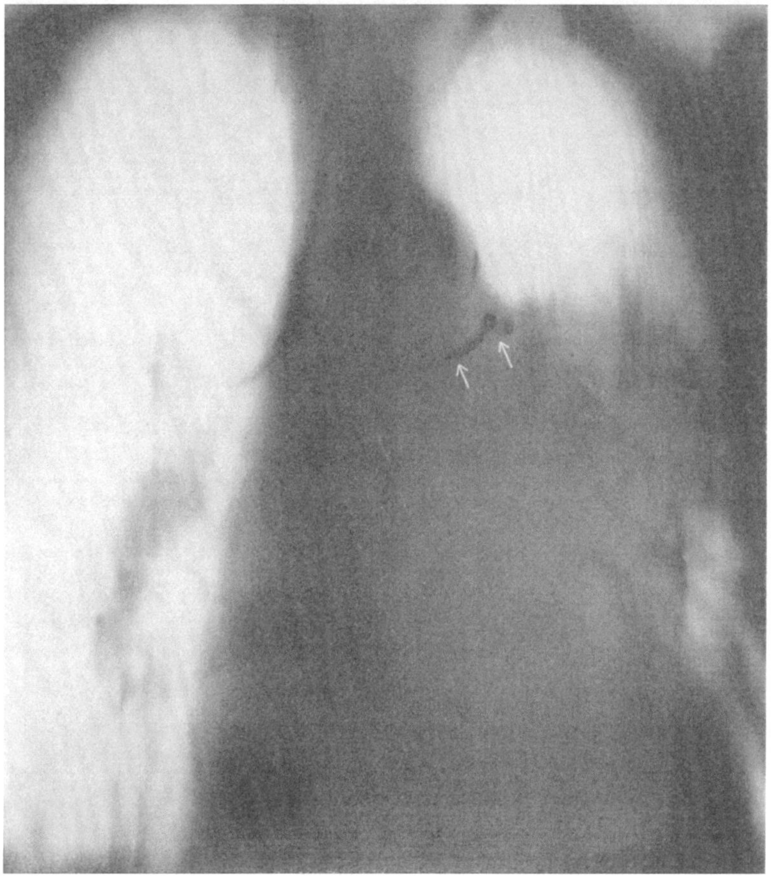

b

konnte, gelang bei 3 Ascendensaneurysmen eine nähere Differenzierung nur mit Hilfe der Tomographie. Auf den Übersichtsbildern (Abb. 65) erkennt man zwar, daß im Gegensatz zu den von uns beobachteten Pulmonalisaneurysmen (Abb. 61 bis 64) die Vorbuckelung weiter nach cranial bis über den Aortenscheitel emporreicht, doch sind ähnliche Bilder auch von Aneurysmen der Lungenschlagader bekannt. Die seitlichen Schichtaufnahmen ließen bei den Aortenaneurysmen einen kontinuierlichen Übergang in den Schatten des Trunc. pulm. stets vermissen, während mit dem Aortenschatten eine breite Verbindung bestand (Abb. 65). Die von der Aorta ascendens ausgehenden linksgerichteten Aneurysmen überlappten sackförmig den Pulmonalisstamm, zeigten an den Berührungsflächen mit der Lungenschlagader ausgedehnte Verkalkungen und ließen sich von letzterer trennen. Der Conus und Trunc. pulm. kamen teilweise, die linke Pulmonalarterie regelmäßig mit normalem Kaliber zur Darstellung. Im Gegensatz hierzu erstreckten sich Aneurysmen des Pulmonalisstammes stets auch auf den Anfangsteil der linken Pulmonalarterie.

Beim Vergleich der seitlichen Tomogramme tritt die Formdifferenz zwischen den von uns untersuchten Aneurysmen der Aorta ascendens und des Trunc. pulm. klar zutage.

Die auffällige Lokalisation der Wandverkalkungen im Aneurysma fast ausschließlich an den Berührungsflächen mit der Lungenschlagader möchten wir in erster Linie auf die besondere mechanische Beanspruchung dieser Wandbezirke zurückführen, welche durch die einander entgegengerichteten expansiven Pulsationen beider Schlagadern entsteht. Auch Aneurysmen des Pulmonalisstammes zeigten vereinzelt Kalzifizierungen an der Kontaktfläche mit der Aorta (Abb. 64).

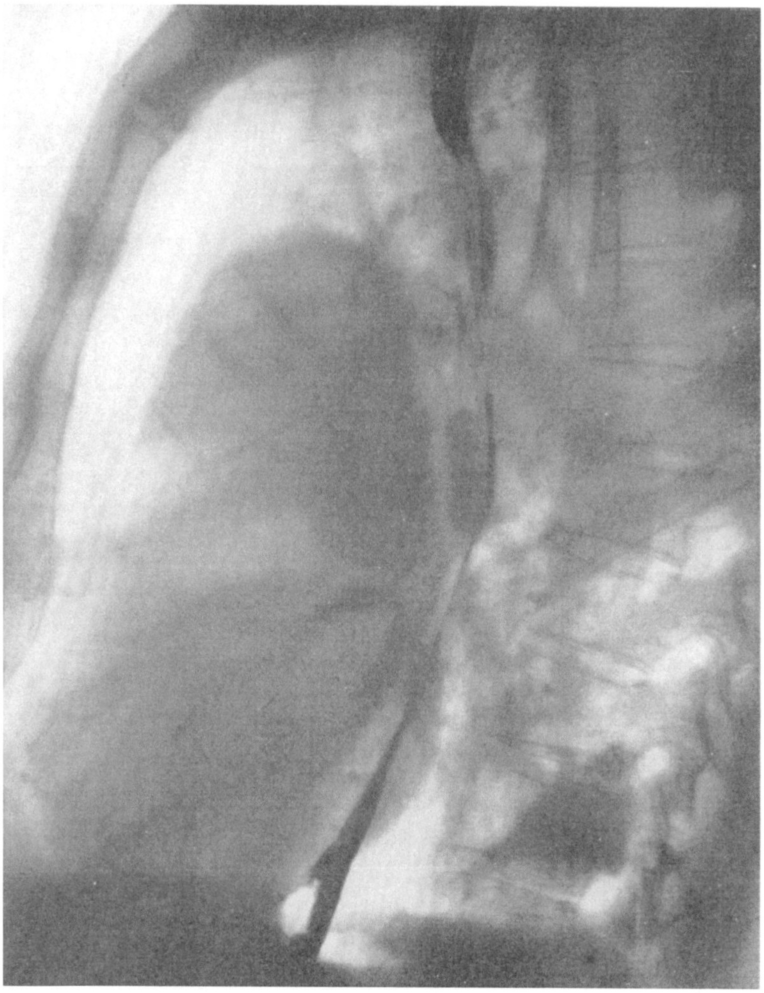

c

Zu 2. Eine persistierende linke obere Hohlvene kann den Pulmonalisbogen flach überragen. Häufig ist diese Anomalie bereits auf Hartstrahlbildern und im Kymogramm an einer auffälligen Doppelkontur zu erkennen (Abb. 67), aber nur relativ selten entsteht eine stärkere Vorwölbung, die ein prominentes Pulmonalissegment vortäuscht. Das trifft zumindest für die häufigsten Varianten mit Einmündung der linken oberen Hohlvene in den Sinus coronarius oder den rechten Vorhof zu. Wenn aber als zusätzliche Mißbildung eine Fehlmündung linksseitiger Lungenvenen oder eine totale Lungenvenentransposition mit Einmündung in die persistierende linke obere Hohlvene vorliegt, kommt es zu einer starken Vorwölbung des Mittelschattens nach links bzw. nach beiden Seiten und zur vollständigen Überlagerung des Pulmonalisbogens. Diese Form der totalen Lungenvenentransposition ist als „figure of eight" des Herzschattens bekannt (Gardner und Oram, Snellen und Albers, Whitaker). Die Mediastinalverbreiterung (Abb. 68) kommt durch die extreme Dilatation der oberen Hohlvenen zustande. In drei eigenen Beobachtungen konnten wir tomographisch den atypischen Verlauf und die Erweiterung der Pulmonalvenen und der oberen Hohlvenen differenziert darstellen. Im linken Seitenbild und seitlichen Schichtbild war u. a. einwandfrei zu erkennen, daß die sich ins Lungenfeld vorwölbende Verschattung nicht dem Trunc. pulm., sondern der Hohlvenenregion zugehört (Abb. 68).

Zu 3 u. 4. Vorwölbungen des linken Vorhofes als zweiter linker Herzbogen sind bei Mitralvitien bekannt (Abb. 27). Thurn und Schaede wiesen darauf hin, daß auch der rechte Vorhof

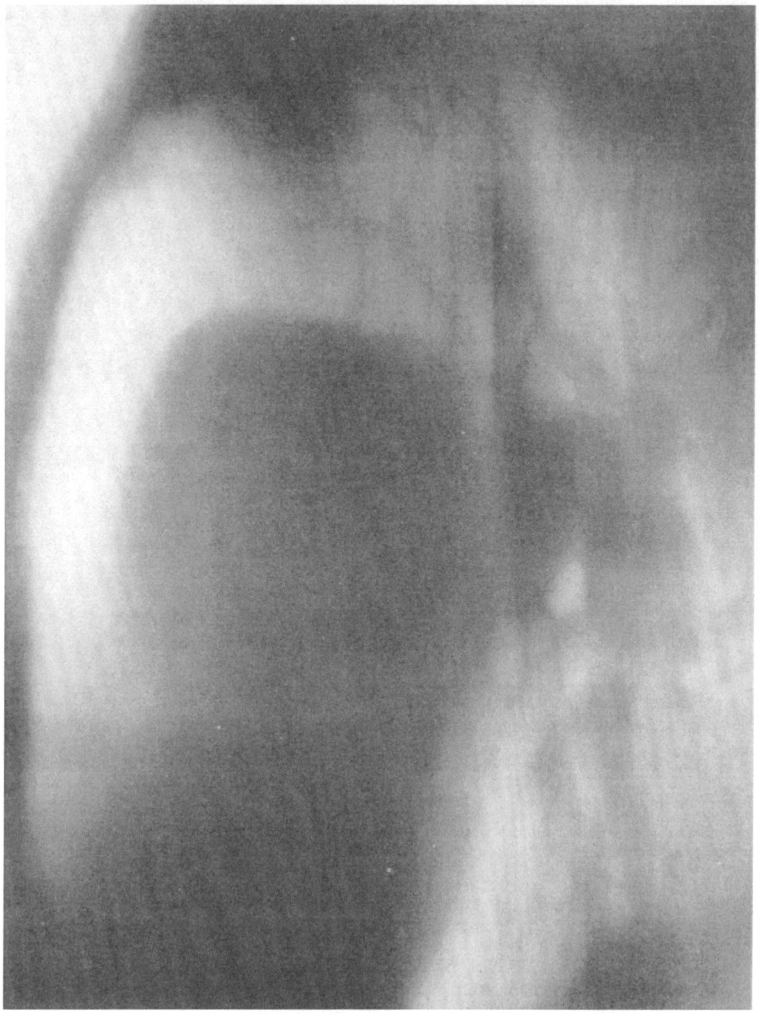

d

an der linken Herzkontur im Bereich des Pulmonalissegments prominent werden kann, wie es bei der Ebsteinschen Anomalie meist der Fall ist. An eigenen Beobachtungen von Ebsteinscher Anomalie konnten wir diese linksseitige Randbildung des rechten Vorhofes bestätigen.

Neben Aneurysmen des Sinus coronarius sind auch solche der Coronararterien zu erwähnen, die sich bei entsprechender Lokalisation in den Retrosternalraum und nach links vorbuckeln können. Wenn eine oder beide Coronararterien nicht aus der Aorta, sondern aus der Pulmonalis entspringen, kann allerdings auch eine starke Dilatation des Pulmonalisstammes selbst vorliegen (George und Knowlan).

Zu 5. Von den Tumoren, die sich in Höhe des zweiten Herzbogens am Mittelschatten vorbuckeln können, lassen sich die zentralen Bronchialcarcinome in der Regel durch Obstruktionen und Lichtungseinengungen des Bronchialbaumes und durch meist polycyclische Konturen verhältnismäßig leicht erkennen. Verwechslungen mit der Pulmonalarterie kommen im allgemeinen nur im dorsoventralen Übersichtsbild vor. Die Tomographie in zwei Dimensionen führt praktisch immer zur Klärung. Schwieriger kann die Differenzierung von Mediastinaltumoren, Pleurageschwülsten, Zysten oder einem persistierenden Thymus sein, die dem Pulmonalisstamm unmittelbar aufsitzen. So haben wir u. a. Dermoidcysten, Coelomcysten und Lipome im vorderen Mediastinum gesehen, die im Übersichtsbild eine Vorbuckelung des Pulmonalissegments vor-

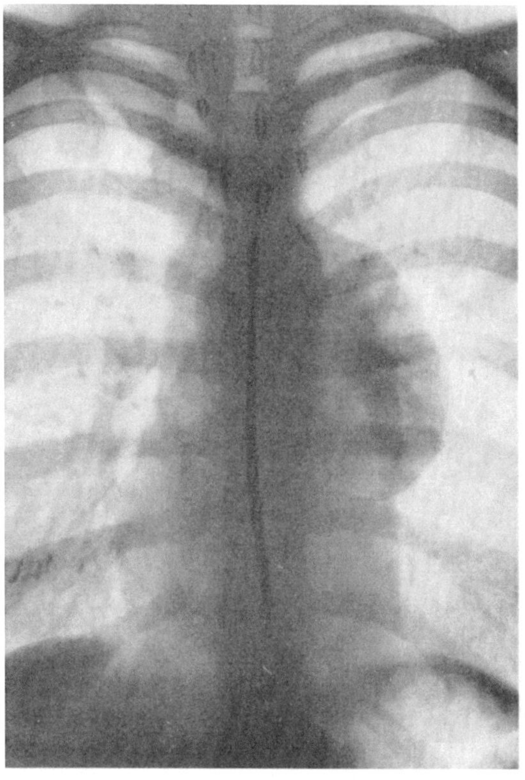

a

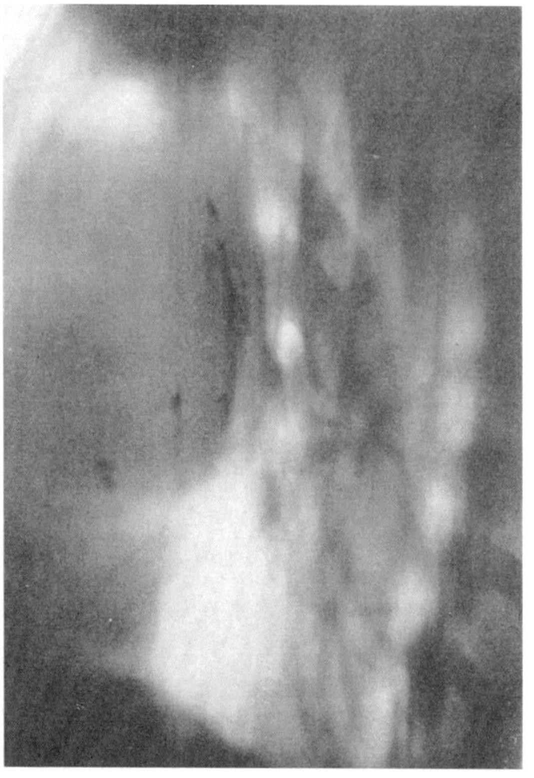

b

Abb. 65

a) Großes nach links gerichtetes Aneurysma der Aorta ascendens, das sich walzenförmig über den Trunc. pulm. vorwölbt. An den Berührungsflächen beider Schlagadern finden sich ausgedehnte Verkalkungen (Diagnose angiographisch gesichert).

b) Das seitliche Schichtbild zeigt einen breiten Zusammenhang zwischen dem Aneurysmaschatten, der das Retrosternalfeld ausfüllt, und dem Schattenband der Aorta ascendens. In der Wand des sich über den Pulmonalarterienstamm nach links vorwölbenden Aneurysmasackes Verkalkungen.

c) Im Kymogramm erkennt man neben pulsatorischen Randbewegungen auch ausgeprägte densographische Linien als Zeichen von Dichteschwankungen des Aneurysmaschattens.

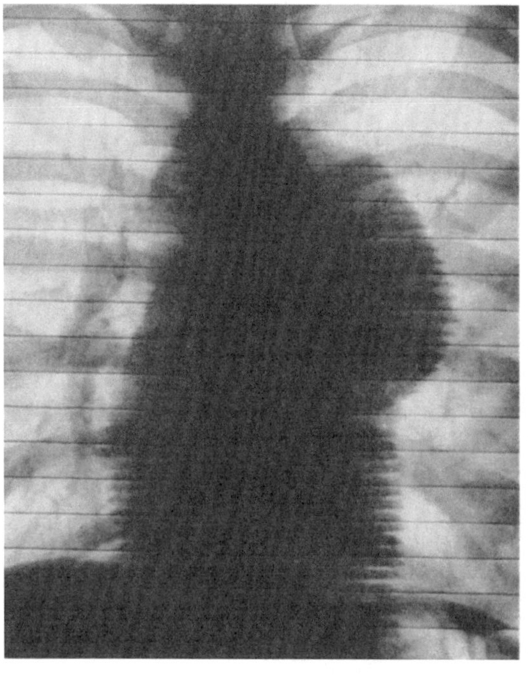

c

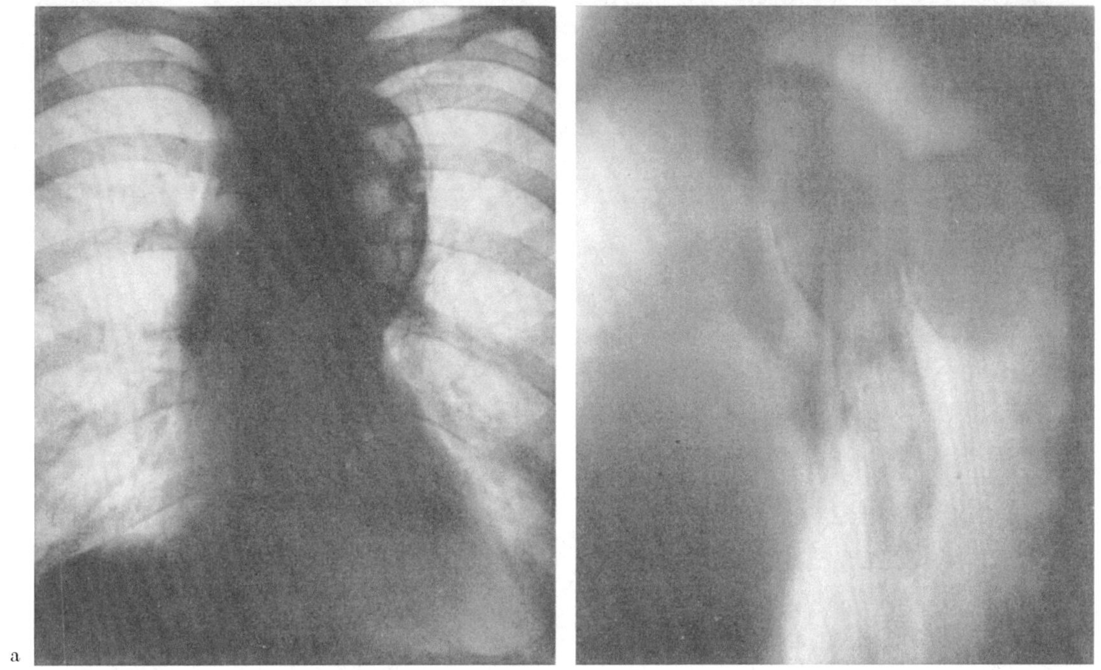

Abb. 66a und b. Übersichtsbild und seitliches Tomogramm eines großen sackförmigen Aneurysma der Aorta am Übergang vom Arcus zur Aorta descendens. Im dorsoventralen Übersichtsbild wird der Pulmonalisbogen überlagert. Das Schichtbild bringt Form und Lage der Aneurysmabildung klar zur Darstellung. Das Aortenaneurysma drängt sich mit seiner ventralen Wand in die Bifurkation der Pulmonalarterie vor.

täuschten. Im Schichtbild war aber meist eine Trennung des Tumorschattens vom Trunc. pulm. möglich. Auch hier erwies sich das seitliche Tomogramm als besonders aufschlußreich. Uns wurde der Fall eines großen Mediastinaltumors (Lymphogranulomatose), der sich am linken Herzrand doppelbogig vorwölbte, als kongenitales Vitium mit prominentem Pulmonalisbogen überwiesen (Abb. 70). Auf einer vom Patienten mitgebrachten, etwas unterbelichteten Aufnahme ließ sich der Herzschatten von dem Tumorschatten nicht trennen. Bereits die Hartstrahlaufnahme ermöglichte aber eine solche Differenzierung. Im seitlichen Schichtbild setzte sich der Schatten des Trunc. pulm. innerhalb der homogenen Schattenmasse des tumorös veränderten Mediastinums dann unerwartet deutlich ab (Abb. 70b). Die tomographisch erfaßbaren tumorösen Mittelschattenveränderungen unterschieden sich auch in anderen Fällen stets grundlegend von den Aneurysmen des Trunc. pulm.

Ermöglicht die einfache Tomographie keine sichere Trennung zwischen den Konturen der Schlagadern im Gefäßstiel und einem Tumorschatten im Bereich der Herzkrone oder im Retrosternalraum, so führt die Schichtuntersuchung nach vorheriger Anlage eines Pneumomediastinums in der Regel zum Ziel, denn nach der Gasinsufflation heben sich die Tumoren im Gegensatz zu den Aneurysmen von den Schlagadern ab, es sei denn, sie gehen von der Arterienwand selbst aus oder sind in diese eingewachsen (Richter). Die durch das eingefüllte Gas erzielte Konturentrennung kann selbst bei einem größeren verwendeten Gasvolumen (0,8—1 l) manchmal nur gering sein, so daß man mit Übersichtsaufnahmen in verschiedenen Positionen nicht auskommt, sondern auf jeden Fall eine Schichtuntersuchung in 2 Dimensionen (vor allem im frontalen Strahlengang) anschließen muß (Abb. 69—71).

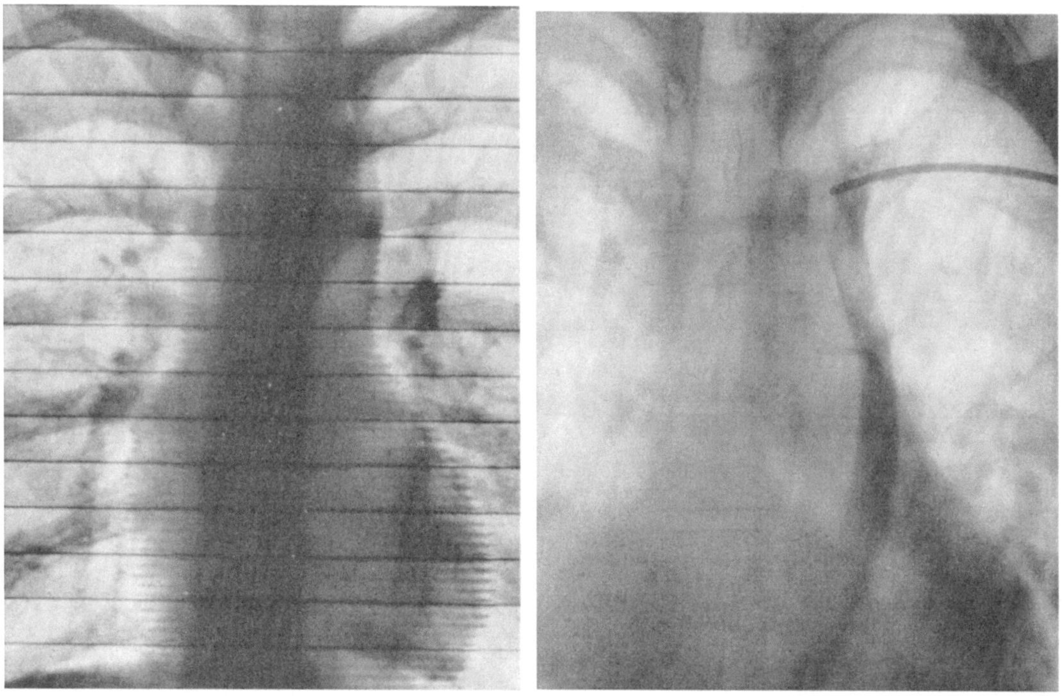

a

Abb. 67. Persistierende linke obere Hohlvene.

a) Im Kymogramm Doppelkontur am Aortenknopf und Pulmonalissegment mit pulsatorischen Bewegungen.

b) Im Phlebogramm ist die flache Überlagerung des Pulmonalisbogens zu sehen. Füllung durch den in der linken V. subclavia liegenden Herzkatheter.

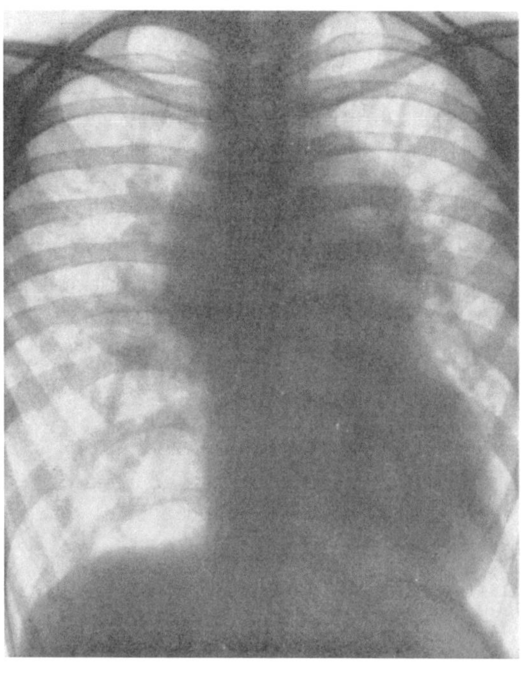

Abb. 68

a) Komplette Lungenvenentransposition mit figure-of-eight-Form des Herzschattens. Einmündung aller Pulmonalvenen beider Seiten über einen gemeinsamen Venenstamm in die persistierende linke obere Hohlvene. Weiterführung des Pulmonalvenenblutes über die Vena anonyma und die rechte obere Hohlvene in den rechten Vorhof (siehe Schema). Beide obere Hohlvenen und die Vena anonyma sind hochgradig dilatiert. Die Vorwölbung der persistierenden Vena cava cran. sinistra überlagert den Pulmonalisbogen. Charakteristisch verstärkte Gefäßzeichnung der Lungenfelder wie bei Rezirkulation.

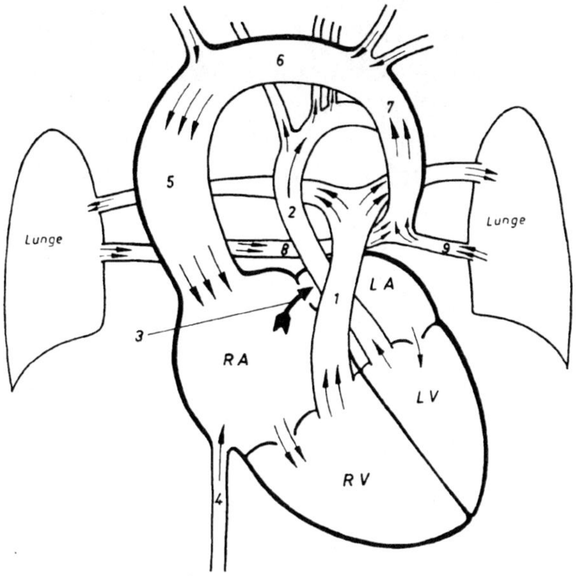

b

b) Schema der Haemodynamik bei kompletter Lungenvenentransposition mit figure-of-eight-Symptom.

RA = rechtes Atrium; LA = linkes Atrium; RV = rechter Ventrikel; LV = linker Ventrikel.

1 = Trunc. pulmonalis; 2 = Aorta ascendens; 3 = Vorhofseptumdefekt; 4 = untere Hohlvene; 5 = obere Hohlvene; 6 = V. anonyma; 7 = links persistierende obere Hohlvene; 8 = gemeinsamer Stamm der rechtsseitigen Pulmonalvenen. Dieser zieht hinter dem Herzen von rechts nach links und mündet nach Aufnahme der linken Pulmonalvenen über einen aufsteigenden Venenstamm (vertical vein) in die persistierende linke obere Hohlvene. 9 = linke Pulmonalvenen.

Die Herz- und Gefäßabschnitte, welche die Achterfigur des Mittelschattens bestimmen, sind verstärkt gezeichnet. Eine Lebensfähigkeit ist nur gewährleistet, wenn ein großer Septumdefekt (in der Regel ein Vorhofseptumdefekt) besteht, weil sonst kein Zufluß zum linken Herzen möglich wäre.

c) Im linken Seitenbild ist das mittlere Gefäßband durch die starke Erweiterung der beiden oberen Hohlvenen und der V. anonyma verdichtet. Die Verschattung setzt sich gegen das Retrosternalfeld mit scharfer Kontur, die der vorderen Hohlvenenbegrenzung entspricht, ab. Außerdem erkennt man einen breiten Bandschatten, der vom unteren Retrokardialraum ins mittlere Gefäßband emporsteigt. Dieses Gefäßband entspricht dem breiten Venenstamm (vertical vein), der nach Aufnahme der rechtsseitigen Pulmonalvenen und Durchquerung des Mediastinums hinter dem Herzen zusammen mit den linksseitigen Lungenvenen in die persistierende linke obere Hohlvene einmündet.

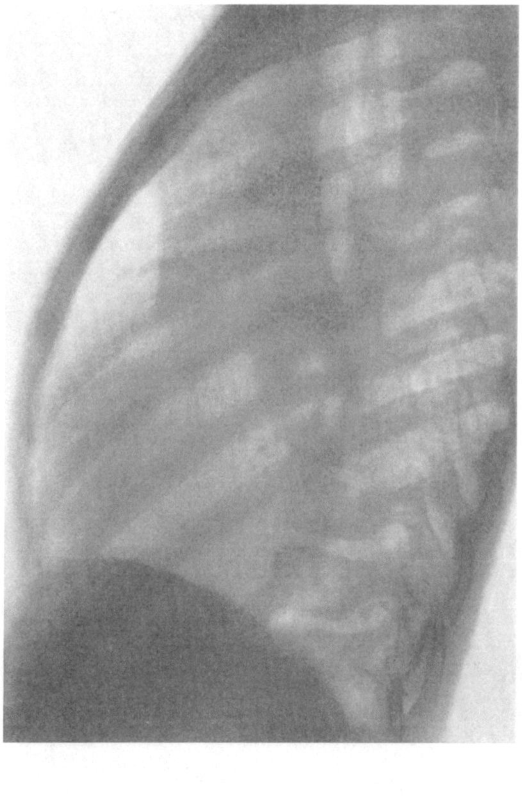

c

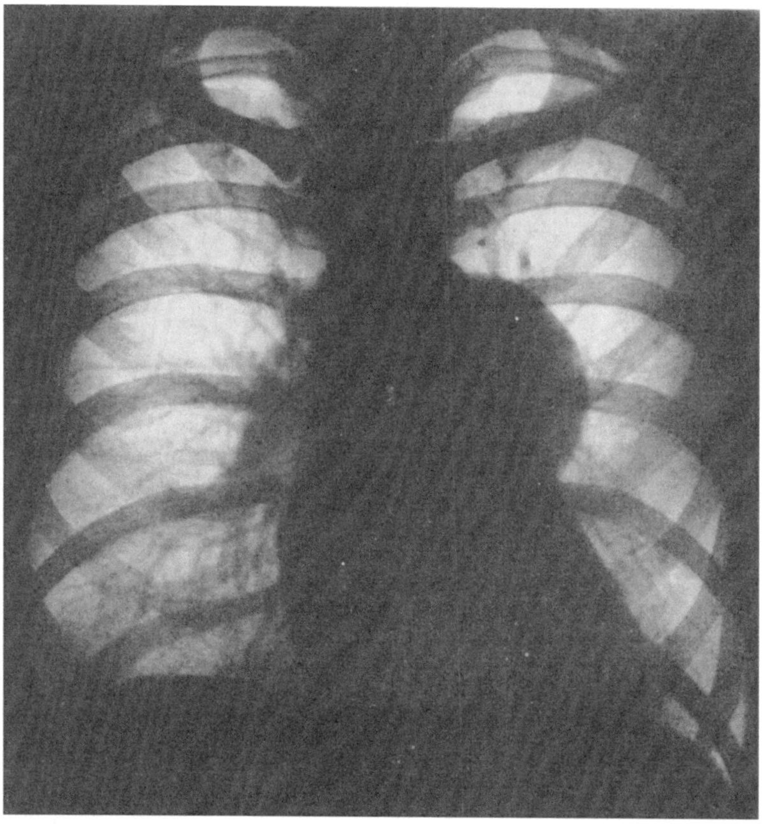

a

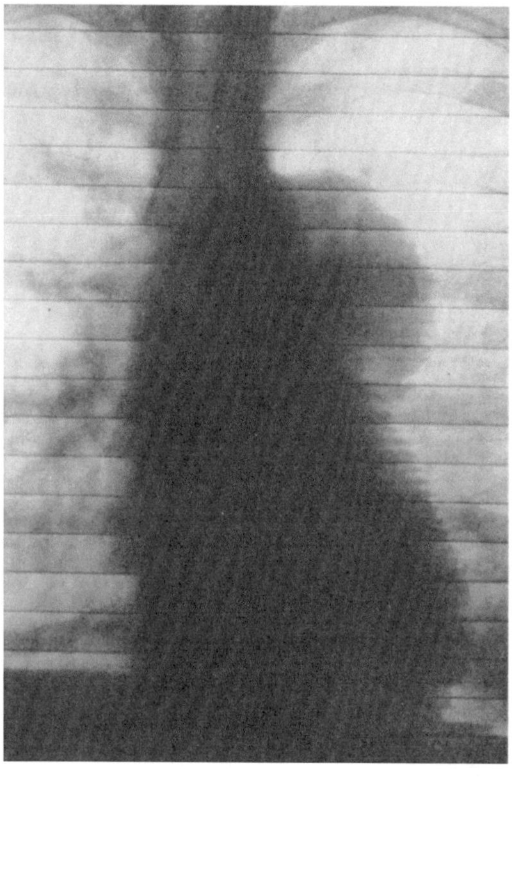

b

Abb. 69. Dermoidzyste im vorderen Mediastinum, die dem Trunc. pulm. aufsitzt und ein Pulmonalisaneurysma vortäuscht.

a) Im Übersichtsbild halbkugelige Vorwölbung des Herzschattens am Pulmonalissegment. Das Herz selbst ist nicht vergrößert, die Lungenzeichnung stellt sich normal dar.

b) Im Kymogramm zeigt die Verschattung kleine pulsatorische Randbewegungen, die phasengleich mit den Schlagaderpulsationen ablaufen. Der zystische Tumor dämpft die ihm vom Trunc. pulm. mitgeteilten Bewegungen, so daß die Randzacken klein und plump erscheinen. Innerhalb des Tumorschattens wird das Schattenband der absteigenden linken Pulmonalarterie sichtbar.

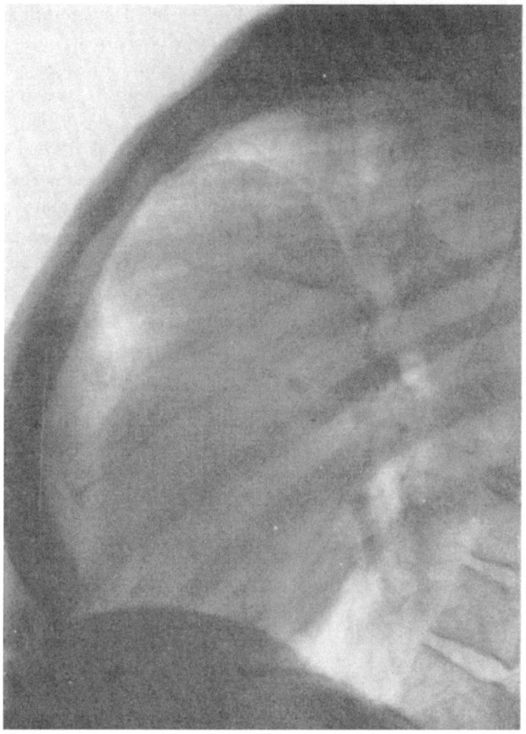

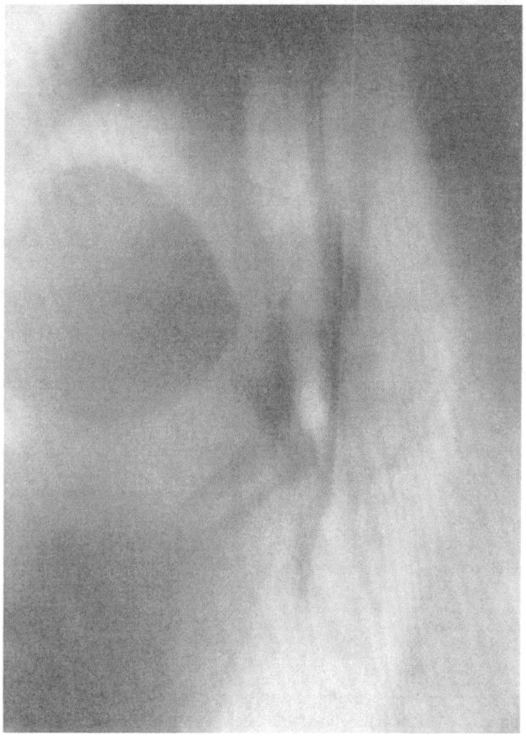

d

c) Das linke Seitenbild läßt erkennen, daß der Schatten dem Trunc. pulm. breit aufsitzt und sich halbkugelig nach cranial und ventral vorwölbt, aber der vorderen Brustwand nicht unmittelbar anliegt. Das Retrosternalfeld ist von der Verschattung ausgefüllt. Pectus carinatum mit flach vorgewölbtem Sternum.

d) Im linksseitlichen Tomogramm setzt sich der Tumorschatten im spitzen Winkel vom dorsalen Teil des Trunc. pulm. ab. Die Pulmonalisbifurkation ist unauffällig, wie aus dem normalen Kaliber der über den linken Stammbronchus hinwegziehenden A. pulm. sinistra und der fehlenden Vergrößerung des Rundschattens der A. pulm. dextra hervorgeht. Ein Aneurysma des Pulmonalisstammes würde bogenförmig in die Kontur der Pulmonalisbifurkation auslaufen und hätte auch eine Erweiterung des Anfangsteiles der linken Pulmonalarterie zur Folge (vgl. Abb. 64).

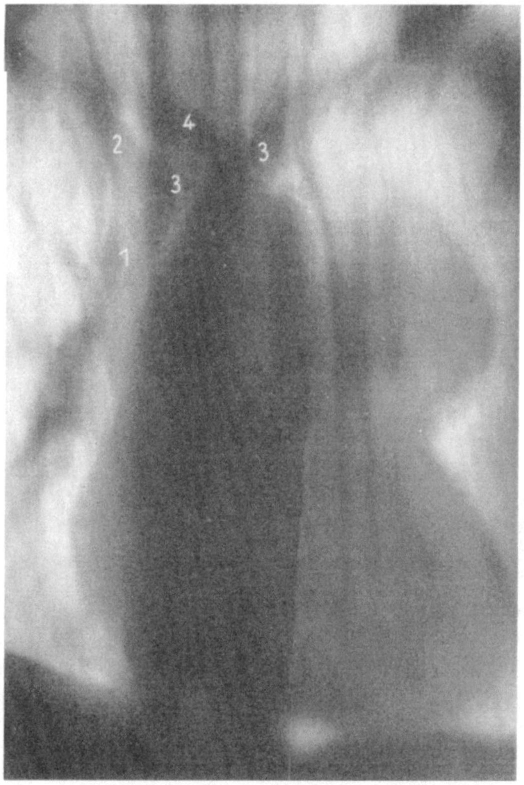

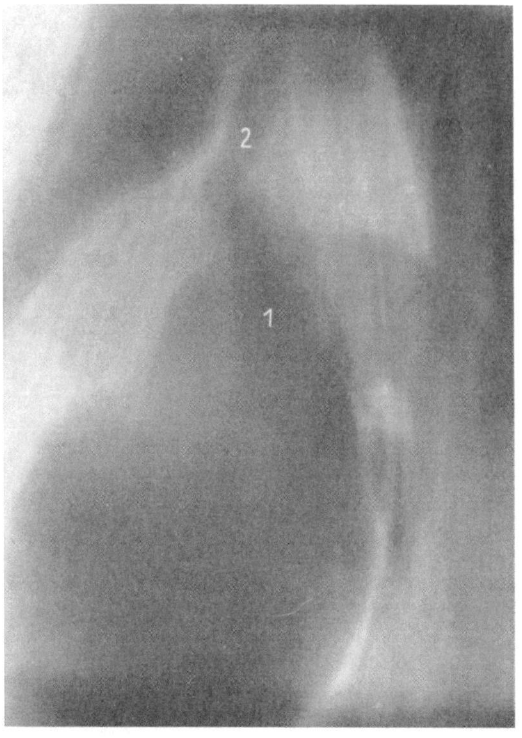

f

e und f) a.p.-Tomogramm und seitliches Tomogramm nach Anlage eines Pneumomediastinums. Das insufflierte Gas hebt den zystischen Tumor in seinem mediastinalen Bett etwas an, vermag ihn aber nicht vom Pulmonalarterienstamm abzudrängen. Dicht hinter der Pulmonalklappenebene wird der Trunc. pulm. von dem Tumor pelottenartig komprimiert. Anstatt der normalen nach cranial konvexen Pulmonaliskontur verläuft diese konkav (vgl. das Angiokardiogramm).

1 = V. cava cranialis; 2 = V. brachiocephalica dextra; 3 = V. brachiocephalica sinistra; 4 = Trunc. brachiocephalicus.

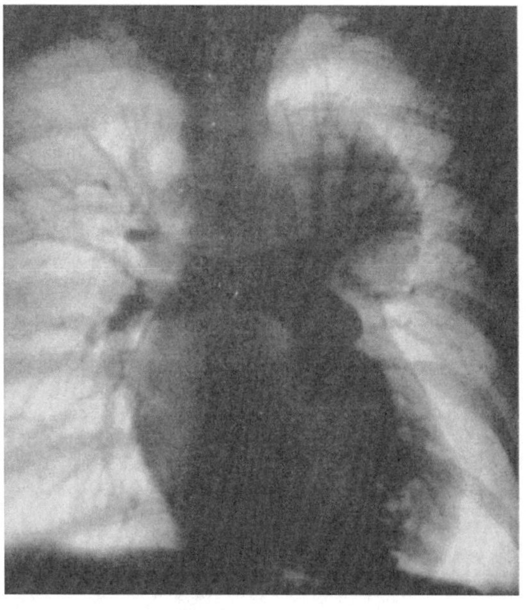

g

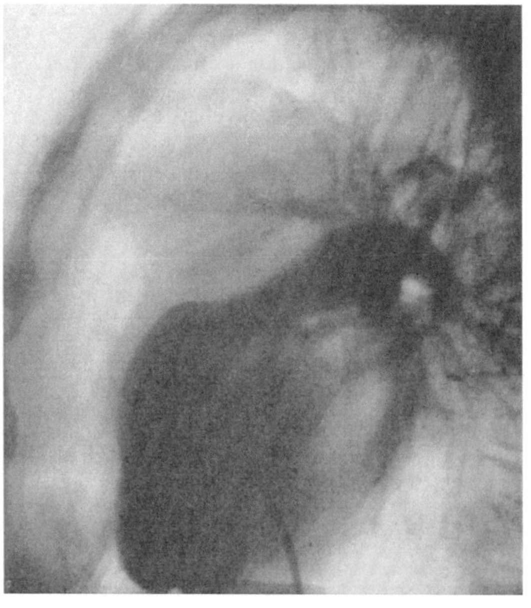

h

g und h) Angiokardiogramm (sagittaler und frontaler Strahlengang). Selektive Füllung durch einen in den rechten Ventrikel eingeführten Katheter. Der Tumor komprimiert den Pulmonalarterienstamm besonders im vorderen Teil, während die Pulmonalisbifurkation ein normales Kaliber aufweist. Die linke pectorale Oberlappensegmentarterie ist bogenförmig über dem Tumor ausgespannt. Durch die Kompression der Lungenschlagader war ein lautes systolisches Geräusch hörbar, das die differentialdiagnostische Abgrenzung gegenüber einem Pulmonalisaneurysma erschwert hatte. Die Operation ergab eine zystische Geschwulst (Dermoidzyste), die mit der mediastinalen Pleura und dem Pericardüberzug des Pulmonalarterienstammes verwachsen war. Das systolische Geräusch war postoperativ nicht mehr hörbar.

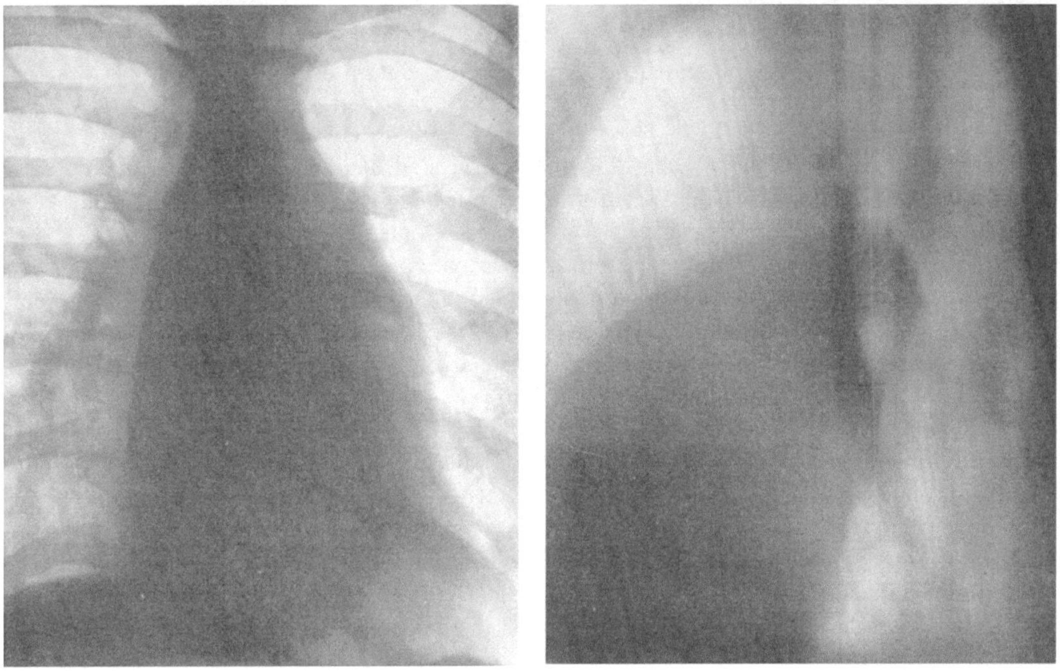

a b

Abb. 70. a) Starke Verbreiterung des Mittelschattens bei Lymphogranulomatose (autoptisch gesicherte Diagnose). Der 18jährige Patient wurde uns auf Grund des Röntgenbildes unter der Diagnose „kongenitales Vitium" überwiesen. Die linksseitigen Vorwölbungen waren von den Voruntersuchern als Begrenzung des Herzschattens (Pulmonalisbogen und Vorhof) angesehen worden.

b) Im seitlichen Tomogramm setzt sich der normal weite Trunc. pulm. innerhalb des Tumorschattens überraschend deutlich ab.

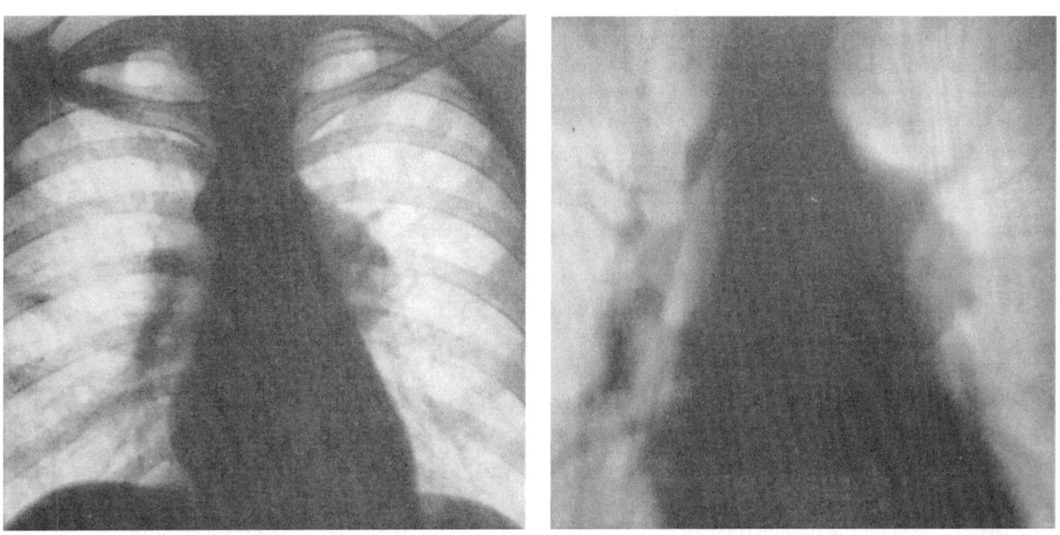

a b

Abb. 71. Hiluslymphome bei Morbus Boeck.

Sowohl im Übersichtsbild (a) als auch im a.p.-Tomogramm (b) setzt sich die Grenze des Herzschattens von den knolligen Lymphomen des Hilus ab. Verwechslungen mit Vorwölbungen der Pulmonalis oder anderen Herzabschnitten kommen gelegentlich bei weichen oder unterbelichteten Aufnahmen vor. Mit Hilfe der Hartstrahltechnik, einer Seitenaufnahme und der Schichtuntersuchung sind solche Fehldiagnosen leicht zu vermeiden.

II. Die Hypoplasien und Aplasien des Truncus pulmonalis

Die Hypoplasien und Aplasien der Pulmonalarterie sind als isolierte Mißbildungen relativ selten. Häufiger finden sie sich im Verein mit anderen angeborenen Herzanomalien, am zahlreichsten bei Fehlern der Fallotgruppe. Grundsätzlich kann sich die Fehlanlage bzw. Unterentwicklung auf die gesamte Pulmonalarterie erstrecken, zum Beispiel bei manchen Fällen von Pseudotruncus aortalis der Klassifikation nach DOERR oder beim Truncus arteriosus communis Typ IV der Colletschen Einteilung. Meistens betrifft sie aber nur eine der beiden Pulmonalarterien oder deren Äste. In diesem Falle entsteht ein asymmetrisches Gefäßbild beider Lungen, das als angeborene Form der „einseitig hellen Lunge“ bekannt ist. Hypoplasien und Aplasien des Pulmonalarterienstammes bis zur Einmündung des Ductus arteriosus finden sich bei schweren Formen und Extremfällen der Fallotschen Mißbildungsgruppe, beim aortalen Pseudotruncus und bei der seltenen isolierten Pulmonalisatresie, die durch einen membranösen Verschluß des Pulmonalisostiums bei intaktem Ventrikelseptum und Vorhofseptumdefekt gekennzeichnet ist. Die atypisch langen Formen peripherer Pulmonalstenosen am Trunc. pulm. oder an der Pulmonalisbifurkation lassen sich morphologisch von einem hypoplastischen Truncus meist nicht unterscheiden und sind letzterem auch in funktioneller und embryologischer Sicht gleichzusetzen.

Die verschiedenen Arten hypoplastischer und aplastischer Veränderungen der Lungenschlagader gehen auf Septierungsmißbildungen der Bulbus-Truncusanlage und auf Entwicklungsstörungen des Kiemenbogenarteriensystems, vorwiegend des 6. Branchialschlagaderpaares, zurück. Wir folgen der Darstellung und der im europäischen Schrifttum weitgehend akzeptierten Einteilung von DOERR, der den Truncus arteriosus communis (persistens idealis) vom aortalen und pulmonalen Pseudotruncus (Truncus arteriosus conventionalis) unterscheidet:

Die Lungenschlagader entsteht aus dem 6. Kiemenbogenarterienpaar. Sie hat wie jede branchiale Arterie eine ventrale aus der aufsteigenden und eine dorsale aus je einer absteigenden Aorta entspringende Wurzel. Beide Wurzeln vereinigen sich miteinander. Werden die beiden ventralen Wurzeln nicht angelegt oder resorbiert, so entsteht ein aortaler Pseudotruncus. Diese Form begegnet dem Kliniker am häufigsten. Die Lungenblutversorgung geht über einen oder (bei Persistieren des dorsalen Abschnittes der rechten 6. Kiemenbogenarterie) über zwei Ductus arteriosi. Fehlt nur eine ventrale Wurzel, so entsteht eine einseitige Pulmonalisatresie. Die Versorgung der Lunge der gleichen Seite erfolgt meist über den aus der Subclavia oder der Anonyma entspringenden Ductus arteriosus. Dieser ist oft schwierig als solcher zu erkennen. Daneben spielen die vikariierend entfalteten Bronchialarterien eine für die Lungenblutversorgung tragende Rolle. Auch eine Reihe anderer Pulmonalismißbildungen sind auf das Persistieren der dorsalen Pulmonalarterienwurzeln zurückzuführen, zum Beispiel aortopulmonale Verbindungen mit und ohne intralobäre Sequestration, der sogenannte Spontan-Blalock, das doppelseitige Persistieren des Ductus arteriosus und andere.

Während im älteren Schrifttum Mitteilungen über Pulmonalishypoplasien und -aplasien ganz überwiegend von pathologisch-anatomischer Seite erfolgten, wurde in letzter Zeit auch eine ganze Reihe von Publikationen über die Röntgenologie und Klinik dieser Mißbildungen bekannt. So liegen über partielle oder einseitige Pulmonalishypoplasien neuere Berichte vor von KRÖKER, ZORN, ELDER, EMANUEL, FINDLAY, GROSSE-BROCKHOFF, LAUR, MADOFF, MAIER, NADAS, REISCH, SCHMITZ, STECKEN, STEINBERG, WYMAN.

Beobachtungen über Pulmonalisatresien stammen von GREENWOLD, KEITH, NOVELO, ROSSI, Mitteilungen über periphere Pulmonalstenosen von GROSSE-BROCKHOFF, KJELLBERG, KÜNZLER, POWELL, SHAFTER, SONDERGAARD, VERMILLON und zuletzt von LÖHR. DÜX und Mitarb. beschrieben einen Fall von gleichzeitiger supravalvulärer Aortenstenose und peripherer Pulmonalstenose.

Die asymmetrischen einseitigen Pulmonalishypoplasien lassen sich in der Regel bereits nach dem Übersichtsbild verdächtigen (einseitig helle Lunge) und wurden auch tomographisch näher untersucht (GROSSE-BROCKHOFF, SCHMITZ, STECKEN). Der Pulmonalisstamm ist offenbar regelmäßig erhalten und meist normal ausgebildet, wie wir in zwei eigenen Beobachtungen bestätigt fanden. Die Arterienhypoplasie oder -aplasie beginnt an der Teilungsstelle des Truncus und beschränkt sich auf intrapulmonale Äste. Die Gefäße der anderen Seite können vikariell erweitert sein. Über die besonderen Verhältnisse bei einer Kombination mit einseitiger Lungenaplasie berichteten u. a. INGRAM und Mitarb. Die Diagnostik der übrigen hypo- und aplastischen Mißbildungen der Lungenschlagader, insbesondere ihres zentralen Teiles, ist nach übereinstimmender Ansicht im Schrifttum nur mit Hilfe der Angiokardiographie möglich. Tomographische Studien, in denen der Nachweis oder begründete Verdacht eines fehlenden oder hypoplastischen Trunc. pulm. erbracht werden konnte, sind uns bisher aus der Literatur nicht bekannt.

Eigene Untersuchungen

Bei Schichtuntersuchungen mancher Fälle der Fallotschen Mißbildungsgruppe fiel uns auf, daß der Schatten des Trunc. pulm. in den linksseitlichen Bildern völlig fehlte oder nur sehr schmal und kontrastarm eben zu erkennen oder zu vermuten war. In diesen Fällen zeigte der Herzschatten fast regelmäßig einen deutlichen Formwandel in Richtung eines Cœur en sabot, während wir sonst diese Herzform bei der Mehrzahl der Fallot-Patienten im Erwachsenenalter vermißten. Dieser tomographische Befund einer relativen „Leere" in der normalerweise vom Schatten des Trunc. pulm. ausgefüllten Region war so auffällig, daß wir bereits bei unserer ersten Beobachtung an eine weitgehende Hypoplasie oder Aplasie des Pulmonalisstammes dachten. Bei der gleichen Patientin kam in den Schichten der Lungenfelder auch ein atypisches Gefäßbild zur Darstellung, dem die normale arterielle Arborisation völlig fehlte (Abb. 72). Die sehr schmalen hypoplastischen Gefäßbänder beider Lungen entsprangen nur zum Teil der Lungenwurzel, zum anderen Teil gingen sie aus einigen Stämmen hervor, die aus dem cranialen Mittelschatten (Bereich des Aortenbogens und der Aorta descendens) in die Lungenfelder eintraten. Am linken oberen Mediastinalrand und in der linken Spitzenregion bestand außerdem ein dichtes Netzwerk atypischer Gefäße, und mehrere linke Rippen zeigten Usuren als Hinweis auf zahlreiche die Lunge versorgende Kollateralen (Abb. 72).

Dieser Röntgenbefund ließ sich bei dem Vorliegen einer cyanotischen Mißbildung im Sinne eines extremen Fallot bzw. Pseudotruncus aortalis deuten, denn das Fehlen des Truncusschattens wies auf eine höhergradige Hypoplasie oder eine Aplasie des Pulmonalisstammes hin, und die Gefäßarchitektonik der Lungen wurde durch atypische Gefäße aus dem Mediastinum (vorwiegend erweiterte Bronchialarterien) grob gestört. Ein weiterer Hinweis auf Kollateralen waren die Rippenusuren. Einige Jahre früher war bei der Patientin andernorts eine Blalock-Anastomose versucht worden, aber infolge stärkster Pulmonalishypoplasie anatomisch nicht durchführbar gewesen. Die Operationsbeobachtung stand demnach mit unserer Ausdeutung der Schichtbilder weitgehend in Einklang. Die selektive Angiokardiographie vom rechten Ventrikel bestätigte die Aplasie des Truncus pulmonalis.

Das hypoplastische Infundibulum endete blind in einem cranial konvexen Bogen. Die Blutversorgung der Lungen erfolgte vorwiegend über ausgedehnte Bronchialarterien. Ein kurzer Arterienstamm trat aus der Isthmusregion der rechts descendierenden Aorta in die rechte Lunge ein und erweckte den Verdacht auf einen rechts persistierenden Ductus arteriosus (der nach DOERR beim Fallot nicht ganz selten zu finden sein soll). Beide Ventrikel hatten eine einzige gemeinsame (aortale) Ausflußbahn, die zu drei Vierteln über den rechten Ventrikel versetzt war. Außer dem hohen Ventrikelseptumdefekt wurde zusätzlich ein Vorhofseptumdefekt sondiert. Angiokardiographische Diagnose: Pseudotruncus.

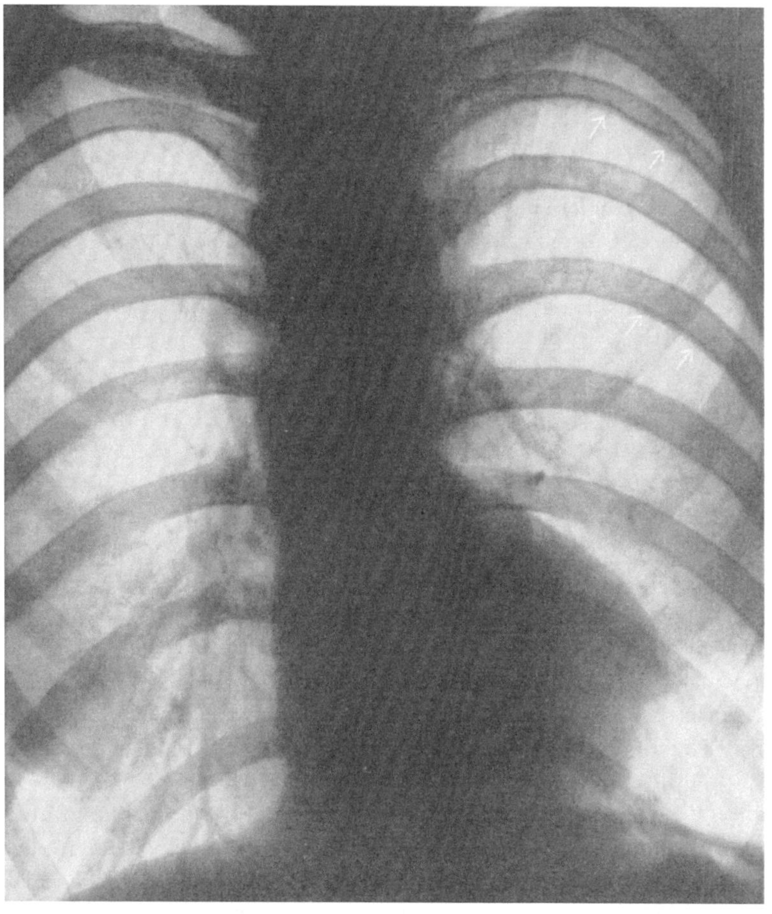

a

Abb. 72
Pseudotruncus aortalis. Cœur en sabot, hohe Rechtslage der Aorta. Fehlen des Pulmonalisbogens.

a) Die Gefäßzeichnung der Lungenfelder ist mit Ausnahme eines atypischen dichten Netzwerkes von Kollateralen neben dem linken oberen Mediastinalrand und in der linken Spitzenregion vermindert. Rippenusuren an der 3. bis 6. Rippe links. Von den Lungenwurzeln treten nur wenige schmale Gefäßbänder in die Lungenfelder ein.

Nach dieser ersten angiographisch bestätigten Beobachtung fanden wir noch bei 6 weiteren Patienten mit kongenitalen cyanotischen Herzfehlern ganz ähnliche tomographische Kriterien. Bei 5 dieser Fälle konnte unsere Verdachtsdiagnose Pseudotruncus bzw. extreme Fallotsche Mißbildung durch die Angiokardiographie ebenfalls bestätigt werden, im 6. Fall war wegen einer Gravidität bisher noch keine eingreifende Diagnostik möglich. Auf Grund der in allen 7 Fällen weitgehend übereinstimmenden röntgenomorphologischen Veränderungen halten wir es für möglich und berechtigt, beim Nachweis bestimmter formaler Kriterien die Verdachtsdiagnose extremer Fallot oder Pseudotruncus nach dem Röntgennativbild zu stellen. Nach unseren bisherigen Erfahrungen ist zur ausreichenden Begründung einer solchen Verdachtsdiagnose der Nachweis folgender Symptome im Übersichtsbild und Tomogramm zu fordern:

1. Der Herzschatten zeigt eine mehr oder weniger ausgeprägte Cœur-en-sabot-Form (mit normaler, hoher Rechtslage oder anderen Anomalien des Aortenbogens). Kymographisch kräftige Pulsationen der Aorta (ascendens und Arcus), die das Auswurfvolumen beider Kammern aufnimmt (Abb. 72 u. 73).

2. Der Schatten des Trunc. pulm. fehlt im Tomogramm, insbesondere im linksseitlichen mit dextrosinistralem Strahlengang. Im Bereich der Herzkrone stellen sich nicht wie normalerweise

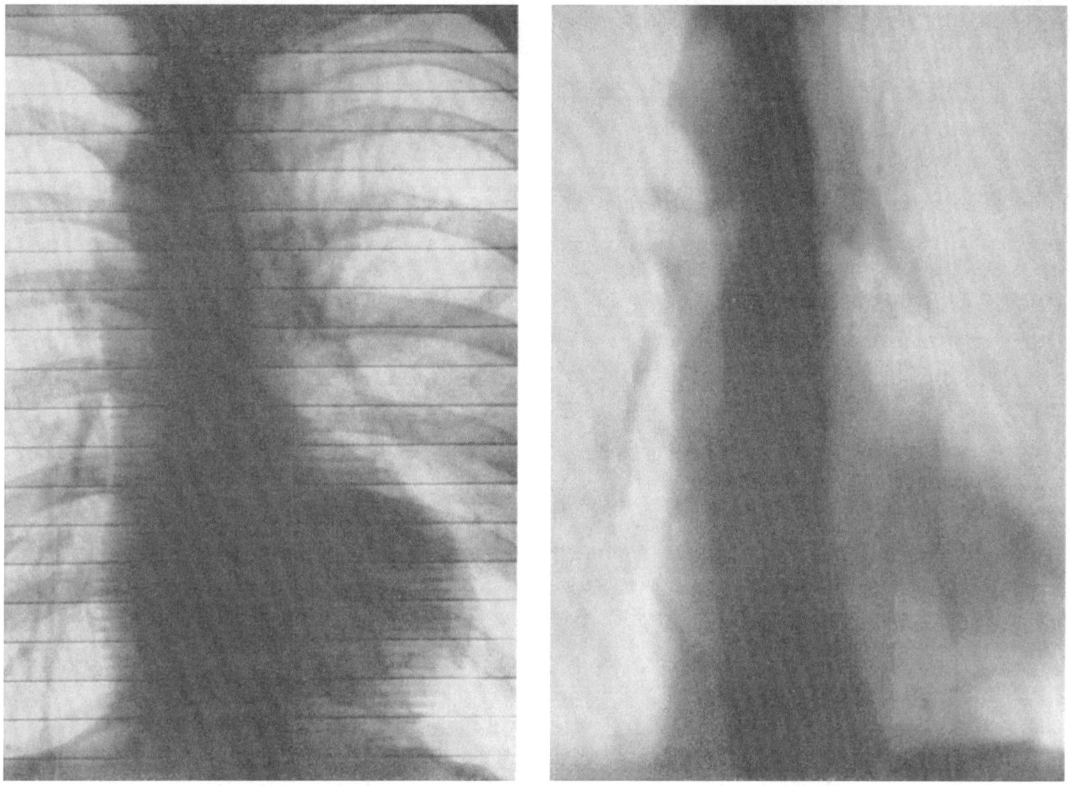

b c

b) Das Kymogramm zeigt kräftige Pulsationen der rechts lokalisierten Aorta (hohe Rechtslage), die im vorliegenden Fall zu zwei Dritteln über die rechte Kammer teiltransponiert ist (Angiokardiographie) und einen großen Teil des rechtsventrikulären Schlagvolumens mit aufnimmt. An den schmalen Hilusarterien keine Pulsationen.

c) Im a.p-Tomogramm fehlt das normale Schattenband der A. pulm. sinistra über dem linken Stammbronchus. An seiner Stelle zieht ein Gefäßschatten atypisch weit nach cranial medial. In Zusammenhang mit anderen Schichtbildern und dem Ergebnis der Angiokardiographie entspricht dieses Gefäß einer erweiterten Bronchialarterie. Die rechte absteigende Pulmonalarterie stellt sich im Hilus als ganz schmales Band neben dem Zwischenbronchus dar.

beide Schlagadern, sondern nur die Aorta ascendens dar. Die stets hypoplastische linke Pulmonalarterie kann über dem linken Stammbronchus sichtbar werden, gewinnt aber nach ventral keinen Anschluß an die Ausflußbahn der rechten Kammer. Der Raum zwischen der linken Pulmonalarterie und dem Conus pulm. ist im Röntgenbild „leer“ (Abb. 74 bis 78). Bei anatomisch richtiger Anlage der A. pulm. sinistra läßt sich letztere in der Regel von der Pulmonalisbifurkation an nachweisen, während der Truncusschatten ventral davon fehlt (Abb. 74). Sind beide Pulmonalarterien angelegt, so kann man unter Umständen die orthograd dargestellte rechte Arterie als kleinen Rundschatten in den nach medial anschließenden Schichtebenen weiterverfolgen (Abb. 76 u. 77). Ist ein breites Schattenband zwischen dem Aortenisthmus und dem Pulmonalisscheitel bzw. der Pulmonalisbifurkation nachweisbar (Abb. 77), so kann ein offener Ductus arteriosus, der einen Teil der Lungenversorgung übernimmt, vermutet werden.

3. Es gibt stets Hinweise auf ausgeprägte Kollateralsysteme, die einen großen Teil der Blutversorgung der Lunge (bei vollständiger Pulmonalisaplasie die gesamte) übernehmen. Zu nennen sind vor allem a) Rippenusuren, b) atypische und asymmetrische, netzartige, regionale Gefäßstrukturen neben dem Mittelschatten, in den Spitzenregionen oder im Lungenmantel und c) im Schichtbild erkennbare Störungen der arteriellen Arborisation. Neben den meist außerordentlich

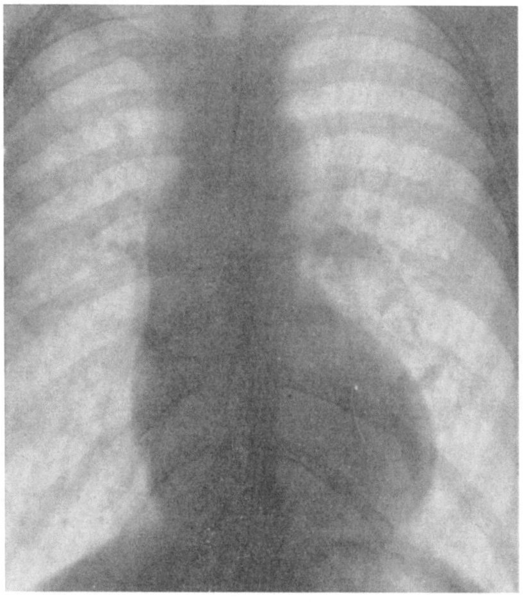

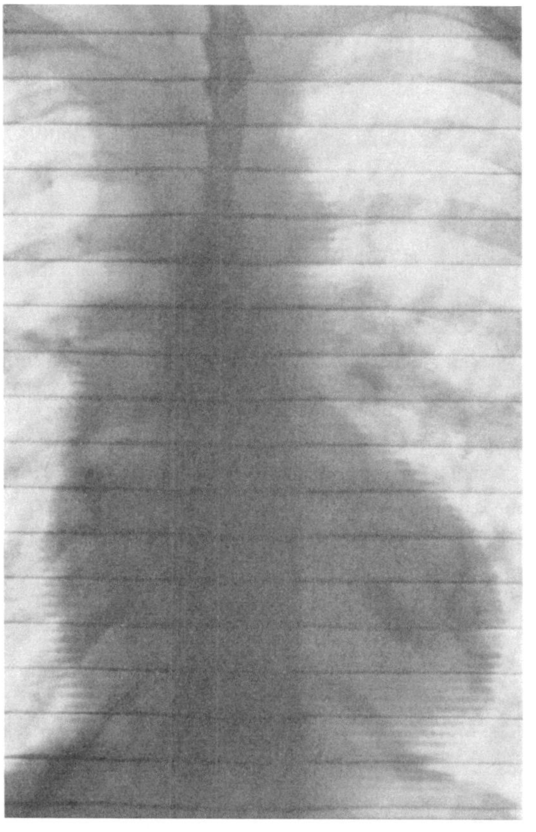

Abb. 73
Pseudotruncus aortalis.
Cœur en sabot, normale Lage der sehr kräftig pulsierenden Aorta.

Auffällig kleiner rechter Hilus und atypische Struktur des linken Hilus. Gefäßzeichnung besonders rechts in der Peripherie verstärkt (Kollateralen aus der Pleura), Rippenusuren an den oberen Rippen rechts. Aplasie des Pulmonalarterienstammes. Lungenversorgung über erweiterte Bronchialarterien und einen rechts persistierenden Ductus arteriosus (nach dem Angiokardiogramm).

schmalen Schattenbändern der Pulmonalarterie, deren normale Verästelungen teilweise, aber auch völlig fehlen können, sind oft größere atypisch in den Lungenfeldern gelegene Gefäßstämme ohne Verbindung zum Hilus zu beobachten, die vom Mittelschatten her aus dem Aortenverlauf oder den großen supraaortalen Arterien eintreten.

Über den diagnostischen Wert und die Zuverlässigkeit dieser einzelnen Symptome ist folgendes zu sagen: Das ausschlaggebende Kriterium für die Verdachtsdiagnose Pseudotruncus oder extremer Fallot ist das Fehlen des Trunc.-pulm.-Schattens im Tomogramm, denn Kollateralsysteme und eine Cœur-en-sabot-Form lassen sich auch bei Fehlern der Fallotgruppe nachweisen, ohne daß die rechte Kammerausflußbahn vollständig stenosiert ist (Kollateralen bestanden bei 7 von 16 Fällen unseres Materials). Außerdem erlaubt das Schichtbild keine Entscheidung darüber, ob ein hypoplastischer Rest des Pulmonalisstammes vorhanden ist und ob dieser von einem geringen Auswurfvolumen des rechten Ventrikels noch passiert wird. Diese teilweise diagnostische Unsicherheit kommt u. a. auch darin zum Ausdruck, daß wir bei mehreren Patienten mit Fallotscher Tetralogie oder Pentalogie tomographisch keinen sicheren Truncusschatten nachweisen konnten, während nach dem Angiokardiogramm zwar eine Hypoplasie, aber keine Verödung des Pulmonalisstammes vorlag (Tab. 8). Andererseits bestand in einem Fall eine Atresie des Pulmonalisostiums, und ein hypoplastischer Rest des Trunc. pulm. füllte sich rückläufig über den persistierenden Ductus arteriosus. Bei der Vermutungsdiagnose extremer

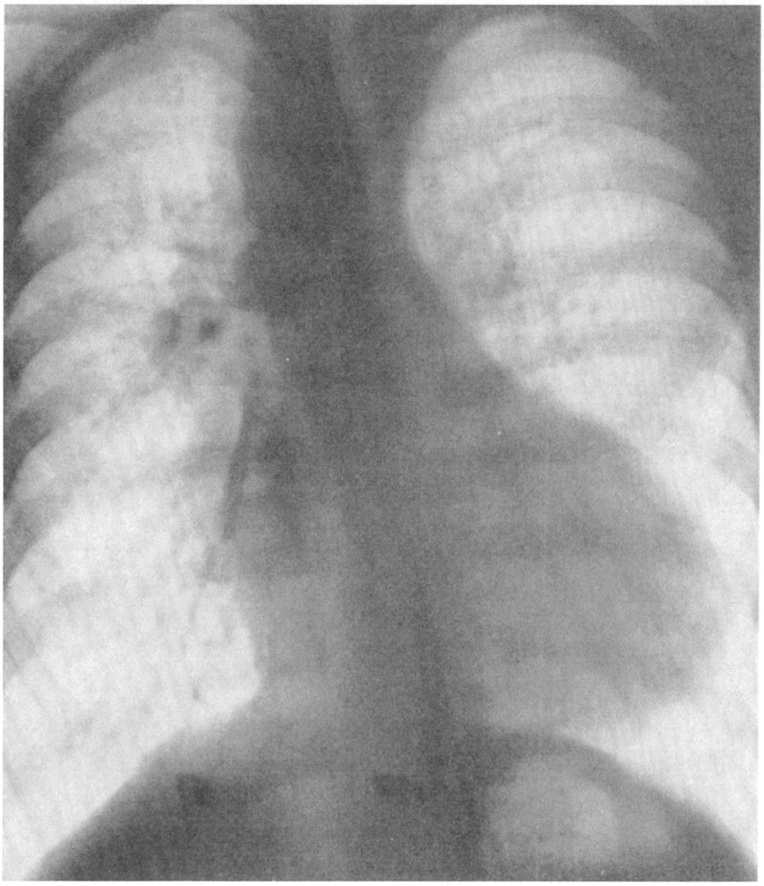

Abb. 74
Pseudotruncus aortalis.

a

a) Cœur en sabot, hohe Rechtslage der Aorta.
In den Oberfeldern atypische verstärkte periphere Gefäßzeichnung durch Kollateralen aus der Pleura (Angiokardiographie) und atypische Struktur der Hili. Fehlen des Pulmonalisbogens.

Fallot oder Pseudotruncus aus dem Röntgennativbild muß demnach die Frage offenbleiben, ob ein wirklicher Pseudotruncus aortalis mit Aplasie des Pulmonalisstammes oder eine Übergangsform zu einer hämodynamisch ausgeprägten Fallotschen Mißbildung vorliegt. Doch lassen sich wegen der anatomisch und funktionell fließenden Übergänge auch angiokardiographisch nicht immer beide Formen sicher trennen (Künzler, Thurn). Im Hinblick auf ein operatives Vorgehen, zum Beispiel für die Entscheidung der Frage, ob die pathologische Gefäßarchitektonik eine zusätzliche Blalock-Anastomose ermöglicht, ist man wegen der komplizierten und vielfältig gestörten Gefäßtopographie definitiv stets auf eine Angiokardiographie angewiesen, obwohl tomographisch eine anatomische Vororientierung sehr gut möglich ist.

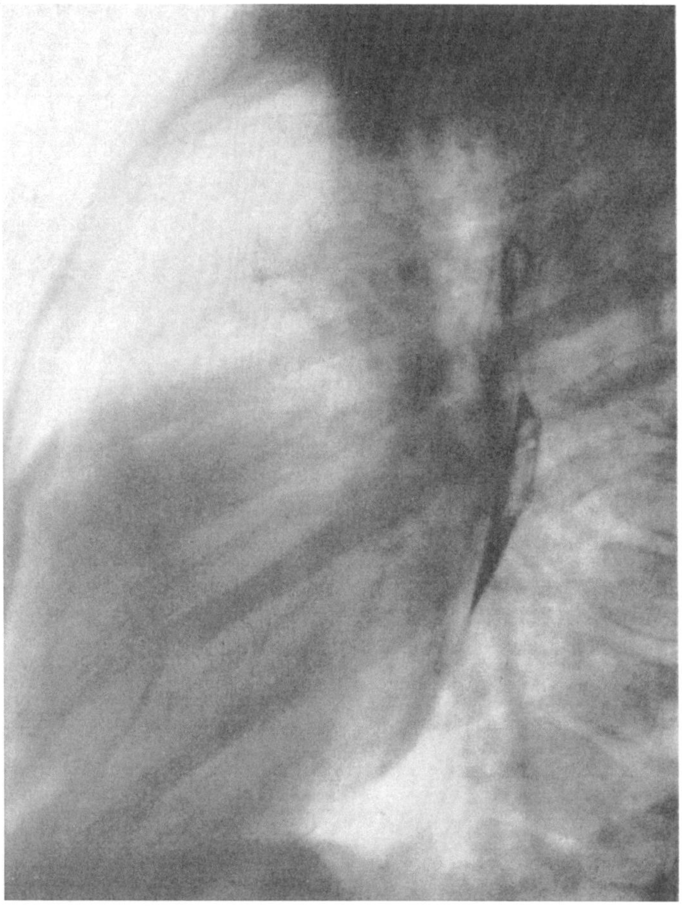

b

b) Im linken Seitenbild ist der Gefäßbandschatten in der Region des zu erwartenden Trunc. pulm. auffällig stark transparent.

III. Die Lageanomalien des Truncus pulmonalis

Bei einer Reihe von Mißbildungen hat die Lungenschlagader im Gefäßstiel eine anomale Lage. Das gilt sowohl für die klinisch bedeutungslosen unkomplizierten Dextrokardieformen (Spiegelbilddextrokardie, isolierte Dextroversio und Dextropositio) als auch für die Transpositionen der großen Gefäße. Bei der unkomplizierten Dextrokardie (Inversion) liegt eine spiegelbildliche Vertauschung des normalen Situs vor, so daß die Deutung des Röntgenbildes einfach ist. Die Dextroversion (= Dextrorotation oder Dextrotorsion) kommt nur selten isoliert und meist mit anderen Defektanomalien des Herzens gepaart vor. So ist u. a. die vollständige Dextroversio, bei der das Ausmaß der Drehung so groß ist, daß die nach vorn rückende arterielle Kammer unter die A. pulm. zu liegen kommt, nur durch zusätzliche Anomalien (Septumdefekte, „korrigierende" Transposition der Schlagadern oder seitenverkehrte Einmündung der Venen) mit dem Leben vereinbar, weil sonst beide Kreisläufe ohne Verbindung parallelgeschaltet würden.

Über die Entstehung der Transpositionsmißbildungen des arteriellen Herzendes gibt es verschiedene Erklärungsversuche, über die man sich in einer Übersicht von DOERR orientieren kann. Für die im Rahmen dieser Arbeit interessierende Lage der Schlagadern im Gefäßstiel ist in erster Linie der Zeitpunkt maßgebend, wo es zum Sistieren bzw. Ausbleiben der Bulbus-

c) Das a.p.-Tomogramm zeigt deutlich die hohe Rechtslage der Aorta und die völlig atypische Struktur der Hili. (Nach dem Angiokardiogramm tritt rechts eine atypische Arterie aus der A. subclavia sinistra in die Lunge ein und versorgt den Mittellappen).

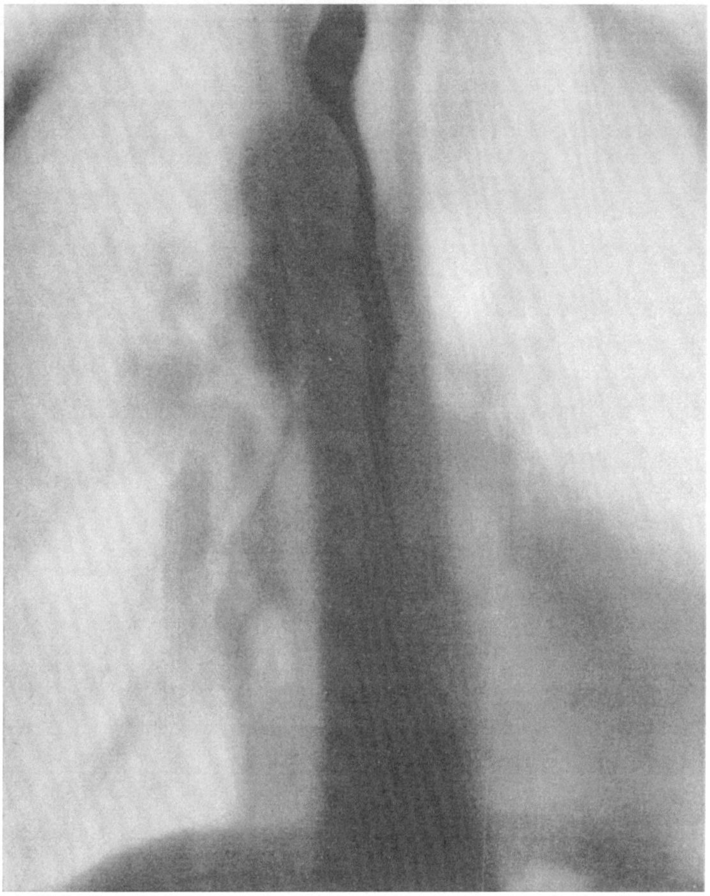

c

Truncus-Torsion kommt. Für den Begriff der Transposition wird heute allgemein die völlige Verlagerung zumindest einer Schlagader auf die „unrichtige" Seite gefordert, so daß sich als Möglichkeiten 4 verschiedene Formen der partiellen und die komplette Transposition ergeben (Einteilungsschema bei GROSSE-BROCKHOFF und Mitarb.). Bei der sogenannten korrigierten Transposition der großen Gefäße ist die Lage der Schlagaderwurzeln über der Herzbasis ähnlich wie bei kompletter Transposition im Vergleich zur Norm ebenfalls vertauscht. Der Zusatz „korrigiert" erläutert dabei jedoch die Tatsache, daß die großen Gefäße im Gegensatz zur kompletten Transposition die jeweils zugehörigen Versorgungsgebiete (Lunge und Körperkreislauf) trotzdem erreichen (GOERTTLER), denn sie sind funktionell an die (innerhalb der Herzanlage invertierten) „richtigen" Kammern angeschlossen. Sowohl bei kompletter als auch bei korrigierter Transposition fehlt die normale Umschlingung der beiden Schlagadern im Gefäßstiel, d. h. Aorta und Trunc. pulm. laufen ohne Überkreuzung einander parallel. Die Lage der arteriellen Kammerostien unterscheidet sich bei beiden Formen folgendermaßen (BEUREN, TAUSSIG): Bei kompletter Transposition sind Aorten- und Pulmonalisostium in sagittaler Richtung hintereinander angeordnet, bei korrigierter Transposition findet man die linksventrikuläre Ausflußbahn mit der anschließenden Aorta ascendens links ventral postiert, während das Pulmonalisostium und der Trunc. pulm. rechts dorsal lokalisiert sind.

Als wesentliche röntgenologische Kriterien der kompletten Transposition im dorsoventralen Übersichtsbild wurden ein schmales Gefäßband (wegen der hintereinander aufsteigenden Schlagadern) und eine Ballonform (FANCONI) bzw. Eiform (KEITH) des meist deutlich vergrößerten

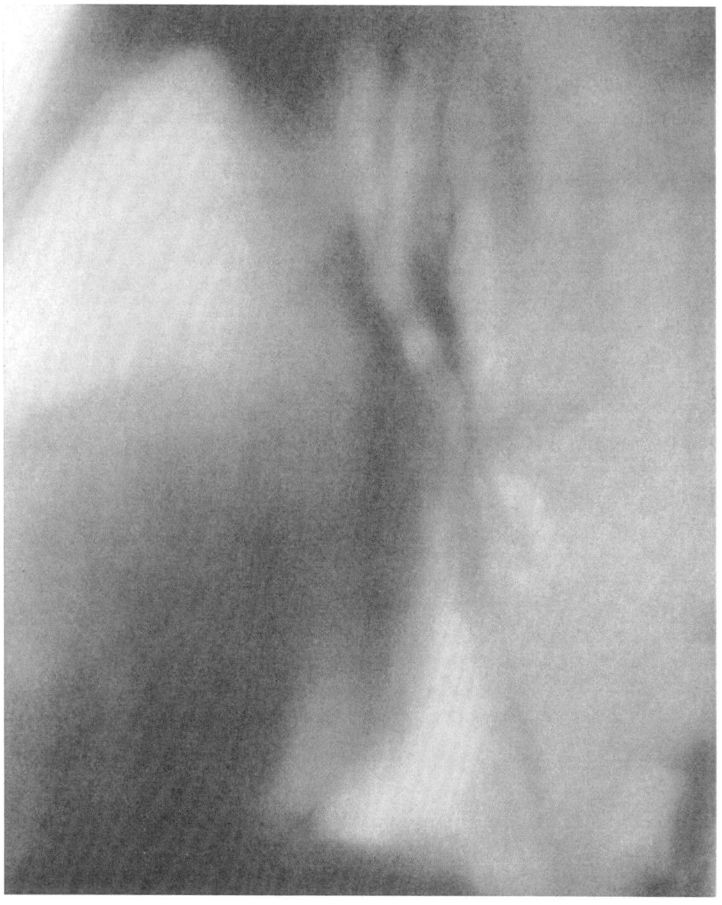

d

d) Im seitlichen Tomogramm fehlt der Schatten des Trunc. pulm. völlig, während die A. pulm. sinistra über dem linken Stammbronchus von der Pulmonalisbifurkation an nachweisbar ist. Zwischen dem vorn gelegenen Conus pulm. und der Pulmonalarterienbifurkation ist der Gefäßbandschatten infolge Aplasie des Trunc. pulm. „leer“.

Herzschattens beschrieben. TAUSSIG wies außerdem auf die Verbreiterung des Gefäßbandes in den schrägen Positionen und auf eine verstärkte Lungendurchblutung bei Mischblutcyanose im Körperkreislauf hin. Auch im Seitenbild ist das Gefäßband oft breit (GROSSE-BROCKHOFF). KEITH und Mitarb. fanden die eiförmige Herzsilhouette häufiger bei der kompletten, weniger oft bei den partiellen Transpositionsformen. Von den zahlreichen Variationsmöglichkeiten der röntgenomorphologischen Symptome ist besonders die in manchen Fällen am linken Herzrand gelegene Ausflußbahn des rechten Ventrikels zu erwähnen, die sich in eine links ascendierende Aorta fortsetzen kann. Letztere führt zur Verbreiterung des Gefäßbandes und kann auch eine Vorwölbung des Pulmonalisbogens vortäuschen. Schließlich wurden auch Herzformen beobachtet, die den Fehlern der Fallotgruppe oder dem Pseudotruncus ähnelten (GROSSE-BROCKHOFF).

In der Diagnostik der Gefäßtranspositionen ist man entscheidend auf die biplane Angiokardiographie angewiesen, wobei oftmals nur die Seitenbilder die Lokalisation der Arterienursprünge ermöglichen (KÜNZLER). Bei der kompletten Transposition nimmt die Aorta die Stelle der A. pulm. ein und steigt unmittelbar hinter dem Sternum nach cranial empor, der Arcus ist in der Regel sehr groß. Da das Aortenrohr meist nahe der Mittellinie in einer Sagittalebene verläuft, projizieren sich Aorta ascendens und descendens im dorsoventralen Bild übereinander. Die Pulmonalarterie wird gewöhnlich von der Aorta überdeckt und projiziert sich nur selten links oder rechts daneben. Die Pulmonaliswurzel liegt in der seitlichen Projektion hinter der Aorta. Weil die transponierte Pulmonalarterie ebenfalls mehr median verläuft, ist die Herztaille oft

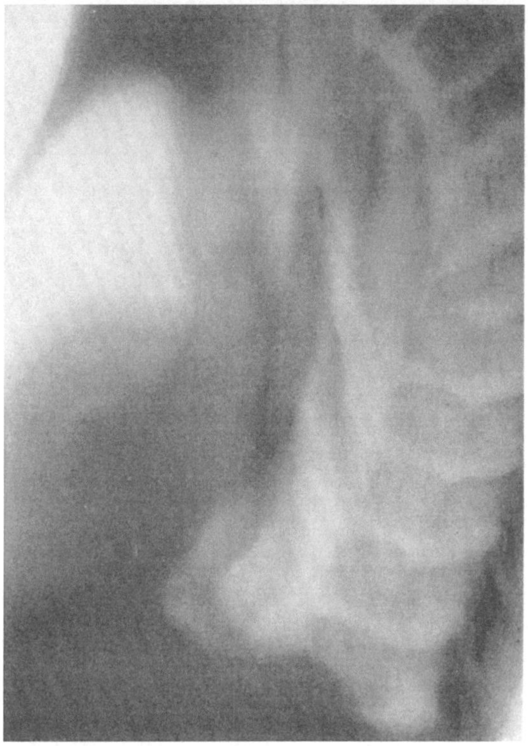

Abb. 75a

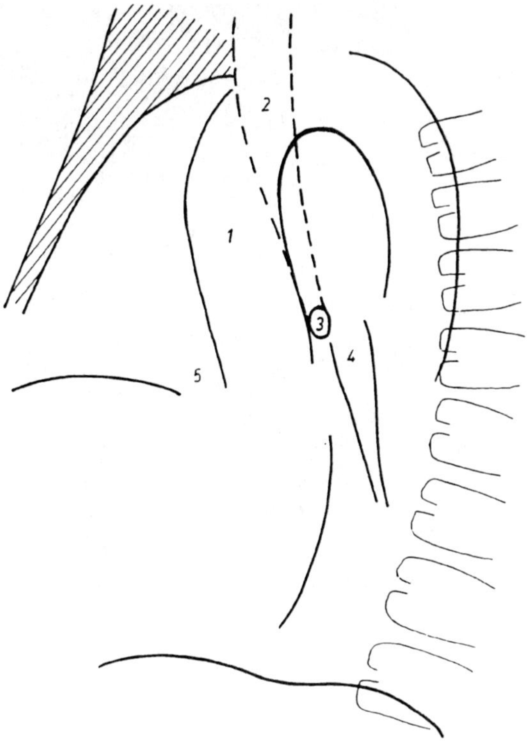

Abb. 75b

Abb. 75 bis 78

Seitliche Tomogramme bei vier Fällen von Pseudotruncus aortalis.
In allen Fällen fehlt der Schatten des Trunc. pulm. Man erkennt die Aorta ascendens und in 2 Fällen (Abb. 76 und 77) den Rundschatten der im Querschnitt abgebildeten A. pulm. dextra.

In Abb. 77 sind im Aortenfenster zwei breite Bandschatten zu sehen, die aus der Isthmusregion nach ventral und caudal ziehen. Das untere Schattenband erreicht die Region des Pulmonalisscheitels und entspricht einem Ductus arteriosus persistens (angiokardiographisch gesichert). Die Pulmonalarterien waren von der Gefäßbifurkation an vorhanden. Das obere Schattenband entspricht einer erweiterten Bronchialarterie.

In Abb. 78 ist eine aus dem Anfangsteil der Aorta descendens ins linke Oberfeld eintretende erweiterte Bronchialarterie dargestellt.

Abb. 75b (Skizze).
1 = Aorta ascendens; 2 = Aufhellungsband der Trachea; 3 = linker Stammbronchus; 4 = absteigende linke Pulmonalarterie; 5 = Fehlen des Truncus-pulmonalis-Schattens (Aplasie).

Abb. 76b (Skizze).
1 = Arcus aortae; 2 = Rundschatten der im Mediastinum nach rechts verlaufenden A. pulm. dextra; 3 = A. pulm. sinistra über dem linken Stammbronchus; 4 = Aufhellungsband der Trachea; 5 = linker Stammbronchus; 6 = Fehlen des Trunc.-pulm.-Schattens (Aplasie).

Abb. 77b (Skizze).
1 = Aorta ascendens; 2 = Übergang vom Arcus zur Aorta descendens; 3 = Bronchialarterie aus dem Aortenbogen; 4 = Ductus arteriosus; 5 = linke Pulmonalarterie; 6 = auffällig starke Transparenz durch den an dieser Stelle fehlenden Schatten des Trunc. pulm. (Aplasie); 7 = dorsale Herzbegrenzung; 8 = Retrosternalfeld.

Abb. 78b (Skizze).
1 = Aorta ascendens; 2 = Bronchialarterie aus der Aorta; 3 = Oesophagus; 4 = auffällig starke Transparenz durch den fehlenden Schatten des Trunc. pulm. (Aplasie); 5 = Retrosternalfeld.

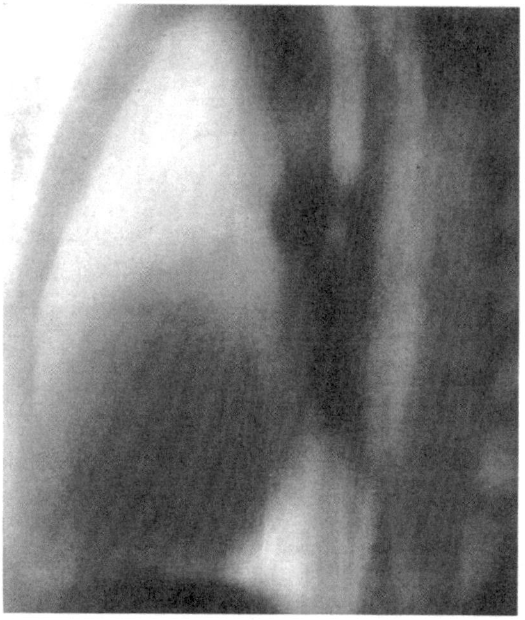

Abb. 76a

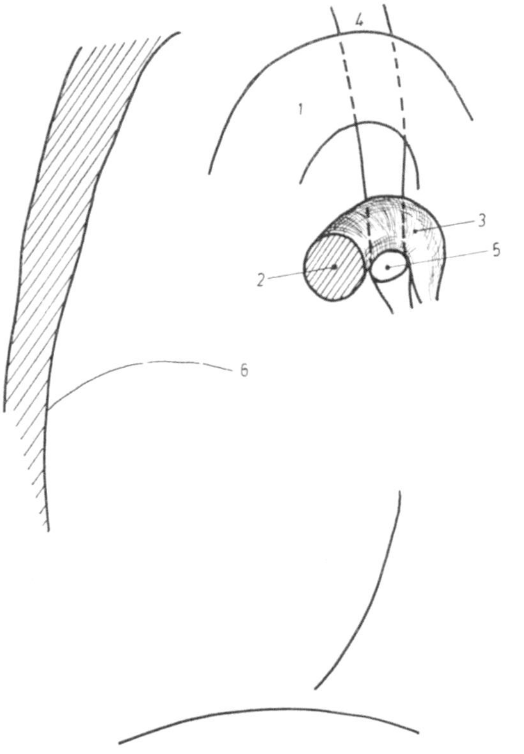

Abb. 76b

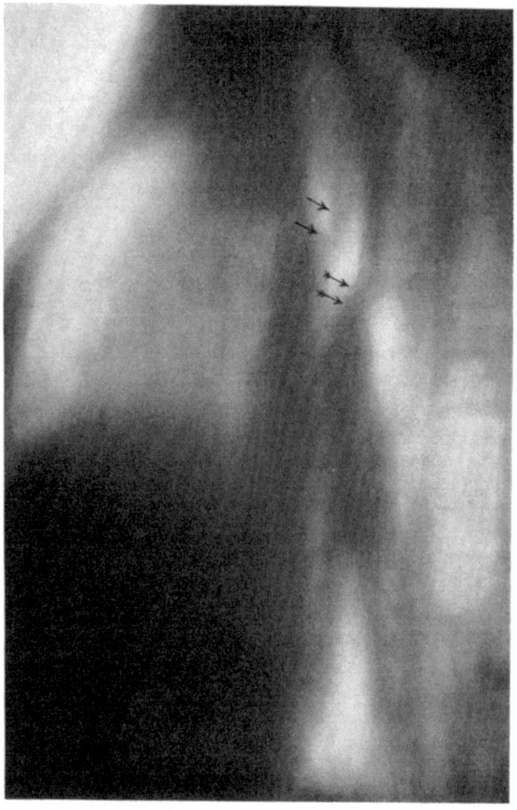

Abb. 77a

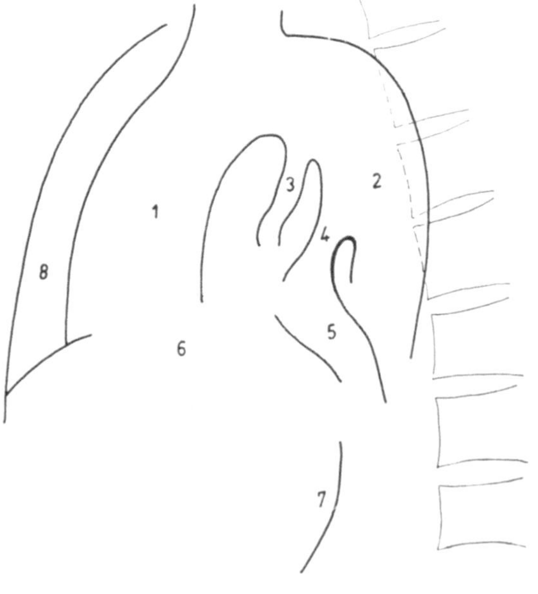

Abb. 77b

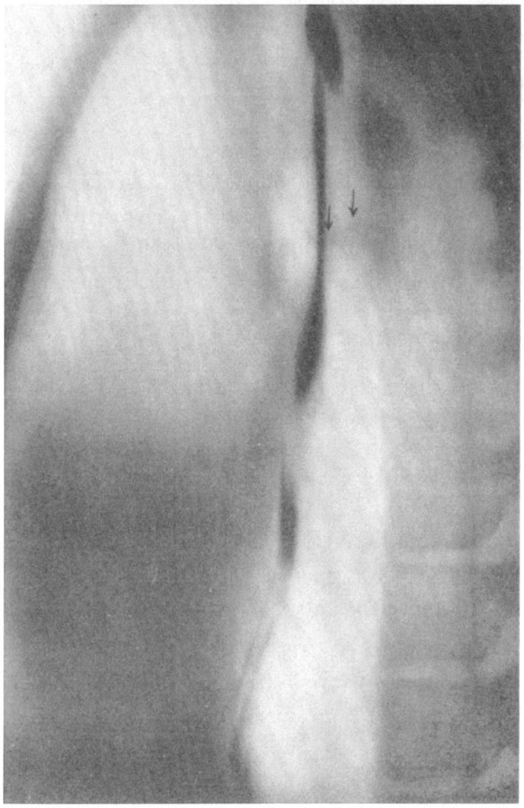

Abb. 78a

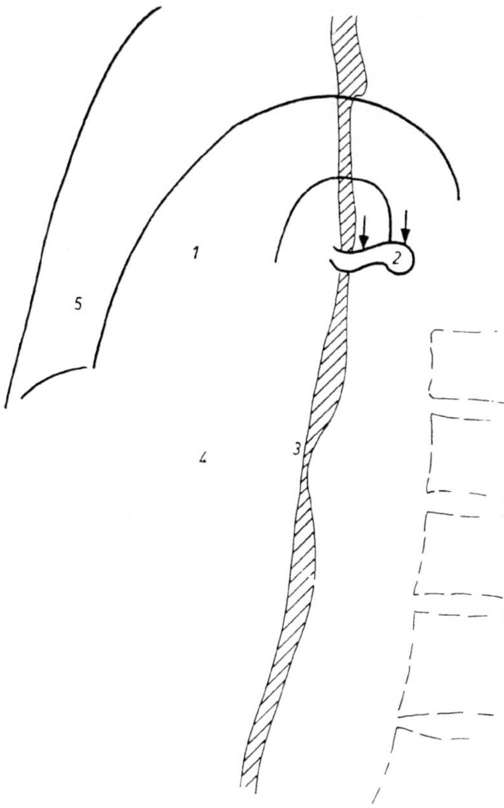

Abb. 78b

betont, und das Pulmonalissegment fehlt. In seltenen Fällen kann sich die verlagerte Pulmonalarterie auch am rechten Herzrand vorwölben (GROSSE-BROCKHOFF, SCHAEDE und LOTZKES).

Bei der korrigierten Transposition entspringt die Aorta vorn aus der linken Kammer, die Pulmonalarterie dorsal und rechts davon aus dem rechten Ventrikel, sofern es sich um eine Ventrikelinversion mit „korrigierender" Transposition der Arterien und nicht um eine Korrektur durch zusätzliche Transposition der Venen handelt. Beide Schlagadern laufen im Gefäßstiel einander parallel, ihnen fehlt die normale Umschlingung im rechtsläufigen Drall. Die Pulmonalis ist stark median und nach rechts dorsal verlagert. Ihr Kaliber ist davon abhängig, ob zusätzliche Mißbildungen (Scheidewanddefekte, Pulmonalstenosen, Klappenanomalien) vorliegen oder fehlen. Die linke obere Herzgrenze wird gewöhnlich von der Aorta eingenommen (ANDERSON).

Von den Möglichkeiten der inkompletten Transpositionen ist besonders der Taussig-Bing-Komplex zu erwähnen, bei dem eine unvollständige Transposition der Aorta mit reitender (sinistroponierter) Pulmonalarterie besteht. In diesem Falle liegt die Aorta nicht wie bei den kompletten Transpositionen ventral, sondern dorsal oder rechts neben der Pulmonalis, die meist ektatisch ist und über einem hohen Ventrikelseptumdefekt reitet. Die Herztaille wird bei dieser Mißbildungsform demzufolge meist vom Pulmonalisstamm ausgefüllt.

Eigene Untersuchungen

Bei 8 Fällen von kompletter und korrigierter Transposition der großen Gefäße waren uns eingehende röntgenologische Untersuchungen möglich. In einem Fall wurde bei der Autopsie eine korrigierte Transposition (ohne intrakardiale Kurzschlußverbindung) festgestellt, während bei den anderen Patienten die Mißbildung angiokardiographisch diagnostiert wurde. In unseren ersten 3 Beobachtungen ergaben sich retrospektiv nach Kenntnis der Diagnose im Übersichtsbild, Kymogramm und Tomogramm verschiedene Kriterien, die auf die Transpositionsmißbildung deuteten. Diese Symptome, insbesondere die im Schichtbild bisher nicht beschriebenen vertauschten Schlagaderursprünge über den Kammern, ermöglichten uns in fünf weiteren Fällen, die Verdachtsdiagnose einer kompletten Transposition bereits vor der Herzkatheterung und Angiokardiographie zu stellen.

In dem autoptisch verifizierten Fall war ein ballon- bzw. eiförmig vergrößerter Herzschatten mit fehlendem Pulmonalisbogen und relativ schmalem Gefäßband nachweisbar. Klinisch bestanden keine Zyanose und keine Polyglobulie. Der Patient kam später in einem auswärtigen Krankenhaus mit Anzeichen schwerster kardialer Dekompensation ad exitum.

Sektionsdiagnose (Krankenhaus am Sund, Stralsund): Korrigierte Transposition. Die Aorta entspringt links vorn aus dem links postierten Tricuspidalventrikel, die Pulmonalis rechts hinten aus dem rechts gelegenen Mitralisventrikel. Beide Schlagadern laufen parallel nach cranial, ohne sich zu umgreifen. Multiple Fensterung der Aorten- und Mitralklappen. Herzversagen durch zusätzliche Endokarditis der Aortenklappen und des vorderen Mitralsegels, Wandendokarditis und Myokarditis.

Auf dem Übersichtsbild unserer zweiten Beobachtung, die angiokardiographisch als komplette Transposition mit Vorhofseptumdefekt geklärt wurde, gelangten deutliche Zeichen eines erhöhten Durchflußvolumens im Lungenkreislauf mit verstärkter Gefäßzeichnung und vorspringendem Pulmonalissegment zur Darstellung (Abb. 79). Der Pulmonalisbogen und die Äste der rechten Pulmonalarterie im Hilus pulsierten auffallend kräftig. Die Schichtbilder zeigten an den Segmentarterien abrupte Engstellungen. Die Mantelzone der Lunge war im Gegensatz zu den verstärkt gezeichneten Lungenkernen und den gefäßdichten Hili ausgesprochen strukturarm. Diese röntgenmorphologischen Veränderungen entsprachen dem Bild eines durch pulmonalen Hochdruck komplizierten Rezirkulationsherzens und lassen die im Schrifttum für die Transpositionen der großen Gefäße bekannten Kriterien weitgehend vermissen. Die hochgradige, von Geburt an bestehende Mischblutzyanose und die Polyglobulie (Hb. 22,8 g-%), die wir sonst selbst bei Rezirkulationsherzen mit Shuntumkehr niemals in gleicher Ausprägung gesehen haben, sind aber in das Rezirkulationsgeschehen ohne zusätzliche Mißbildung nicht einzuordnen und wurden bereits von Taussig als Symptom der Transposition der großen Gefäße beschrieben.

Die selektive Angiokardiographie vom linken Vorhof deckte eine komplette Transposition auf. Es bestand ein sehr großer Vorhofseptumdefekt, wahrscheinlich ein Cor triloculare biventriculare. Im seitlichen Bild war eindeutig zu erkennen, daß die Ausflußbahn des linken Ventrikels in die nach dorsal versetzte A. pulm. übergeht. Der Trunc. pulm. war hochgradig ektatisch, am Übergang zu den Segmentarterien bestanden kräftige Kalibersprünge. Das über den Vorhofseptumdefekt in den rechten Vorhof übertretende Kontrastmittel wurde stark verdünnt, brachte aber den vorn postierten rechten Ventrikel und die komplett über diesen transponierte Aorta, welche ganz ventral aufstieg und in großem Bogen nach dorsal zog, einwandfrei erkennbar zur Darstellung.

Ein weiterer Fall von kompletter Transposition, der bereits vor der Herzkatheterung und Angiocardiographie erkannt wurde, ist in Abb. 80 wiedergegeben. Die typische eiförmige Herzsilhouette, das schmale Gefäßband und die Zeichen einer beträchtlichen Rezirkulation im Lungenkreislauf lassen hier in Verbindung mit einer seit Geburt bestehenden Zyanose von vornherein an eine komplette Transposition der großen Gefäße denken.

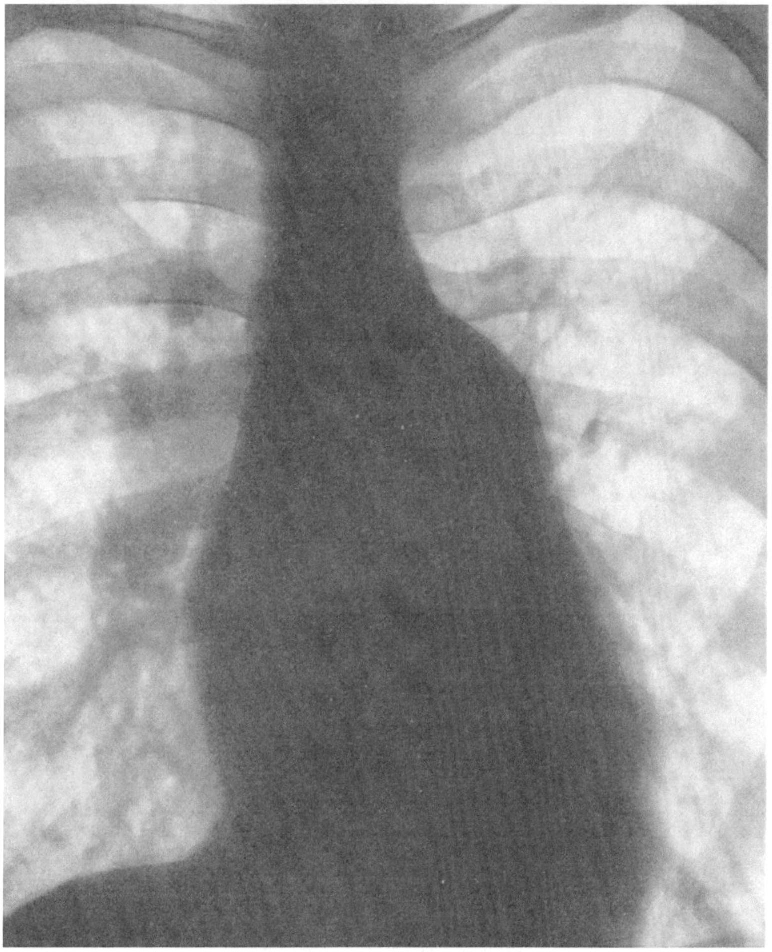

a

Abb. 79. Komplette Transposition der großen Gefäße, großer Vorhofseptumdefekt (angiokardiographisch gesichert).

a) Im Übersichtsbild Vorspringen des Pulmonalisbogens an dem nach links vergrößerten Herzschatten. Verstärkte Gefäßzeichnung in den Lungenfeldern und sehr breiter Bandschatten der absteigenden rechten Pulmonalarterie im Hilus. Lungenmantel strukturarm. Nach dem Übersichtsbild ist ein durch pulmonale Hypertonie kompliziertes Rezirkulationsherz anzunehmen. In Diskrepanz dazu steht die hochgradige Mischblutcyanose mit Polyglobulie von Hb. 23 g %, die seit der Geburt bekannt ist.

b und c) Im seitlichen Tomogramm ist der Ursprung des aneurysmatisch erweiterten Trunc. pulm. auffällig nach dorsal versetzt (Abb. 79c), während gleichzeitig die Aortenwurzel atypisch weit ventral vor dem Trunc. pulm. erkennbar ist (Abb. 79b). Die Aorta ascendiert in der Mittellinie vorn hinter der Brustwand und zieht in einem weitgespannten Bogen nach dorsal. Der Ursprung der beiden großen Schlagadern über den Herzkammern ist also vertauscht. Es fehlt die normale Überkreuzung der Aorta durch den Trunc. pulm. Statt dessen sind beide Schlagadern im Gefäßstiel parallel angeordnet.

Bei einer anderen Patientin war im Übersichtsbild (Abb. 81) eine Dextrokardieform zu erkennen, welche sich nach dem Kymogramm als ausgeprägte Dextroversion (bzw. -rotation) deuten läßt. Die linke obere Herzbegrenzung wird von der Aorta gebildet (wie es unter anderem auch bei der korrigierten Transposition beschrieben wurde). Caudal davon wird der linke Vorhof randständig, während die Pulsationen des linken Ventrikels nur unmittelbar über dem Diaphragma die Randkontur bestimmen. Auf der rechten Seite ist in einem Abschnitt von 2 Rasterbreiten ebenfalls eine Schlagader (nach dem Angiokardiogramm der Trunc. pulm.) zu erkennen. Zeichen

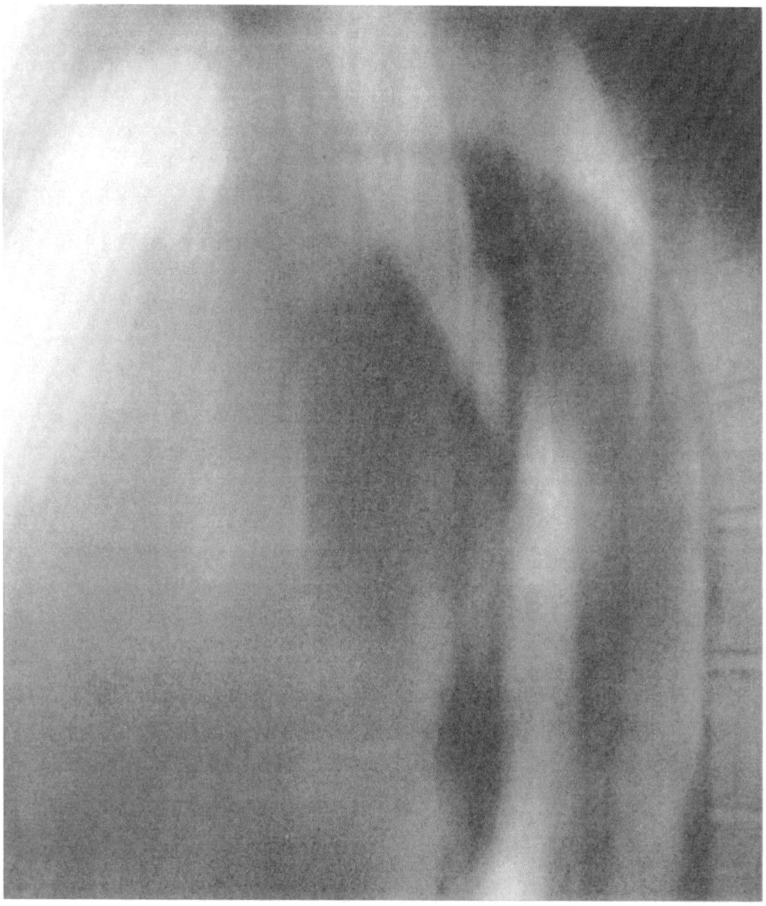

verstärkten Lungendurchflusses fehlen, und die intrapulmonale Arborisation und Topographie beider Pulmonalarterien ist nach dem Ergebnis der Schichtuntersuchung regelrecht. Es bestand keine Zyanose oder Polyglobulie.

Die selektive Angiokardiographie vom rechten Ventrikel ließ bei normaler Lage des rechten Vorhofes eine starke Drehung der rechten Kammer im Uhrzeigersinn erkennen, so daß sie in der Sagittalebene vor dem rechten Atrium postiert war. Die rechtsventriculäre Ausflußbahn und der Trunc. pulm. verliefen von links caudal nach rechts cranial. Dadurch gelangte der Pulmonalisbogen auf der rechten Seite der Wirbelsäule zur Darstellung. Die Pulmonalarterienaufzweigungen in der Lunge waren normal und seitengerecht. Im Laevogramm war der linke Ventrikel gleichfalls im Uhrzeigersinn rotiert und kam vor dem linken Vorhof zur Darstellung. Im Seitenbild reichte er bis an die vordere Brustwand. Der Aortenbogen verlief genau in der Sagittalebene, so daß sich im Vorderbild Aorta ascendens und descendens überdeckten.

Zum sicheren Ausschluß einer Kommunikation zwischen den Vorhöfen oder Kammern und eines Aortenvitiums entschloß man sich zusätzlich zur Katheterisierung des linken Herzens von der A. femoralis aus mit anschließender Kontrastmittelinjektion. Diese Untersuchung bestätigte die Rotationsanomalie der Kammern und die Lageanomalie der Schlagadern. Ein Vorhofseptumdefekt, Ventrikelseptumdefekt und ein Aortenvitium konnten sicher ausgeschlossen werden. Die Druck- und Blutgaswerte waren in allen (rechts und links) sondierten Herzabschnitten normal.

Als wesentliches Kriterium, das auf die Gefäßtransposition hinweist, ist auf den seitlichen Schichtbildern (Abb. 79—83) eine anomale Lage der beiden Schlagadern im Gefäßstiel festzustellen. Die Aorta ascendens steigt in jedem Fall ganz ventral, dicht hinter dem Sternum aus dem Herzschatten nach cranial empor und verläuft in weit gespanntem Bogen nach dorsal. Ihre Wurzel entspringt demnach einer ventral gelegenen Kammer (bei kompletter Transposition der rechten, bei korrigierter der linken Kammer). Das Schattenband der Aorta ascendens ist im Vergleich zum normalen Bild deutlich nach vorn versetzt. Dieser tomographische Befund

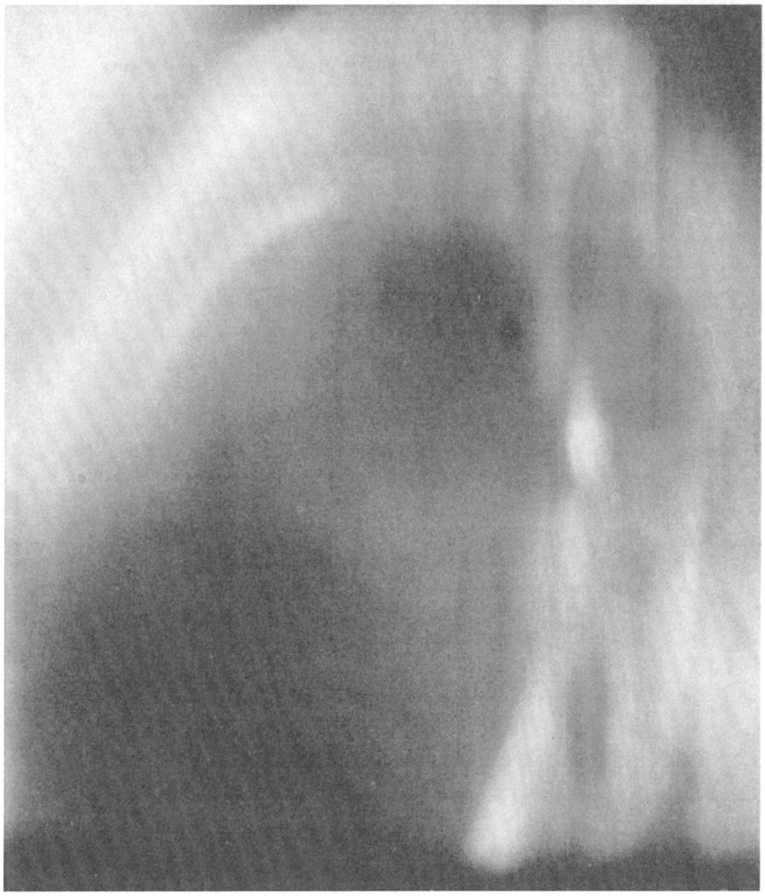

c

erwies sich inzwischen bei weiteren Fällen als charakteristisch und zuverlässig und ermöglichte es, die begründete Verdachtsdiagnose einer kompletten Transposition bereits vor der Herzkatheterung und Angiokardiographie zu stellen (Abb. 80, 82 und 83).

Bei kompletter Transposition mit großem Vorhofseptumdefekt oder Ventrikelseptumdefekt und verstärktem Lungendurchfluß stellt sich der Trunc. pulm. aneurysmatisch erweitert dar, sofern keine Pulmonalstenose besteht. Seine Konturen sind dann von der Aorta in der Regel gut zu differenzieren. Dabei fällt aber auf, daß die craniale vordere Truncusbegrenzung nicht wie gewöhnlich in die ventral gelegene Kontur des Conus pulm. übergeht, sondern dorsal vom Ursprung der nach vorn versetzten Aorta aus dem Herzschatten hervortritt. Dieser Befund entspricht ganz der aus dem Angiokardiogramm bekannten parallelen Anordnung beider Schlagadern im Gefäßband. In Fällen von korrigierter Transposition kommt die ventral ascendierende Aorta in der Regel in einer links neben der Wirbelsäule gelegenen Ebene (dextrosinistraler Strahlengang) zur Darstellung, während sich der atypisch nach rechts und dorsal verlagerte Trunc. pulm. in den medianwärts anschließenden Schichttiefen, in manchen Fällen sogar erst rechts neben der Wirbelsäule, abbildet (Abb. 83).

Bei kompletter und korrigierter Transposition mit höhergradiger Pulmonalstenose (3 eigene Beobachtungen) läßt sich der Trunc. pulm. in dem (bei seitlicher Position) breiten Gefäßbandschatten nicht immer sicher differenzieren. Das gilt besonders auch für die Formen mit links ascendierender Aorta. Mitunter erkennt man hier lediglich die aus dem dorsalen Teil des Gefäßstieles nach lateral verlaufende linke Pulmonalarterie über dem linken Stammbronchus. Das für die Diagnose richtungweisende tomographische Kriterium bleibt in diesen Fällen die nach

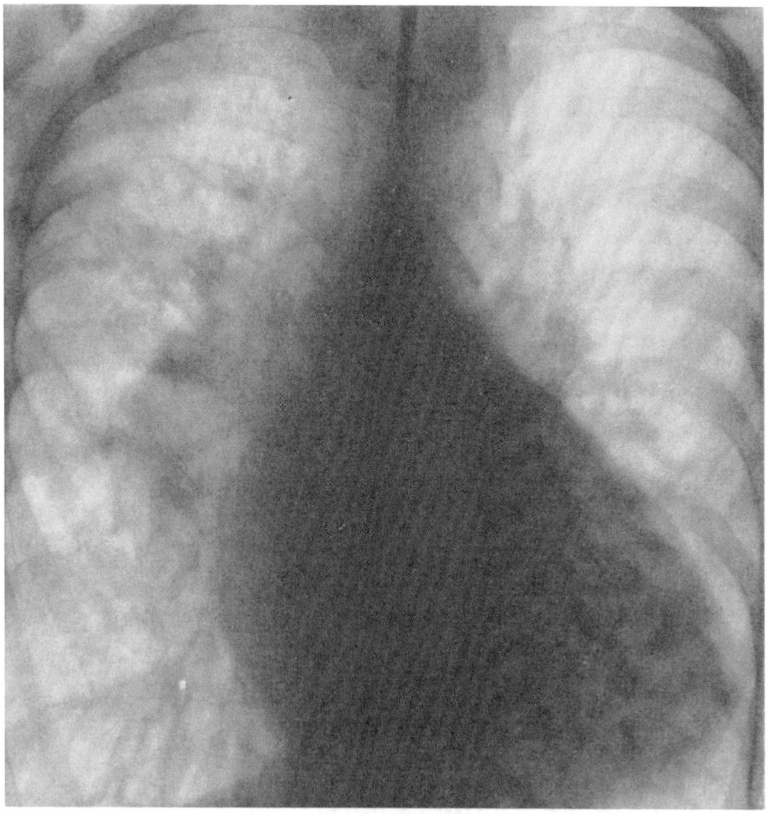

a

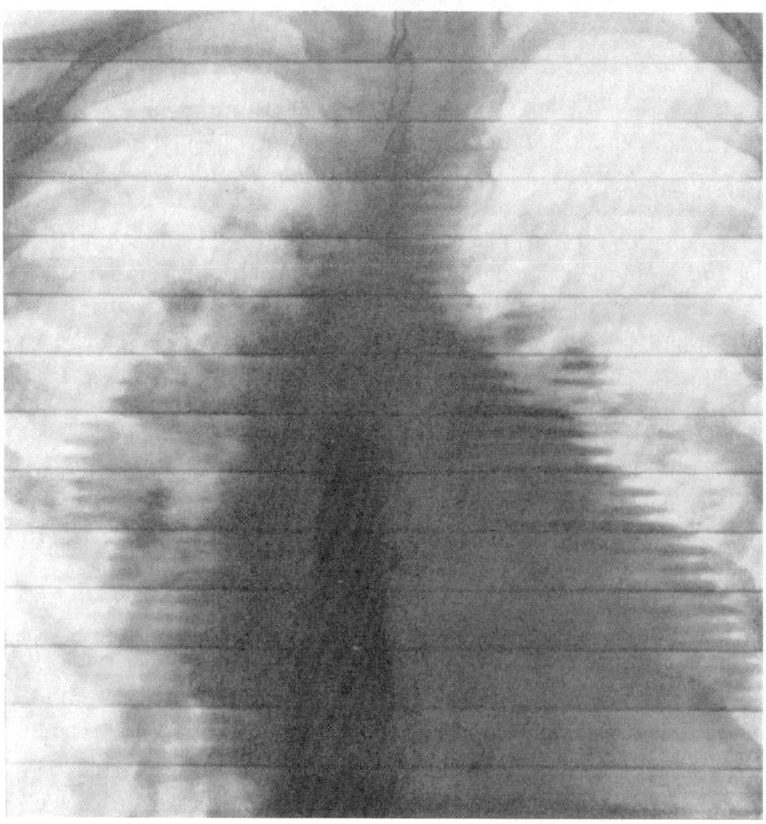

b

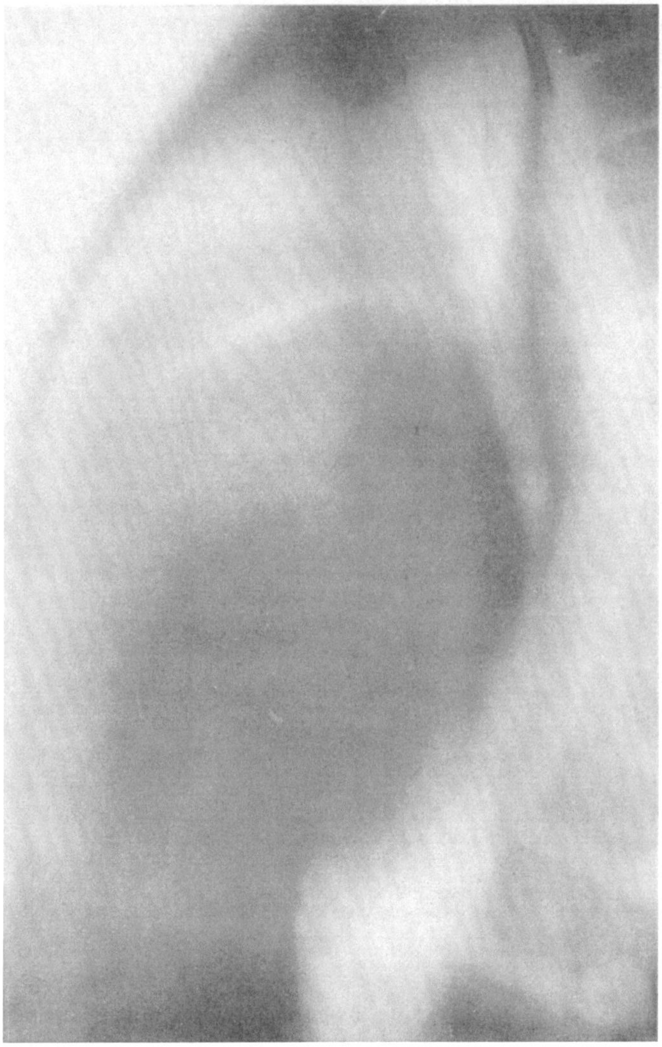

c

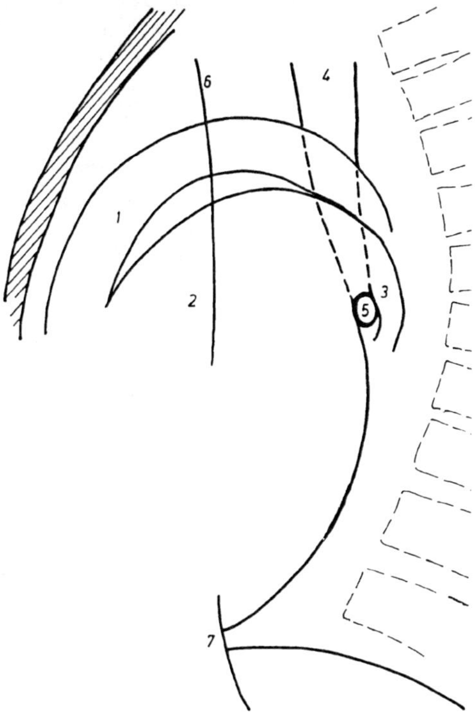

d

Abb. 80. Komplette Transposition der großen Gefäße, Cor triloculore biatriatrum (angiokardiographisch gesichert).

a) Im Übersichtsbild Ei- bzw. Ballonform des Herzschattens, schmales Gefäßband und extrem verstärkte Gefäßzeichnung in den Lungenwurzeln mit rascher Abnahme im Lungenkern und zeichnungsarmer Periphere. Bei dem 9jährigen Kind besteht seit Geburt eine ausgeprägte Mischblutcyanose.

b) Das Kymogramm zeigt sehr kräftige Pulsationen des Herzschattens, die sich dem ganzen Brustkorb mitteilen, und starke Eigenpulsationen der Arterienschatten in den Hili.

Die verstärkte Lungengefäßzeichnung mit den extrem verbreiterten, kräftig pulsierenden Hilusarterien und die im Lungenmantel enggestellten Gefäße weisen auf einen durch pulmonale Hypertonie komplizierten großen Links-Rechts-Shunt hin. Die gleichzeitige Eiform des Herzschattens, das schmale Gefäßband und die seit Geburt bekannte Mischblutcyanose lassen bereits ein Vitium aus der Gruppe der Transpositionen der großen Gefäße vermuten.

c) Im seitlichen Tomogramm bestätigt sich dieser Verdacht. Die Ursprünge beider Schlagadern sind über den Herzkammern vertauscht. Die Aorta steigt ganz vorn hinter dem Sternum empor und füllt das Retrosternalfeld aus. Die Wurzel des Trunc. pulm. ist hinter den Aortenursprung versetzt. Aorta und Pulmonalis sind im Gefäßband parallel angeordnet, ihnen fehlt die normale Überkreuzung.

1 = Aorta ascendens; 2 = stark ektatischer Trunc. pulm.; 3 = A. pulm. sinistra; 4 = Trachea; 5 = linker Stammbronchus; 6 = obere Hohlvene; 7 = untere Hohlvene.

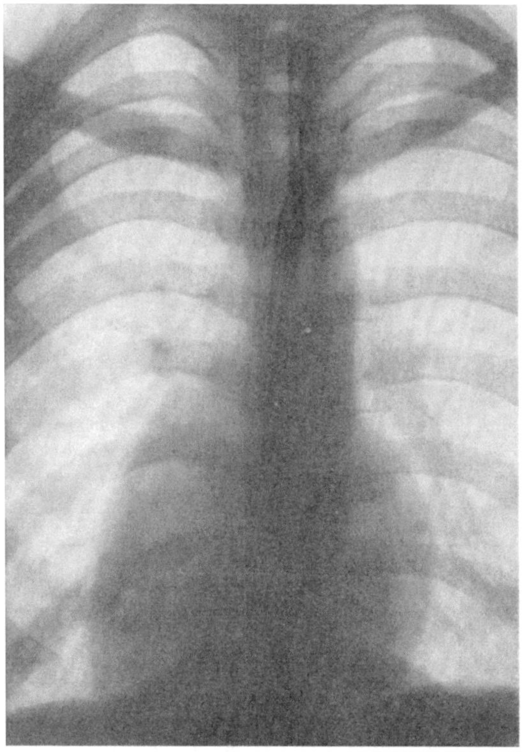

a

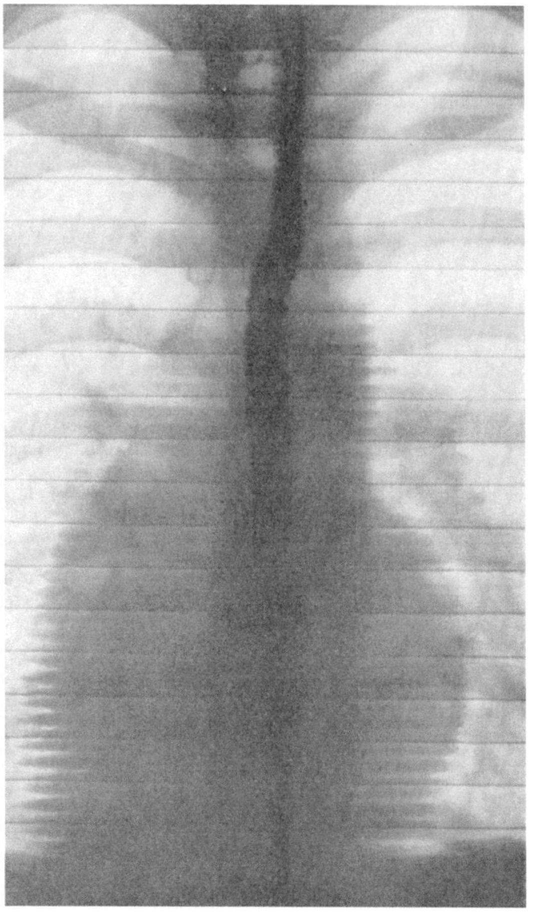

b

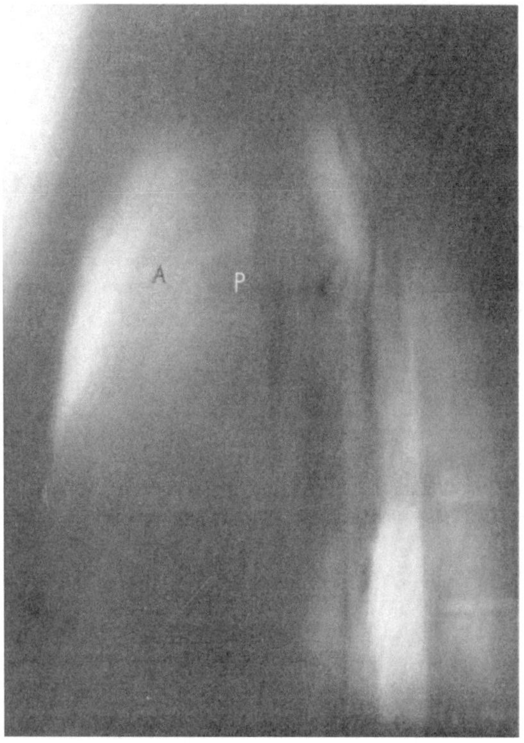

c

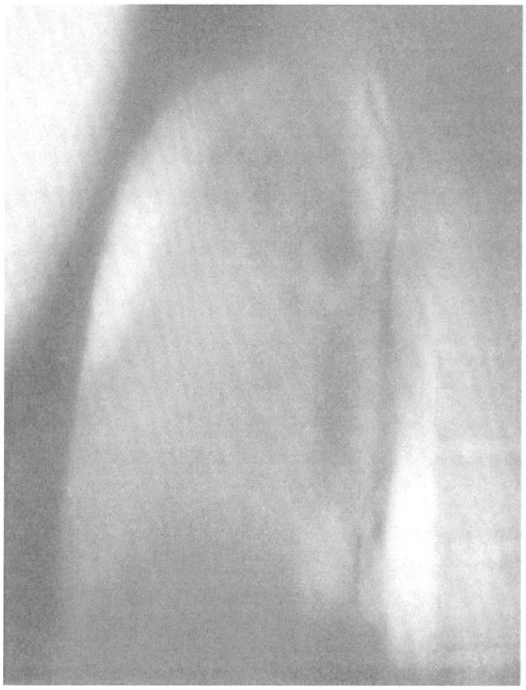

d

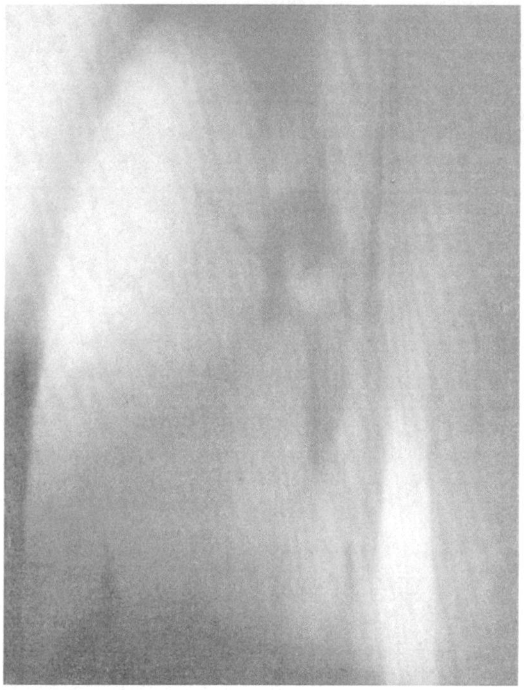

e

Abb. 81. Korrigierte Transposition der großen Gefäße (angiokardiographisch gesichert).

a) und b) Extreme Dextroversion der Ventrikel und „korrigierende" Transposition der Schlagadern. Auf der linken Seite des Herzschattens sind die Aorta (cranial), das linke Atrium und der linke Ventrikel (im Herzzwerchfelldreieck) randbildend. Auf der rechten Seite sind cranial über zwei Rasterbreiten Pulsationen der Pulmonalis zu erkennen. Normale Gefäßzeichnung der Lunge (kein Septumdefekt).

c) Seitliches Tomogramm in der Ebene der im Gefäßstiel rechts lokalisierten Lungenschlagader. Der Trunc. pulm. (P) tritt hinter der Aorta (A) aus dem Herzschatten hervor. Die Lage beider Schlagadern im Gefäßband ist vertauscht.

d) Seitliches Tomogramm in einer 2 cm weiter links gelegenen Ebene. Die Aorta ascendiert vorn hinter der Brustwand (aus dem bei Dextrorotation ventral lokalisierten linken Ventrikel entspringend). Im hinteren Teil des Gefäßbandes wird die von der rechts lokalisierten Pulmonalisbifurkation zur linken Lungenwurzel ziehende A. pulm. sinistra als Rundschatten orthograd abgebildet.

e) In einer wiederum 2 cm weiter links gelegenen Schnittebene sieht man den Rundschatten der A. pulm. sinistra über dem linken Stammbronchus in die Lungenpforte eintreten.

vorn über die ventral gelegene Herzkammer versetzte Aortenwurzel mit unmittelbar hinter dem Sternum emporstrebender Aorta. Dadurch wird das Retrosternalfeld vom Schattenband dieser Schlagader weitgehend ausgefüllt. Diesem Befund entspricht ein ungewöhnlich breites Gefäßband im seitlichen Summationsbild und in den schrägen Positionen.

Neben den bereits bekannten Hinweiszeichen im dorsoventralen, schrägen und seitlichen Übersichtsbild kann demnach das seitliche Schichtbild wesentliche Kriterien vermitteln, die bei einer entsprechenden klinischen Symptomatik für eine komplette bzw. korrigierte Transposition der großen Gefäße sprechen. Wie unsere Beobachtungen gezeigt haben, lassen sich die Verlagerung des Ursprungs und der anomale Verlauf beider Schlagadern im Gefäßstiel, die im Summationsbild in der Regel nicht zu sehen sind, im Tomogramm oft gut erkennen oder zumindest verdächtigen (Richter und Burgemeister). Für die inkompletten Transpositionsformen darf man allerdings nicht so eindeutige Kriterien im Tomogramm erwarten, zumal die Aorta, zum Beispiel beim Taussig-Bing-Komplex, manchmal dorsal von der Pulmonaliswurzel entspringen kann. Eigene Beobachtungen partieller Gefäßtranspositionen fehlen uns bisher.

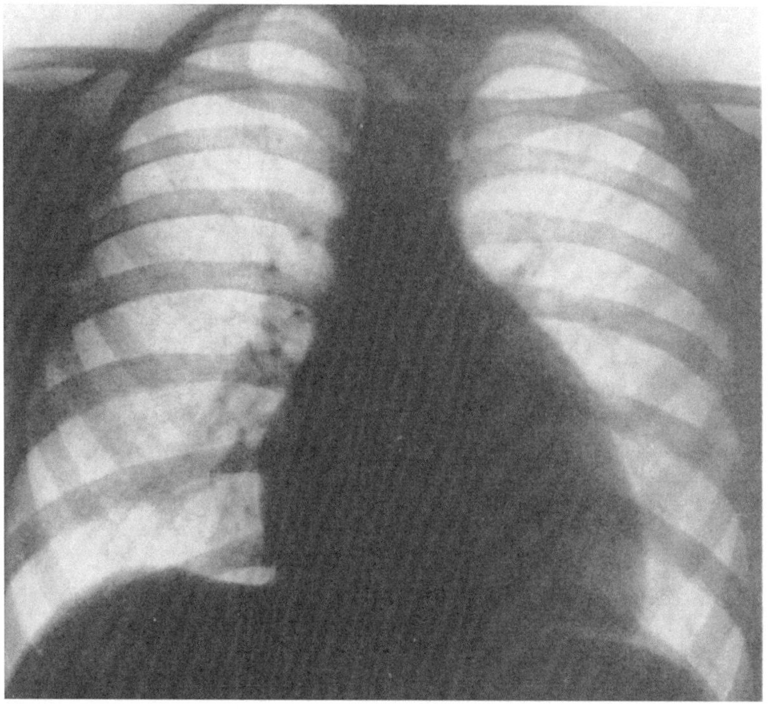

a

Abb. 82. Korrigierte Transposition der großen Gefäße (angiokardiographisch gesichert).
Das 9jährige Kind wurde wegen des bei einer Röntgenuntersuchung zufällig entdeckten großen Herzschattens unter der Verdachtsdiagnose Myocarditis überwiesen.

a) Im Übersichtsbild verbreiterte Herzsilhouette mit flach vorgewölbter Herzbucht. Normale Gefäßzeichnung der Lungenfelder.

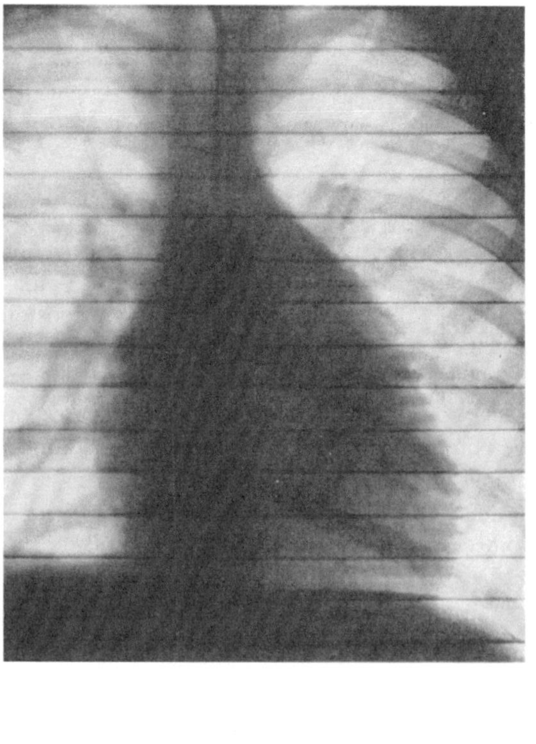

b

b) Im Kymogramm sind an der vorgewölbten Herztaille uncharakteristische kleine Randbewegungen zu erkennen, die nach dem Angiokardiographiebefund der links ascendierenden Aorta entsprechen. Auf der rechten Seite wird der Gefäßstiel von dem zarten Schatten der Vena vava cranialis begrenzt.

c) Das a.p.-Tomogramm zeigt anatomisch normal angeordnete intrapulmonale Gefäße mit regelrechtem Kaliber. Für einen bedeutsamen Links-Rechts-Shunt bestehen keine Anhaltspunkte.

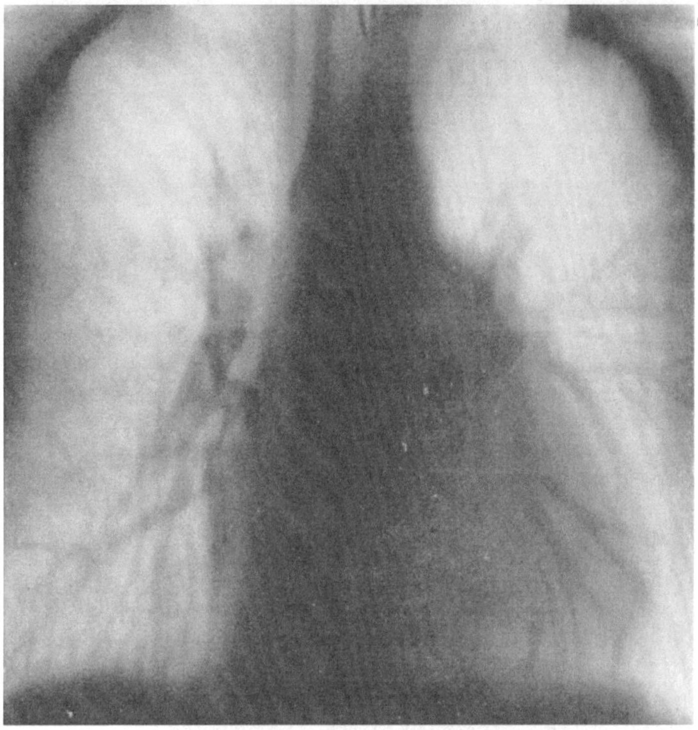

c

d) Im seitlichen Schichtbild (ds.-Strahlengang) erkennt man die links vorn hinter der Brustwand (aus der ventral gelegenen linken Kammer) aufsteigende Aorta und dahinter die in ihrem Ursprung nach rechts dorsal versetzte Pulmonalarterie (Trunc. pulm.). Beide Schlagadern sind im Gefäßband parallel angeordnet und in ihrem Ursprung vertauscht. Infolge Inversion der Herzkammern mit vorn lokalisierter linker und rechts dahinter gelegener rechter Kammer sind die in ihrer Lage vertauschten Arterien jedoch funktionell an den jeweils „richtigen" Ventrikel angeschlossen. Die Transposition der Schlagadern ist „korrigierend". Da keine Scheidewanddefekte, Klappenfehler oder Stenosen der Ventrikelausflußbahnen vorliegen, handelt es sich um eine funktionell voll korrigierte Mißbildung. Daraus erklärt sich die ungestörte Hämodynamik. Das Kind ist beschwerdefrei. Die Gefäßtransposition wurde durch die Schichtuntersuchung erkannt und angiokardiographisch bestätigt.

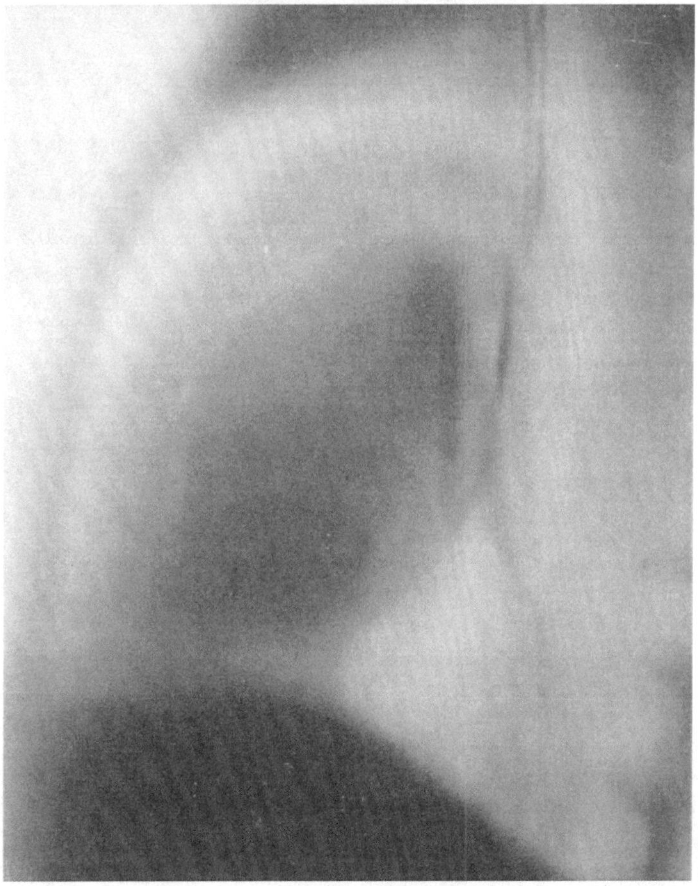

d

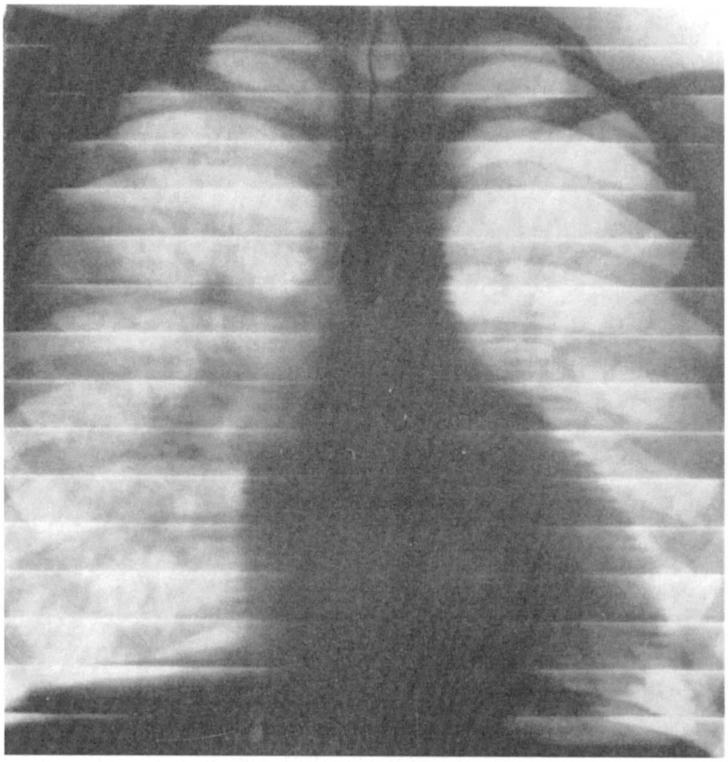

a

Abb. 83
Korrigierte Transposition der großen Gefäße mit zusätzlichem Ventrikelseptumdefekt (angiokardiographisch gesichert).

a) Im Kymogramm sind eine annähernd eiförmige Herzsilhouette und ein schmales Gefäßband erkennbar. Am Gefäßband links Pulsationen einer Schlagader (Aorta), rechts der zarte Schatten der oberen Hohlvene.

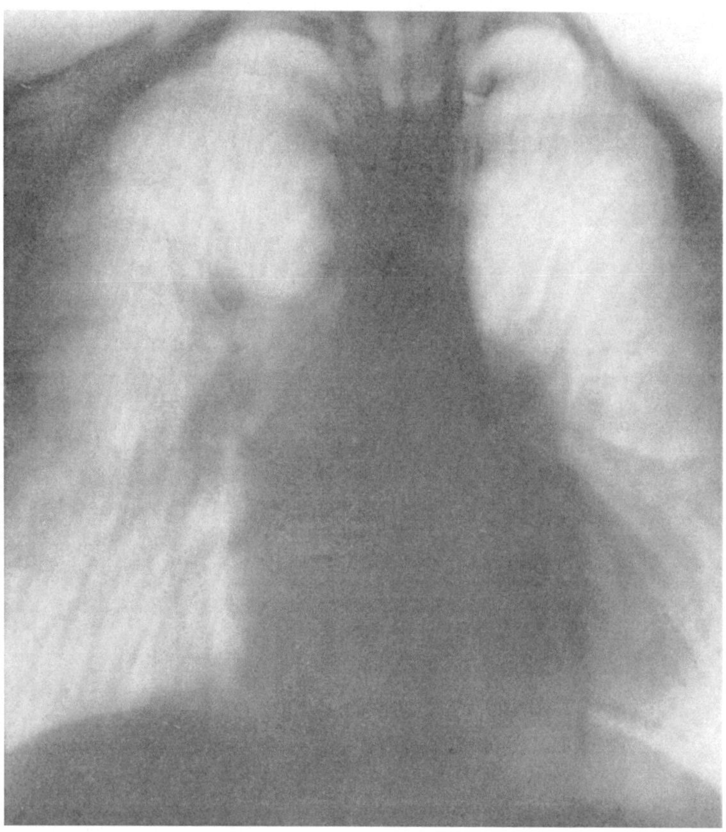

b

b) Das a.p.-Tomogramm zeigt eine stark vermehrte Gefäßzeichnung der Lungenfelder mit erheblich verbreiterten Gefäßschatten. Das kommaförmige Schattenband der absteigenden rechten Pulmonalarterie tritt im Hilus kräftig hervor. Die einzelnen Gefäßbänder sind ungewöhnlich weit in die Peripherie zu verfolgen. Das Gefäßbild entspricht einem Rezirkulationsherzen mit ausgeprägtem Links-Rechts-Shunt.

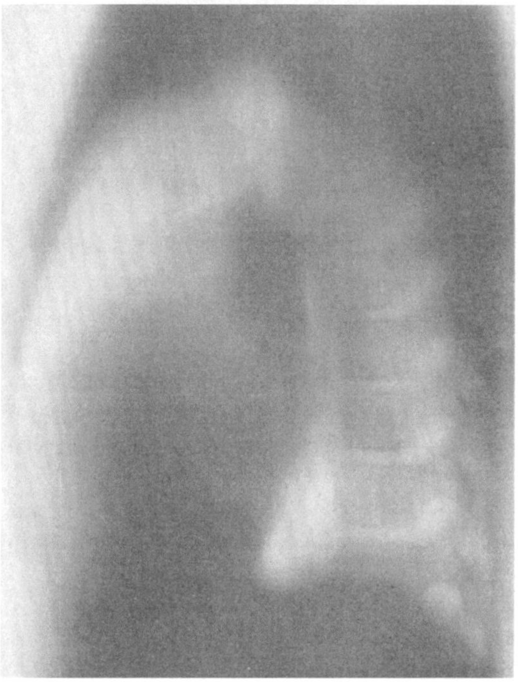

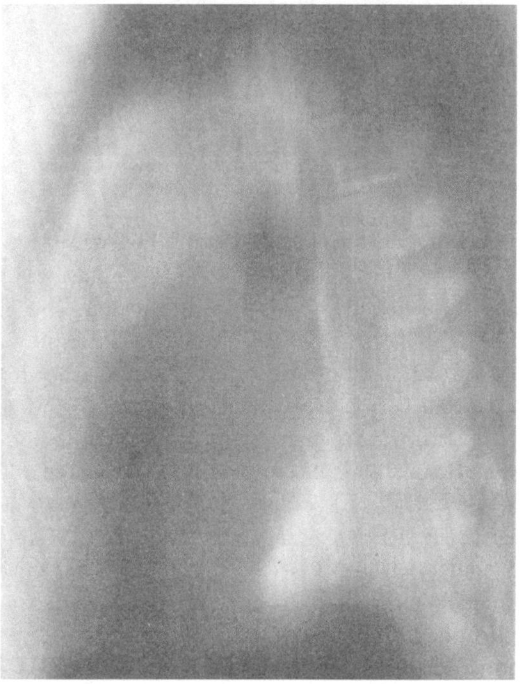

c) Seitliches Tomogramm in der Median-Sagittal-Ebene (ds.-Strahlengang). Die im Gefäßstiel rechts hinter der Aorta lokalisierte Lungenschlagader tritt aus dem dorsalen Teil des Herzschattens hervor und ist aus ihrer normalen ventralen Position stark nach rechts dorsal versetzt. In dieser Ebene wird die vor dem Trunc. pulm. emporsteigende, weiter links gelegene Aorta bereits als Durchschlagschatten sichtbar.

d) In einer 2 cm weiter links gelegenen Ebene wird die unmittelbar hinter der vorderen Brustwand links ascendierende Aorta scharf abgebildet. Sie spannt sich in weitem Bogen nach dorsal. Unter dem Arcus aortae wird der Rundschatten der zum linken Hilus ziehenden orthograd dargestellten A. pulm. sinistra sichtbar.

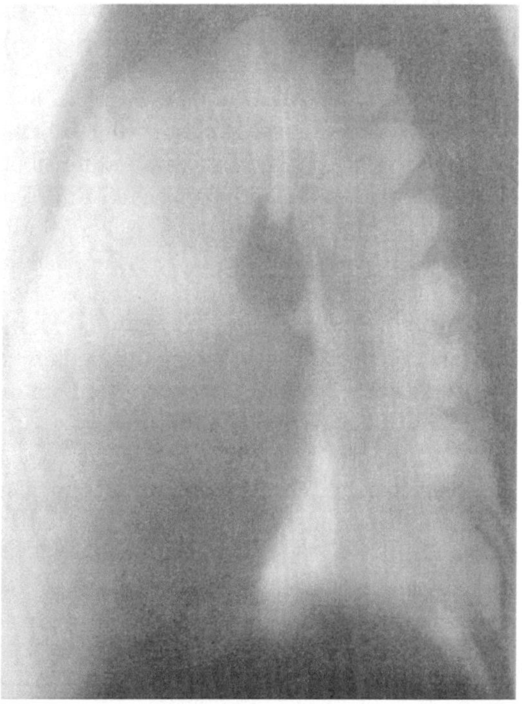

e) In einer wiederum 2 cm weiter links gelegenen Schichttiefe tritt über dem linken Stammbronchus die stark erweiterte A. pulm. sinistra in den linken Hilus ein. Wegen der bei korrigierter Transposition rechts gelegenen Pulmonalisbifurkation nimmt die linke Lungenschlagader im Mediastinum einen horizontalen Verlauf und wird bei frontalem Strahlengang (ähnlich wie unter normalen Verhältnissen die rechte Pulmonalarterie) orthograd abgebildet.

Wegen des gleichzeitig vorliegenden Ventrikelseptumdefektes sind im Gegensatz zur Abb. 82 die Lungengefäße hochgradig überfüllt. Auf Grund der Schichtbilder läßt sich die Transposition der Arterien eindeutig diagnostizieren. Die Angiokardiographie ergab bei dem 9jährigen Kind eine korrigierte Transposition mit Ventrikelseptumdefekt.

E. Zusammenfassung

An einem Material von 1500 Fällen wurde untersucht, welche pathologischen Veränderungen des Trunc. pulm. im Röntgennativbild erkennbar sind und mit welcher Methodik die besten diagnostischen Resultate erzielt werden. Die Untersuchungen erwiesen eindeutig, daß die gewöhnliche dorsoventrale Übersichtsaufnahme für die Beurteilung des im Mediastinum gelegenen Anfangsteiles der Lungenschlagader unzureichend ist. Um diagnostische Irrtümer weitgehend zu vermeiden, sind zusätzliche Untersuchungsmethoden notwendig.

Am aufschlußreichsten erwies sich die Schichtuntersuchung, die besonders in den linksseitlichen Schnittebenen (frontaler, dextrosinistraler Strahlengang) die Form, den äußeren Durchmesser und die Lage des Trunc. pulm. im Gefäßstiel gut erkennen läßt. Die Tomographie mit sagittalem Strahlengang, auf die sich die Mehrzahl der Untersucher beschränkt, ist deshalb in jedem Fall durch seitliche Schichtbilder zu ergänzen. Die Serientomographie in diesen zwei Dimensionen macht Übersichtsbilder in den schrägen Positionen im allgemeinen überflüssig, weil mit Hilfe der Tomographie weit mehr Einzelheiten der zentralen Lungenschlagader zu erkennen sind als auf den Summationsbildern.

Grundsätzlich stellten wir fest, daß sowohl Änderungen des äußeren Durchmessers (Erweiterungen und Verengungen) als auch Lageanomalien des Trunc. pulm. und beider Aa. pulmonales im Schichtbild erfaßbar sind. Im gesamten Krankengut wurden mit der Tomographie weit mehr pathologische Prozesse des Trunc. pulm. als auf den Übersichtsbildern erkannt. Das gilt besonders für die Diagnostik ektatischer und aneurysmatischer Veränderungen, die bei einer fehlenden Prominenz des Pulmonalisbogens auf dem Übersichtsbild übersehen werden.

Die relativ zuverlässige Erfassung der ektatischen und aneurysmatischen Veränderungen des Trunc. pulm. im Tomogramm veranlaßten uns, die bisher nicht eindeutig nachweisbaren Beziehungen zwischen hämodynamischen Funktionsgrößen des kleinen Kreislaufes und Veränderungen im Röntgenbild mit statistischen Methoden zu prüfen. Dabei ergaben sich statistisch signifikante Korrelationen zwischen der Höhe des Pulmonalarteriendruckes bzw. der Zunahme des Durchflußvolumens (bei Rezirkulationsherzen) und den röntgenologischen Kriterien.

Neben den Ektasien und Aneurysmen waren auch Hypoplasien und Aplasien des Trunc. pulm. zu erkennen. Bei 7 Vitien der Fallotgruppe fehlte der Truncusschatten im seitlichen Schichtbild völlig, so daß die Verdachtsdiagnose Pseudotruncus aortalis bzw. extremer Fallot nach dem Röntgennativbild gestellt werden konnte. Die angiokardiographische Bestätigung bei allen 7 Beobachtungen läßt es berechtigt erscheinen, dieses Symptom des fehlenden Trunc.-pulm.-Schattens im Tomogramm als wesentliches Kriterium in die Diagnostik aufzunehmen.

Bei kompletter und korrigierter Transposition der großen Gefäße waren als Hinweis auf die anomale Lage der Schlagadern im Gefäßstiel tomographisch eine Ventralversetzung der Aorta ascendens und gleichzeitige Dorsalversetzung der Pulmonaliswurzel hinter den Aortenursprung festzustellen (8 Beobachtungen). Auch dieses diagnostisch richtungweisende tomographische Symptom verdient in Zukunft Beachtung.

Außer den tomographischen Studien wurden eingehende kymographische und elektrokymographische Untersuchungen durchgeführt, um den Wert dieser Methoden für die Beurteilung der Lungenschlagader im einzelnen zu prüfen. Die größten pulsatorischen Weiteänderungen waren bei Vitien mit Links-Rechts-Shunt und bei Pulmonalklappeninsuffizienz zu beobachten.

Dies bestätigt die Ansicht THURNS, wonach die Exkursionsbreite der Pulmonaliszacken im Kymogramm maßgeblich vom Schlagvolumen der rechten Kammer bestimmt wird. Bei isolierten Druckbelastungen (Mitralvitien, Cor pulmonale) traten am Trunc. pulm. nur in einem verhältnismäßig kleinen Teil der Fälle verstärkte Pulsationen auf. Die gleichzeitig durchgeführten elektrokymographischen Analysen lassen darauf schließen, daß diese verstärkten Randbewegungen des Pulmonalissegments bei manchen Fällen von Druckbelastungen überwiegend von Sekundärbewegungen (pulsatorische Positionsänderungen des Trunc. pulm.) hervorgerufen werden. Auch bei Volumenbelastungen der Lungenschlagader sahen wir häufig Sekundärbewegungen des Pulmonalisstammes, die im Schrifttum kaum Beachtung fanden. So beobachteten wir u. a. häufig bei verschiedenen Formen von Links-Rechts-Shunt, Hyperthyreosen und seltener auch bei Anämien diastolische Zwischenzacken, die bisher für den Ductus arteriosus persistens als pathognomonisch gelten. Als Ergebnis der elektrokymographischen Untersuchungen hat sich herausgestellt, daß dieser Methode in der Beurteilung der Lungenschlagader nur bei der Differenzierung der verschiedenen Pulmonalstenoseformen ein praktischer diagnostischer Wert zukommt.

LITERATURVERZEICHNIS

AALSMER, W. C., u. WENCKEBACH, K. F.: Wien. Arch. inn. Med. *16*, 193 (1929).

ANDERSON, A.: Sc. Thom. Hosp. Rep. *7*, 146 (1951).

ANDERSON, R. C., CHAR, F., u. ADAMS, P.: Dis. Chest *34*, 73 (1958).

ANDERSON, R. C., LILLEHEI, C. W., u. LESTER, R. G.: Pediatrics *20*, 626 (1957).

ANDERSON, T.: Acta radiol., Stockholm, Suppl. 106 (1953).

AREL u. SAKA: Dtsch. Zschr. Chir. *249*, 685 (1938).

ARVIDSON, H.: Acta radiol., Stockholm, Suppl. 158 (1958).

BAER, R. W.: Bull. Johns Hopkins Hosp. *72*, 309 (1943).

BALABAN, J. Y., u. POKIDOFF, M. J.: Röntgenpraxis, Leipzig *1*, 454 (1929).

BALL, K. P., GOODWIN, J. F., u. HARRISON, C. V.: Circulation *14*, 766 (1956).

BARTHEL, H.: Thoraxchir., Stuttgart *4*, 287 (1956).

BAUER, J., u. HELM, J.: Dtsch. Arch. klin. Med. *109*, 73 (1913).

BAYER, O., BRIX, J., u. ATHMANN, A.: Arch. Kreislaufforsch. *27*, 1 (1957).

BEUREN, A.: Circulation *21*, 1071 (1960).

BEYER, A., u. RICHTER, K: Münch. med. Wschr. 1963, im Druck.

BJÖRK, G., AXÉN, O., WULFF, H. B., u. OVERBECK, W.: Zschr. Kreislaufforsch. *43*, 673 (1954).

BLAUEL, MÜLLER u. SCHLAGER: Beitr. klin. Chir., Tübingen 62 (1909).

BOGSCH, A.: Fortschr. Röntgenstr. *88*, 401 (1958).

BOYD, J. F., SCOTT PARK, S. D., u. SMITH, G.: Brit. Heart J. *18*, 562 (1939).

BRAUN, H.: Zschr. exper. Med. *68*, 106 (1929).

BRAUN, H., u. KLEINFELDER, H.: Med. Klin. *51*, 2157 (1956).

BREDT, H.: Virchows Arch. path. Anat. *284*, 126 (1932); *308*, 60 (1942).

BREUNER, O.: Arch. inn. Med., Stuttgart *56*, 211, 457, 724, 926, 1189 (1935).

LE BRIGAND, H., CABROL, C., u. BICAL, R.: Le Poumon, Paris *1*, 149 (1957).

VAN BUCHEM, F. S. P.: Circulation *13*, 719 (1956).

BULGARELLI, R.: Helvet. paediatr. acta *7*, 156 (1952).

BURWELL, C. S., u. DEXTER, L.: Transact. Ass. Amer. Physicians *60*, 59 (1947); zit. nach Lasch u. Matthes.

CANADA, W. J., GOODALE, F., u. CURZENS, J. H.: N. England J. Med. *248*, 309 (1953).

CAWLEY, L. P., u. STOFER, B. E.: A. M. A. Arch. Path. *64*, 270 (1957).

CONDORELLI, L., TURCHETTI, A., u. PIDONE, G.: Amer. radiol. diagn. *23*, 33 (1951).

CORNING, H. K.: s. HAFFERL, A.

COSTA, A.: Arch. pat. clin. med. *8*, 3 (1929).

DACK, S., u. PALEY, D. H.: Amer. J. Med. *12*, 321 (1952).

DEL BUENO, M. S., u. MELIK, A.: Radiol. clin. *28*, 150 (1959).

DETERLING, R., u. CLAGETT, T.: Amer. Heart J. *34*, 471 (1947).

DOERR, W.: in Handb. d. inn. Med. Springer Verl., Berlin 1960, 4. Aufl., Bd. 9.

DONZELOT, E., ANTONY, A. J., BUSTANG, H., METIANO, C., u. HEIM DE BALZAC, R.: Arch. mal. cœur, Paris *48*, 1009 (1955).

DOTTER, CH. T.: Circulation *14*, 509 (1956).

DOTTER, CH. T., u. STEINBERG, J.: Angiocardiography, Ann. Röntgenol. Paul u. Hoeber, New York 1953, vol. XX.

— N. England J. Med. *240*, 51 (1949).

DÜX, A., HALLERBACH, H., HILGER, H., LEY, M., SCHAEDE, A., u. THURN, P.: Fortschr. Röntgenstr. *95*, 649 (1949).

EBERTZ u. STUERTZ: Dtsch. Arch. klin. Med. *107*, 1 (1912).

ELDER, J. C., BROFMAN, B. L., KALM, P. M., u. CHARMS, B.: Circulation *17*, 557 (1958).

ELLIS, L. B., HARKEN, D. E., u. BLACK, H.: Circulation *19*, 803 (1959).

EMANUEL, R. W., u. PATTINSON, J. N.: Brit. Heart J. *18*, 289 (1956).

EMMRICH, J., u. STEIN, H.: Münch. med. Wschr. *100*, 1993 (1958).

ENGSTRÖM, B., KJELLBERG, S. R., PERSSON, L., u. RUHDE, U.: Acta radiol., Stockholm *31*, 435 (1949).

ERDHEIM, J.: Virchows Arch. path. Anat. *276*, 187 (1930).

ESCH, D., u. THURN, P.: Fortschr. Röntgenstr. *90*, 434 (1959).

ESSER, A.: Zschr. Kreislaufforsch. *24*, 737 (1932).

FABRE, J., VEYRAT, R., u. JEANNERET, O.: Schweiz. med. Wschr. *87*, 49 (1957).

FALKENBACH, K. H., ZHEUTLIN, N., u. O'LAUGHLIN, B. J.: Radiology *70*, 870 (1958).

FANCONI, G.: Arch. Kinderhk., Stuttgart *95*, 202 (1932).

FINDLAY, jr., C. W., u. MEIER, H. G.: Surgery, S. Louis *29*, 604 (1951).

FISHER, J. M., u. VON EPPS, E. F.: Amer. Heart J. *58*, 26 (1958).

FORD, A. B., HELBERSTEIN, H. K., WOOD, C., u. KELLY, A. B.: Amer. J. Med. *20*, 474 (1956).

GADERMANN, E.: Verh. Dtsch. Ges. Kreislaufforsch. *21*, 349 (1955).
GARBACH, H., u. GRABNER, G.: Zschr. Kreislaufforsch. *44*, 786 (1955).
GARDNER, F., u. ORAM, S.: Brit. Heart J. *15*, 305 (1953).
GASUL, B. M.: Circulation *4*, 251 (1951).
GEBAUER, A., u. SCHANEN, A.: Das transversale Schichtverfahren. Georg Thieme Verl., Stuttgart 1955.
GEBAUER, A.: in Gebauer, A., Munteau, Stutz, E., Vieten, H., Das Röntgenschichtbild. Georg Thieme Verl., Stuttgart 1959.
GEORGE, J. M., u. KNOWLAND, D. M.: N. England J. Med. *261*, 993 (1959).
GHISLANZONI, R., u. REGGIANI, G.: Radiol. med. *42*, 1049 (1956).
GOERTTLER, K.: Normale und pathologische Entwicklung des menschlichen Herzens. Georg Thieme Verl., Stuttgart 1958.
GOETZ, R. H., u. NELLEN, M.: S. Afr. Med. J. *27*, 360 (1953).
GÖDEL, A.: Virchow Arch. path. Anat. *277*, 507 (1930).
GOLD, M. M. A.: Arch. inn. Med. *78*, 197 (1946).
GORHAM, L. W.: Arch. inn. Med. *108*, 76 (1961).
GRANE, D. G., BALDWIN, E., BALDWIN, F., HIMMELSKI, J. S., ROB, C. E., u. COURNAND, A.: Amer. J. Med. *6*, 24 (1949).
GREENWOLD, W. E., DUSHANE, J. W., BURCHELL, H. B., BRUWER, A., u. EDWARDS, J. E.: Sc. Sessions Amer. Heart A. (Oct.) 1956, abstract. p. 51.
GREMMEL, H.: Fortschr. Röntgenstr. *96*, 3 (1962).
GROEDEL, F. M.: Radiology 33 (1939).
GROSSE-BROCKHOFF, F.: Verh. Dtsch. Ges. Kreislaufforsch. *21*, 349 (1955).
GROSSE-BROCKHOFF, F., u. LOOGEN, F.: Dtsch. med. Wschr. *84*, 133 (1959).
GROSSE-BROCKHOFF, F., LOOGEN, F., u. SCHAEDE, A.: in Handb. d. inn. Med. Springer Verl., Berlin 1960, 4. Aufl., *9*, Teil 3, 105ff.
GROSSE-BROCKHOFF, F., SCHAEDE, A., u. LOTZKES, H.: Dtsch. Arch. klin. Med. *201*, 305 (1954).
GSELL, O.: Virchows Arch. path. Anat. *270*, 1 (1928).

HAFFERL, A.: Lehrb. d. topographischen Anatomie des Menschen. Springer Verl., Berlin 1957, 2. Aufl.
HANELIN, J., u. EYLER, W. R.: Radiology *56*, 689 (1951).
HAUBRICH, R.: Ergebn. inn. Med. *6*, 639 (1955).
HAUBRICH, R., u. THURN, P.: Dtsch. Arch. klin. Med. *194*, 145 (1949).
HECKMANN, K.: Elektrokymographie. Springer Verl., Berlin 1959.
HERRNHEISER, G., u. KUBET, A.: Zschr. Anat. Entw.-gesch. *105*, 570 (1936).
HOEFFKEN, W.: Radiologe *1*, 27 (1961).
HOHLWEG: Chirurg *19*, 373 (1948).
HOLTHUSEN, W.: Zschr. Kreislaufforsch. *44*, 447 (1955).
HOLZMANN, M.: in Schinz, H. R., Baensch, W. E., Friedel, E., u. Uehlinger, E., Lehrbuch der Röntgendiagnostik. Georg Thieme Verl., Stuttgart 1952.
HORN, L.: Zschr. Kreislaufforsch. *21*, 249 (1929).
HORNYKIEWYTSCH, TH.: Medizinische, Stuttgart *41*, 1451 (1956).
HORNYKIEWYTSCH, TH., u. STENDER, H. ST.: Fortschr. Röntgenstr. *79*, 639, 704 (1953).
— Fortschr. Röntgenstr. *81*, 36, 134, 455, 642 (1954).
— Fortschr. Röntgenstr. *82*, 228, 331, 642 (1955).
— Fortschr. Röntgenstr. *83*, 26 (1955).

INGRAM, JR., HUDSON, G. W., u. DAVIS, J.: Amer. J. Roentgenol. *64*, 409 (1950).
IWARSAKI u. SHIGA: Fortschr. Röntgenstr. *58*, 484 (1938).

JANKER, R.: Langenbeck's Arch. klin. Chir. *266*, 322 (1950).
JACOBSEN, G., SCHWARTZ, L. H., u. SUSSMAN, M. L.: Radiology *68*, 15 (1957).
JOHNSON, P. M., WOOD, E. H., PASTERNACK, B. S., u. JAMES, M. A.: Radiology *76*, 541 (1961).

KÄPPELI, A.: Zschr. klin. Med. *123*, 603 (1933).
KAPLAN, B. M., SCHLICHTER, J. G., GRAHAM, G., u. MILLER, G.: J. Laborat. Clin. Med., St. Louis *41*, 697 (1953).
KAUTZKY, A.: Röntgenpraxis, Leipzig *8*, 809 (1936).
KEATING, D. R., BURKEY, J. N., HELLERSTEIN, H. K., u. FEIL, H.: Amer. J. Roentgenol. *69*, 208 (1953).
KEITH, J. P., ROWE, R. D., u. VLAD, P.: Heart disease in infancy and childhood. McMillan Company, New York 1958.
KETTLER, L. H.: Zschr. Kreislaufforsch. *30*, 680 (1938).
KJELLBERG, S. R., MANNHEIMER, E., RUHDE, U., u. JONSSON, B.: Diagnosis of congenital heart disease, Chicago 1955.
KÖHN, K., u. RICHTER, M.: Die Lungenarterienbahn bei angeborenen Herzfehlern. Georg Thieme Verl., Stuttgart 1958.
KRAUSE, H., MUSSHOFF, K., FRISCH, P., REINDELL, H., u. KLEPZIG, H.: Dtsch. med. Wschr. *83*, 530 (1958).
KREUZFUCHS, S.: Fortschr. Röntgenstr. *56*, 756 (1937).
KRÖKER, P.: Röntgenpraxis, Leipzig *17*, 127 (1948).
KÜNZLER, R., u. SCHAD, N.: Atlas der Angiokardiographie angeborener Herzfehler. Georg Thieme Verl., Stuttgart 1960.
MCKUSICK, V. A.: Circulation *11*, 321 (1953).

LAMERS, J. J. H., u. BRUINS, C.: Arch. chir. Neerl. *10*, 386 (1958).
LASCH, H. G., u. MATTHES, K.: in Handb. d. inn. Med. Springer Verl., Berlin 1960, 4. Aufl., *9*, Teil 4, 389ff.
LAUBY, C. M.: Arch. mal. cœur, Paris *36*, 62 (1943).
LAUR, A., u. WEDLER, H. W.: Fortschr. Röntgenstr. *82*, 305 (1955).
LESZLER, A.: Zschr. inn. Med., Leipzig *14*, 493 (1959).
LEXOW, R.: Zschr. Kreislaufforsch. *23*, 409 (1931).
LINKE, A., u. MATTHES, K.: in Handb. d. inn. Med. Springer Verl., Berlin 1960, 4. Aufl., *9*, 642.
LÖHR, H., LOOGEN, F., u. VIETEN, H.: Fortschr. Röntgenstr. *94*, 285 (1961).

LUCKNER, H., u. SCRIBA, K.: Dtsch. Arch. klin. Med. *194*, 396 (1949).

LUISADA, A. A., u. FLEISCHNER, F. G.: Exper. Med. *8*, 251 (1959).

MADOFF, J. M., GAENSLER, E. A., u. STREIDER, J. W.: N. England J. Med. *247*, 149 (1952).

MAGIDSON, O., u. JACOBSEN, G.: Brit. Heart J. *17*, 207 (1955).

MAIER, H. C.: J. Thorac Surg., St. Louis *28*, 145 (1954).

MARKS, M. O., u. ZIMMERMANN, H. A.: Amer. J. Roentgenol. *66*, 9 (1951).

MATTHES, K.: in Handb. d. inn. Med. Springer Verl., Berlin 1960, 4. Aufl., *9*, Teil 4, 316ff.

METIANU, C., DUBBST, D., DURAND, W., u. HOFFMAN, T.: Arch. Kreislaufforsch. *18*, 1 (1952).

MEYER, W. W., u. RICHTER, H.: Klin. Wschr. *34*, 787 (1956).

MEYER, W. W., u. SCHOLLMEYER, P.: Klin. Wschr. *35*, 1070 (1957).

MEYER-BORSTEL, H.: Fortschr. Röntgenstr. *41*, 695 (1930).

MIDDLETON, W. S.: Amer. Interne *18*, 345 (1943).

MILLER, J. F.: Amer. J. Roentgenol. *64*, 214 (1950).

MINETTO, E., GALLI, E., u. BOGLIONE, G.: Minerva med. *49*, 4635 (1958).

MISSKE, B., u. SCHÖNE, G.: Fortschr. Röntgenstr. *50*, 121 (1934).

MODER, H.: Fortschr. Röntgenstr. *89*, 172 (1958).

MOROVAY, E.: Wien. klin. Wschr. *72*, 342 (1960).

MÜLLER, L.: Zschr. Kreislaufforsch. *19*, 561 (1927).

MYERS, J. D., BRANNON, E. S., u. HOLLAND, D. C.: J. Clin. Invest. *29*, 1069 (1950).

NADAS, A., ROSENBAUM, H., WITTENBERG, M., u. RUDOLPH, A.: Circulation *8*, 328 (1953).

NEUBURGER, J.: Dtsch. med. Wschr. *56*, 831 (1930).

NIGHTINGALE, J. A., u. WILLIAMS, B. L.: Brit. Heart J. *17*, 113 (1955).

NORTON, R. F., u. STERN, T. N.: Circulation *14*, 1069 (1956).

NOVEL u. LYONNET: J. radiol. électrol., Paris *33*, 61 (1952).

NUVELO, S., CHAIT, L. O., ZAPÂN-DIAZ, J., u. VOLESQUEZ, Y. T.: Arch. Inst. cardiol. México *21*, 325 (1951).

OWEN, W. R., THOMAS, W. A., CASTLEMAN, B., u. BLAND, E. F.: N. England J. Med. *249*, 919 (1953).

OEDMAN, P.: Acta radiol., Stockholm *44*, 353 (1955).

OPPENHEIMER, E.: Bull. Johns Hopkins Hosp. *63*, 261 (1938).

— Transact. Ass. Amer. Physicians *48*, 290 (1933).

PALMER, H. D., u. KEMPF, M.: J. Amer. Med. Ass. *113*, 1788 (1939).

PARADE, G. W.: Med. Klin. *31*, 1130 (1935).

— Dtsch. med. Wschr. *61*, 1799 (1935).

PARADE, G. W., u. RAHM, H.: Zschr. klin. Med. *126*, 667 (1934).

PARKINSON, J., u. COOKSON, H.: Quart. J. Med. *24*, 499 (1931).

PAWINSKI, J.: Dtsch. Arch. klin. Med. *52*, 519 (1894).

PLENGE, K.: Virchows Arch. path. Anat. *275*, 572 (1930).

POWELL, M., u. HILLER, H.: Med. J. Australia *1*, 272 (1955).

PROVENZALE, L.: Sc. med. ital. *3*, 245 (1954).

RAUBER-KOPSCH: Lehrbuch und Atlas der Anatomie des Menschen. Georg Thieme Verl., Stuttgart 1955, Bd. 2.

RAWSON, A. J.: Amer. Heart J. *55*, 766 (1958).

REICHE, F.: Münch. med. Wschr. *42*, 2166 (1909).

REINHARD, P.: Fortschr. Röntgenstr. *24*, 104 (1916).

REISCH, D., u. THEMEL, K. G.: Dtsch. Arch. klin. Med. *202*, 394 (1955).

RICHTER, K.: Fortschr. Röntgenstr. *90*, 179 (1959).

— Dtsch. Gesd. wes. *15*, 2012 (1960).

— Radiol. diagn. *3*, 139 (1962).

— Zschr. inn. Med., Leipzig *15*, 889 (1960).

— Abstracts. VI. Internat. Kongreß f. Erkrankg. d. Thoraxorgane, Wien 1960.

— Radiol. diagn. 1963, im Druck.

RICHTER, K., u. BURGEMEISTER, G.: Fortschr. Röntgenstr. *99* (1963), im Druck.

RICHTER, K., u. LÜBECK, I.: Zschr. Kreislaufforsch. *50*, 382 (1961).

RICHTER, K., u. STECKEN, A.: Fortschr. Röntgenstr. *93*, 713 (1960).

ROBB, G. P., u. STEINBERG, J.: Amer. J. Roentgenol. *41*, 1 (1939).

— J. Amer. Med. Ass. *114*, 474 (1940).

ROSSI, E.: Herzkrankheiten im Säuglingsalter. Georg Thieme Verl., Stuttgart 1954.

ROUSSEL, J., PERNOT, C., SCHOUMACHER, P., u. PERNOT, M.: J. radiol., Bruxelles *40*, 469 (1959).

RUHDE, U.: Acta radiol., Stockholm, Suppl. 134 (1956).

SAGEL, N., VAN LINGEN, B., RESNEKOV, V., u. MCGREGOR: S. Afr. Med. J. *31*, 1157 (1957).

SAUERBRUCH, F.: Arch. klin. Chir., Berlin *189*, 533 (1937).

SCOTT: zit. n. KÄPPELI, A., Zschr. klin. Med. *123*, 603 (1933).

SHAFTER, H. A., u. BLITH, H. A.: Amer. J. Med. *26*, 517 (1959).

SIEGLBAUER, F.: Normale Anatomie des Menschen. Urban & Schwarzenberg, Berlin u. Wien 1958, 8. Aufl.

SIMON, A. P., u. AQUIRRE, F.: Amer. Heart J. *37*, 662 (1949).

SMITH, P. D., DUSHANE, J. W., u. EDWARDS, Y. E.: Circulation *20*, 554 (1959).

SNELLEN, H. A., u. ALBERS, F. H.: Circulation *6*, 801 (1952).

SOLOFF, L. A., ZATUCHNI, J., MARK, G. E., u. STAUFFER, H. M.: Amer. J. Med. Sc. *234*, 313 (1957).

SØNDERGAARD, T.: Dansk. med. Bull. *1*, 46 (1954).

SOVACOOL, J. W., u. CHARR, R.: Amer. Rev. Tbc. *44*, 42 (1941).

SÖVENYI, E., BALÁZS, V.: Fortschr. Röntgenstr. *9*, 30 (1958).

STAED, jr., E. A., MYERS, J. D., STEINBERG, P., CARGILL, W. H., DICKAM, J. B., u. LEVITAN, B. A.: Transact. Ass. Amer. Physicians *63*, 406 (1950).

STECKEN, A.: in Hirsch, W., Lungenkrankheiten im Röntgenbild. Georg Thieme Verl., Leipzig 1958, Bd. II.

STEIN, G. N., JEN TI CHEN, GOLDSTEIN, F., ISRAEL, H. L., u. FINKELSTEIN, A.: Amer. J. Roentgenolog. *81*, 255 (1959).

STEINBERG, J., DOTTER, CH. T., u. LUKAS, D. S.: J. Amer. Med. Ass. *152*, 1216 (1953).

STEINBERG, J., u. FINLEY, N.: Angiology, Baltimore *7*, 378 (1956).

STUMPF, P.: Röntgenkymographische Bewegungslehre inn. Organe. Georg Thieme Verl., Leipzig 1936

— Kymographische Röntgendiagnostik zur Beurteilung des Herzens. Georg Thieme Verl., Stuttgart 1951.

SULGER, E.: Dtsch. Zschr. Chir. *201*, 121 (1927).

SUSSMAN, M. L., u. GRISHMAN, A.: in Doc. W. u. Snapper, J., Advances Int. Med., Interscience Press, N. Y., *2*, 102 (1947).

SCHAEFER, J. D., u. RUDOLPH, L. A.: Amer. Heart J. *54*, 610 (1954).

SCHAUB, F., u. BÜHLMANN, A.: Zschr. Kreislaufforsch. *46*, 610 (1954).

SCHAUB, W., u. HAGER, W.: Dtsch. med. Wschr. *84*, 1675 (1959).

SCHERF, D.: Klin. Wschr. *9*, 868 (1930).

SCHLOTTER, H.: Thoraxchir., Stuttgart *3*, 5 (1956).

SCHLUDERMANN, H.: Fortschr. Röntgenstr. *76*, 8 (1952).

SCHMIDT, J., u. KORTH, C.: Arch. Kreislaufforsch. *21*, 188 (1954).

SCHMIDT, H.: Arch. Kreislaufforsch. *19*, 91 (1953).

SCHMID, F., u. WEBER, G.: Röntgendiagnostik im Kindesalter. J. F. Bergmann Verl., München 1955.

SCHMITZ, H., u. THURN, P.: Fortschr. Röntgenstr. *88*, 133 (1958).

SCHNEIDER, G.: Zschr. Kreislaufforsch. *50*, 513 (1960).

SCHNEIDERMAN, L. J.: Amer. Heart J. *55*, 772 (1958).

SCHOENMACKERS, J., u. VIETEN, H.: Atlas postmortaler Angiogramme. Georg Thieme Verl., Stuttgart 1954.

SCHULZE, W.: Münch. med. Wschr. *46*, 1522 (1955).

— Radiologe *1*, 37 (1961).

TAUSSIG, H. B.: Congenital malformations of the heart. Commonwealth Fund, Cambridge 1960.

TAUSSIG, H. B., u. BING, R. J.: Amer. Heart J. *37*, 551 (1949).

TAYLOR, H. K., u. MCGOVERN, T.: Radiology *43*, 364 (1944).

THOMPSON, L. E., u. GERSTL, B.: Arch. Int. Med., Chicago *77*, 614 (1946).

THURN, P.: Hämodynamik des Herzens im Röntgenbild. Georg Thieme Verl., Stuttgart 1956.

— Fortschr. Röntgenstr. *74*, 151 (1951); *75*, 406 (1951); *79*, 476 (1953); *90*, 1 u. 290 (1959).

— in Teschendorf, W., Lehrbuch der Röntgenologischen Differentialdiagnostik. Georg Thieme Verl., Stuttgart 1958.

THURN, B., u. SCHAEDE, A.: Fortschr. Röntgenstr. *79*, 476 (1953).

THURNER, B., u. WEISSEL, W.: Cardiologia *16*, 78 (1950).

URBANEK, K.: Arch. Kreislaufforsch. *13*, 137 (1944).

VERMILLON, M., LEIGHT, L., u. DAVIS, L.: Circulation *17*, 55 (1958).

WEDLER, M.: Fortschr. Röntgenstr. *68*, 188 (1943).

WEINBERGER, M.: Fortschr. Röntgenkunde *6*, 49.

WEISE, H.: Fortschr. Röntgenstr. *72*, 345 (1949/50).

WENCKEBACH, K. F.: Das Beriberiherz. Springer Verl., Berlin 1934.

WHITAKER, W.: Brit. Heart J. *16*, 177 (1954).

WITTENBERG, M. H., TANTIVONGSE, TH., u. ROSENBERG, B. F.: Radiology *67*, 339 (1956).

WYMAN, S. M.: Radiology *62*, 321 (1954).

YU, P. N.: Ann. Int. Med., *49*, 5, 1138 (1958).

ZDANSKY, E.: Röntgendiagnostik des Herzens und der großen Gefäße. Springer Verl., Wien 1962.

— Verh. Dtsch. Ges. Kreislaufforsch. *17*, 139 (1951).

— Röntgendiagnostik, Ergebnisse 1952—1956. Georg Thieme Verl., Stuttgart 1957, S. 104.

SACHVERZEICHNIS

Anaemie, chronische 60, 82
Angeborene Herzfehler mit Links-Rechts-Shunt 53, 62
Aorta thoracica bei Ductus arteriosus persistens 63, 68
— — bei Morbus Fallot 121
— — bei Septumdefekten des Herzens 63
— — bei Transposition der großen Gefäße 105, 128, 131
— —, hohe Rechtslage der 125
Aortenaneurysma 99, 105, 112
Aortenfenster 129
Aorteninsuffizienz 45
Aortenklappen 13
Aortenknopf, normaler 16
— bei Ductus arteriosus persistens 57, 68
— bei Mitralvitien 47
— bei Ventrikelseptumdefekt 57
— bei Vorhofseptumdefekt 57
Aortenostium 13
Aortopulmonale Fistel 56
Aplasie der Lungenschlagader 120
Arteria pulm. dextra 13, 17
— — sinistra 13, 17
Arteriosklerose der Lungenschlagader 35, 98
Arteriovenöse Fistel 61, 82
Atrioventrikulärer Kanal 56
Atrium commune 62

Beriberi 61
Boeck, Morbus 119
Bronchialarterien, erweiterte 123, 130
Bronchialcarcinom, zentrales 111
Bulbus pulm. 13, 20

Coelomcysten 111
Cœr en sabot 121
Conus pulm. 13, 16, 43
— —, Stenose des 88, 95
Cor pulmonale 22, 37, 49
Coronararterien 13
—, Aneurysma der 105, 111
—, falscher Ursprung der 111

Dermoidcysten 111, 116
Dextrocardie 126
Dextrorotation des Herzens 126, 138
Ductus arteriosus persistens 56, 68, 72, 77
— — — bei Morbus Fallot 130

Ebstein-Syndrom 105, 111
Ektasie der Lungenschlagader 33
Elektrokymographie, normale 29, 30
— bei angeborenen Herzfehlern mit Links-Rechts-Shunt 72, 76
— bei Cor pulmonale 53
— bei Mitralvitien 48
— bei Pulmonalinsuffizienz 83
— bei Pulmonalstenose 87, 96
Embolie der Lungenschlagader 98
Emphysem der Lunge 21

Fallot, Morbus 120
figure-of-eight-Symptom 105, 110, 114
Flächenkymographie, normale 26, 32
— bei angeborenen Herzfehlern mit Links-Rechts-Shunt 70
— bei Cor pulmonale 53
— bei Hyperthyreose 80
Flächenkymographie bei Mediastinaltumoren 116
— bei Mitralvitien 47
— bei Morbus Fallot 123
— bei Pulmonalklappeninsuffizienz 83
— bei Pulmonalstenose 87, 82
— bei Transposition der großen Gefäße 136

Gefäßband, normales 17
— bei Anomalien der großen Venen 110, 114
— bei Ductus arteriosus persistens 57
— bei Morbus Fallot 122
— bei Transposition der großen Gefäße 127

Hartstrahltechnik 20, 56
Herzohr, linkes 13, 17, 29
—, rechtes 13
Hodgkin, Morbus 113, 119
Hyperthyreose 59, 80
Hypertonie, pulmonale 35, 62
Hypoplasie der Lungenschlagader 120

Kontusion der Lungenschlagader 99

Lageanomalien der Lungenschlagader 126
Ligamentum arteriosum Botalli 15
Lipome des Mediastinums 111
Lokomationsbewegungen der Lungenschlagader 27, 96, 102

Lungenvenen, fehlmündende 56
Lungenvenentransposition, komplette 105, 110, 114
—, partielle 56
—, —, Elektrokymographie bei 72, 77
—, —, Flächenkymographie bei 70
Lymphogranulomatose des Mediastinums 113, 119

Marfan-Syndrom 98
Mediastinaltumoren 24, 105
Mediastinalzysten 24, 105
Mehrklappenfehler 38
Mitralklappenfehler 38

Oesophagogramm 57, 63, 125

Pectus carinatum 21
Pericard 15, 26
Pericardzysten 111
Pleuratumoren 24
Pleurocoelomcysten 111
Pneumomediastinum 24, 26, 113, 117
Polycythaemia vera 82
Polyglobulie 82
Pseudotruncus aortalis 120
Pulmonalisaneurysma, erworbenes 98, 100
—, idiopathisches 93
Pulmonalisatresie 120
Pulmonalisbogen, normaler 16
— bei Anaemie 60
— bei angeborenen Herzfehlern mit Links-Rechts-Shunt 62
— bei Cor pulmonale 50
— bei erworbenen Pulmonalisaneurysmen 98, 100
— bei Hyperthyreose 80
— bei idiopathischer Pulmonalisdilatation 99
— bei Mitralinsuffizienz 41, 50
— bei Mitralstenose 38, 41
— bei Pulmonalstenose 88
— bei Transposition der großen Gefäße 133, 136, 140
— bei vorgetäuschten Erweiterungen der Lungenschlagader 105
Pulmonalisdilatation, idiopathische 33, 93, 99
—, poststenotische 84
Pulmonalisklappen 13
Pulmonalklappeninsuffizienz 61, 83, 86
Pulmonalisostium 13, 25
Pulmonalisscheitel 14
Pulmonalissegment siehe Pulmonalisbogen
Pulmonaliswedeln 57
Pulmonalstenose bei Septumdefekten des Herzens 90
— bei Transposition der großen Gefäße 135
—, infundibuläre 84, 121
—, isolierte valvuläre 84, 80
—, periphere 87, 93

Retrosternalfeld 21, 43, 50, 89, 114, 117, 137
Rezirkulation im Lungenkreislauf siehe angeborene Herzfehler mit Links-Rechts-Shunt
Rippenusuren bei Morbus Fallot 123

Sarkoidose 119
Seitenbild, links, normales 21
— bei angeborenen Herzfehlern mit Links-Rechts-Shunt 63
— bei Cor pulmonale 50
— bei Mitralvitien 41
— bei Morbus Fallot 126
— bei Pulmonalstenose 88
— bei Transposition der großen Gefäße 128
Sinus coronarius, Aneurysma des 105, 111
Schichtbild siehe Tomogramm
Schrägbild, rechtes vorderes 21
—, — — bei Transposition der großen Gefäße 128
Stammbronchus, linker 14, 22
—, rechter 14
Struma endothoracica 24

Thrombose der Lungenschlagader 98, 100
Thymus, persistierender 24, 111
Thyreotoxicose 59, 80
Tomogramm der Lungenschlagader, normales 21
— — — bei angeborenen Herzfehlern mit Links-Rechts-Shunt 67
— — — bei Aortenaneurysmen 112
— — — bei Cor pulmonale 53
— — — bei Mediastinaltumoren 116
— — — bei Mitralvitien 42
— — — bei Morbus Fallot 121
— — — bei Pulmonalstenose 88
— — — bei Transposition der großen Gefäße 134
Transposition der großen Gefäße 126
Transversaltomographie 26
Trauma der Lungenschlagader 99
Trichterbrust 16
Truncus arteriosus communis 120
Truncus brachiocephalicus 14, 17, 25
— — bei Pneumomediastinum 117

Vela semilunaria 13
Vena brachiocephalica 117
— — bei kompletter Lungenvenentransposition 115
— — bei Pneumomediastinum 117
Vena cava cranialis 14
— — — bei Pneumomediastinum 117
Vena cava cranialis sinistra persistens 105, 110, 114
Ventilebene des Herzens 13
Ventrikelseptumdefekt 56, 70, 72, 77
— bei Transposition der großen Gefäße 135
Verkalkungen der Lungenschlagader 105, 108, 109
Vorhofseptumdefekt 56, 70, 72, 77
— bei Transposition der großen Gefäße 135

Zwiebelform der Aorta 57, 68

FSC
www.fsc.org
MIX
Papier | Fördert gute Waldnutzung
FSC® C083411

Zeitfracht Medien GmbH
Ferdinand-Jühlke-Straße 7
99095 Erfurt, Deutschland
produktsicherheit@kolibri360.de